U0265633

刘氏骨伤

临证备要

主编 蔡建平 张 愍

中国健康传媒集团
中国医药科技出版社

内 容 提 要

"刘氏骨伤"疗法传承至今已有百年，为江苏省级非物质文化遗产传统医药类保护项目。本书由"刘氏骨伤"第四代传承人蔡建平、张贤主任医师主编。全书共 3 章，主要包括刘氏骨伤百年发展史、学术内涵及特点、临床经验等内容。本书内容丰富，条理清楚，按语精当，图文并茂，实用性强，可供从事骨伤科、推拿科等专业的医生参考阅读，也可供医学生及中医爱好者借鉴学习。

图书在版编目（CIP）数据

刘氏骨伤临证备要 / 蔡建平，张贤主编 . —北京：中国医药科技出版社，2024.5
ISBN 978-7-5214-4534-3

Ⅰ . ①刘… Ⅱ . ①蔡… ②张… Ⅲ . ①中医伤科学—临床医学—经验—中国 Ⅳ . ① R274

中国国家版本馆 CIP 数据核字（2024）第 062791 号

美术编辑 陈君杞
版式设计 也 在

出版 **中国健康传媒集团** | 中国医药科技出版社
地址 北京市海淀区文慧园北路甲 22 号
邮编 100082
电话 发行：010-62227427 邮购：010-62236938
网址 www.cmstp.com
规格 710 × 1000mm $\frac{1}{16}$
印张 16 $\frac{1}{2}$
字数 313 千字
版次 2024 年 5 月第 1 版
印次 2024 年 5 月第 1 次印刷
印刷 北京金康利印刷有限公司
经销 全国各地新华书店
书号 ISBN 978-7-5214-4534-3
定价 59.00 元

获取新书信息、投稿、为图书纠错，请扫码联系我们。

编 委 会

姜　序

　　刘氏骨伤起源于钟灵毓秀、人文荟萃的太湖之滨——无锡。当初在这里孕育后来传承发展的骨伤流派还有海派中医的石氏伤科以及流传沪上与吴门的楚氏伤科，而刘氏骨伤初心不变，扎根于无锡大地，春华秋实，历经凝练，经过数代人的不懈努力，弘扬传承，闻名江南，享誉江浙，是江苏省级非物质文化遗产，也是当代中医骨伤科重要的特色流派之一。

　　今由刘氏骨伤第四代传承人代表也是江苏省名中医的蔡建平、张贤教授主编的《刘氏骨伤临证备要》，继承先贤，兼收并蓄，融中汇西，推陈出新，全面深入地梳理了刘氏骨伤的百年积淀、发展脉络、传承史料，重点介绍了刘氏骨伤的学术精华、临证经验、特色方药。本书共3章，分门别类，条缕清晰，图文并茂。为名师、名科立传，有存史留痕之意，还有创新育人之效。书中一些斑驳的老照片，很有历史的触摸感。过去未去，未来已来。历史永远是一面镜子，也是刘氏骨伤向前发展的底蕴和动力。

　　岁月流逝掩埋了刘氏骨伤许多生动的细节，但刘氏骨伤仍然找回了不少有价值的学术精髓、学验特色，并守正创新，继续科学研究，如令人赞叹的三指按摩法、外用消肿膏、内服正骨汤、纸质铅丝夹板等，在临床上颇显功效。让人欣喜的是，当下无锡市中医医院骨伤科以刘氏骨伤为底色、以国家重点临床专科为引领、以江苏省中医临床医学创新中心为基础，正在不断加强对刘氏骨伤的深入研究，探索有效的科学机制，并反哺临床实践，加强了中医优势专科的建设并做出了新的成绩。刘氏骨伤丰沃的土壤造就了像蔡建平教授那样优秀的中医骨伤传人，而一大批那样的优秀传人也托起了无锡市中医医院骨伤科的历史丰碑。

刘氏骨伤的核心技术有治疗骨折脱位的正骨手法和治疗关节脊柱伤筋的理筋手法。这些在本书中一应俱全，书中毫无保留地对医生的手法练功、技术要领、安全操作等方面做了深入浅出、言简意赅的阐述，读后让人直感本书犹如当今中医骨伤科的《肘后备急方》。

"四序常如转毂，百年须待春风"（宋代·张抡《西江月》）。有志者事竟成，衷心感谢本书全体编者的用心良苦，用功仁术，用意深远，为读者奉献了一本非常好的中医骨伤科临床实用专著。深信已跨越两个世纪的刘氏骨伤将借助无锡市中医医院这一主阵地，不断地与时俱进，创新发展，再出佳绩，造福人类。

斯以为序。

江苏省名中医

国务院特殊津贴专家

苏州市中医医院骨伤科主任中医师

2024 年 3 月 7 日

谢　序

　　刘氏骨伤疗法的创始人刘济川先生，生于清朝末年，他勤奋好学，刻苦钻研，在继承前人经验的基础上，结合自己的临床实践，形成了独特的刘氏骨伤疗法。刘氏骨伤历经数代人的传承与发展，如今已经成为无锡地区著名的骨伤流派之一。

　　刘氏骨伤在诊断、治疗、手法等方面具有独特的优势。其诊断方法重视望、闻、问、切四诊，尤其是切诊中的"手摸心会"。治疗方面，强调因人而异，根据患者的具体情况制定个性化的治疗方案。手法方面，以轻、巧、稳、准为主，力求达到精准复位。此外，刘氏骨伤还擅长中药敷贴疗法，根据患者病情配制合适的中药敷贴。

　　刘氏骨伤强调人体的阴阳平衡，通过调整阴阳平衡来达到治疗目的；注重经络的疏通和气血的调和，通过刺激经络穴位来促进气血流通，达到舒筋活络、止痛消肿的效果。

　　刘氏骨伤的治疗方法主要包括手法复位、固定支架、中药敷贴等。手法复位是刘氏骨伤的特色之一，通过推、提、按、捺、揉等技巧，将骨折部位精准复位。支架固定则是根据患者的具体情况，满足不同部位、不同类型骨折的治疗需求，如板架结合、固定稳固、支架维持长度、夹板纠正移位等。中药敷贴则根据患者病情，配制合适的中药敷贴，具有活血化瘀、消炎镇痛、促进愈合的作用。

　　刘氏骨伤在长期的实践中积累了丰富的经验。刘氏骨伤还注重对患者的心理疏导，通过与患者的沟通交流，增强其治疗疾病的信心和配合度。

　　刘氏骨伤疗法还强调练功。患者通过练功，可加快肿胀消退，防止关节粘连和僵硬，促进损伤愈合和功能恢复，减少并发症。刘氏骨伤疗法不仅仅指导患者练功，同时还注重医生自身练功，以增强能力、强健体魄。

总之，刘氏骨伤疗法具有一定的历史渊源、独特的理论和技术、广泛的临床实践，有重要的学术价值。通过对刘氏骨伤的深入研究和推广，可以更好地发掘和传承这一传统骨伤疗法，为现代中医骨伤医学的发展注入新的活力。

无锡市政协二级巡视员

无锡市医学会会长

无锡市政协原副秘书长

无锡市卫健委原主任

无锡市中医药管理局原局长

2024 年 3 月 14 日

前　言

　　本书介绍了江苏省非物质文化遗产"刘氏骨伤疗法"的起源、发展以及治疗特色。刘氏骨伤作为江苏骨伤科流派中代表性的学术流派，自成一体，独树一帜。本书运用了大量的实证案例介绍刘氏骨伤的技术特色和方法。

　　刘氏骨伤源自江苏省无锡市，拥有深厚的底蕴，已有百年发展历史，在骨伤治疗方面有着一定的特色，拥有独创的三指按摩手法、复位器械床、纸质铅丝夹板以及一系列自制制剂。刘氏骨伤疗法在缓解疼痛、促进损伤愈合和恢复机体功能等方面有明显效果，获得了患者和同行的认可和赞誉。

　　刘氏骨伤注重与现代医学技术的融合，现代医学技术为其发展注入了新的活力，进一步拓展了刘氏骨伤的诊疗范围，提高了临床疗效，为广大患者提供了更多的选择方案。

　　通过阅读本书，读者可以深入了解刘氏骨伤的历史渊源、特点优势、临床经验等内容，本书能为广大中医骨伤爱好者、研究者和临床工作者提供有价值的借鉴和参考。

　　由于编者能力有限，本书难免有疏漏和不足之处，欢迎各位专家和同道提出宝贵意见，以便再版时完善。

编者

2023 年 12 月

目　录

第一章

刘氏骨伤
百年发展史

"刘氏骨伤"也称"刘氏伤科"，是江苏省无锡市玉祁镇刘庄人刘济川（1883—1947）创立的中医骨伤专科流派，历经第二代传承人刘秉夫（1916—2007），第三代传承人刘光人、周时良、邹文浩，第四代传承人蔡建平、王建伟等传承，延续至今。"刘氏骨伤"起源、发展、壮大的过程，是中国传统医学专科技术发展历史的真实写照。

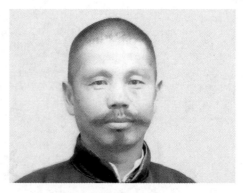

图 1-1　刘济川（1883—1947）

从 1922 年刘济川先生（图 1-1）在无锡挂牌"刘氏伤科"开诊起，到 2022 年，"刘氏骨伤"在无锡已经传承了整整 100 年。

1954 年 10 月，"刘氏骨伤"由第二代传承人刘秉夫先生引入无锡市"第一联合中医医院"（现无锡市中医医院），得到了长足的发展，取得了辉煌的成就。

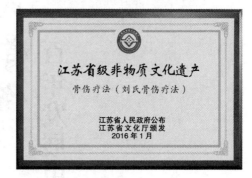

图 1-2　江苏省级非物质文化遗产

2002 年 9 月，"刘氏骨伤"被江苏省中医药管理局确认为"省中医重点专科"；2012 年 5 月，被国家中医药管理局确认为国家"十一五"重点专科；2016 年 1 月，"刘氏骨伤疗法"项目，被江苏省人民政府列入第四批省级非物质文化遗产代表性项目拓展名录（图 1-2）。

第一节　刘氏骨伤的缘起

刘济川先生出生于玉祁镇，玉祁镇地处无锡城西北。从这片区域走出的伤科大家，除江苏省省级非物质文化遗产项目"刘氏骨伤疗法"创始人刘济川外，还有国家级非物质文化遗产代表性项目"石氏伤科疗法"的创始人石兰亭、上海市黄浦区非物质文化遗产代表性项目"楚氏伤科疗法"的创始人楚廷玉。他们从这里走出，成为我国中医骨伤领域的突出代表人物，为中国传统医学的发展做出了重大贡献。"石氏伤科""楚氏伤科""刘氏骨伤"这三个源于无锡的伤科流派之间，有着千丝万缕的联系。

一、三大伤科的孵化器"张祥丰号"蜜饯行

发源于无锡的三大伤科，与一家蜜饯行有着密不可分的联系。这就是由张谦三创立的"张祥丰号"蜜饯行。

张谦三，无锡前洲西塘张巷人，生于清代道光初年（1821）。他是中国蜜饯行业中的一个著名人物，被称为"苏式蜜饯大王"。他建立的"张祥丰号"蜜饯行，孕育了"石氏伤科""楚氏伤科""刘氏骨伤"这三大伤科流派。

清代道光十九年（1839），张谦三只身来到上海，在王家码头路敬安罩盘下一个蜜饯行，开始自产自销蜜饯，因蜜饯质量优异且经营有方，张谦三凭借蜜饯获得了丰厚的利润。三年后，张谦三在上海成立了"张祥丰号"蜜饯行。

之后不久，第一次鸦片战争结束，上海正式开埠，中外贸易中心逐步转移到上海，十里洋场蕴含着无限商机。"张祥丰号"又先后盘下了"益昌尧号"和子孙不继的"朱祥泰号"，于1873年在苏州山塘街通贵桥西分设"张祥丰号"（简称苏州"张祥丰"），生产经营的苏式蜜饯规模大大领先于同行。张家后人又先后在苏州胥门设分号"张长丰号"，在浙江嘉兴设分号"张萃丰号"。此外，还联手上海同业商号，设分号"公兴隆号"于天津。"张祥丰号"在苏浙沪地区形成了连锁经营的集团优势，垄断了长江三角洲地区的蜜饯产销，并影响到了全国。"苏式蜜饯"之后成为清代朝廷贡品，也成为慈禧太后常吃的零食。"苏式蜜饯"与北京、广东、福建蜜饯并称为中国蜜饯四大派系，"苏式蜜饯大王"名副其实。

为扩大生产规模，"张祥丰号"除对外采购鲜果等原料外，还在苏州、浙江、杭州等地开辟果园，并设立加工场，将收购的鲜果及自种果品就地加工成成品或半成品，运往各地销售。但在这一时期，太平天国运动、小刀会起义，社会动荡，兵荒马乱。如何确保原料、产品运输以及果园、加工场的人和财物安全就成为重要问题。

张谦三年轻时曾练过武术，在武术界朋友很多，且与无锡市两位武林高手——石兰亭、楚廷玉交往甚密。为了保障"张祥丰号"人和财物的安全，张谦三邀请石兰亭、楚廷玉到苏州山塘街通贵桥西"张祥丰号"（分号），保障货物和财物的运输。他们闲时训练习武，保障果园、加工场安全，同时也为"张祥丰号"员工和周边地区百姓治疗骨伤疾患。刘雨人在《无锡望族与名人传记（三编）》中说："楚廷玉、石兰亭都是无锡前洲人……因是同乡，加上楚、石身

怀绝技，武艺高强，故深得'张祥丰'老板的青睐，聘他们押镖坐账……"石兰亭和楚廷玉两位武术、伤科大家的邂逅，孵化了"石氏伤科""楚氏伤科"，且在若干年后，造就了后来的"刘氏伤科"。

二、著名的"石氏伤科"

石兰亭，字蓝田，无锡前洲永谊村石家宕人。这里距离"刘氏伤科"创始人刘济川的出生地玉祁镇不到 6 千米。

石兰亭是武术高手、镖局把门。清代道光年间在无锡开设镖局，行走于太湖与山东之间。他不仅武艺高强，还精通伤科医术，其整骨手法融传统武术和中医内治调理方法于一体，研制的伤科秘方"三色敷药"在前洲及周边地区十分有名。清代光绪年间，石兰亭解散镖局，举家东迁。先受邀至苏州"张祥丰号"蜜饯行看家护院，押镖坐帐，教授武术，治伤接骨，后于清同治九年（一说 1880 年）在上海王家码头路新街开设诊所，悬壶济世，开创了"石氏伤科"。

第二代传承人石晓山（1859—1928），原名荣宗，字晓山，无锡前洲永谊村石家宕人，是一位名中医，寓居上海，以善治伤科闻名于世，得其父蓝田亲授，为人治病，不论远近，贫者施诊给药，从不计较，对中医学术团体，乐于赞助，有扶世济病之风，为中华医学研究所成员，后来被推举为中华医学研究所评议员，并在中华医学研究所附属医院任伤科主任。他对伤科尤为专长，对针灸也颇为擅长。1912 年被推举为救护总队长，后任中国红十字会特别会员。

第三代传承人石筱山（1904—1964）、石幼山（1910—1981）通过不断的探索和积累，进一步丰富和完善了石氏骨伤学术，收徒授业，桃李满园，名声日隆。

第四代传承人石仰山、石印玉、石鉴玉等继承家学，兼收并蓄，力求创新，融石训与新知于一体，把石氏伤科推向了一个新的发展时期。历经石兰亭、石晓山、石筱山和石仰山这四代人的潜心努力，"石氏伤科"誉满沪上，独树一帜，成为我国传统医学的一枝奇葩，是中医骨伤科的一大流派。

"石氏伤科"立足传统中医基础，牢牢把握骨伤疾病的病理机制，吸取中医内外各科临床精华，融会贯通，广收博蓄，形成了以石氏特色理论、石氏特色诊治、石氏特色手法、石氏特色用药等为一体的学术体系。

在理论上，"石氏伤科"倡导整体观念，强调气血兼顾，内外结合，创立了"以气为主，以血为先；筋骨并重，内合肝肾；调治兼邪，独重痰湿；勘审虚实，施以补泻"的"三十二字治病思想"。

在诊治上，强调"筋骨损伤，三期治疗；内伤症治，须辨脏腑气血；陈伤劳损，审因度势"。

在治疗立法上，注重随证施治，形成了治疗各种骨伤疾病的原则。

"石氏伤科"流派目前主要分布于上海市黄浦区中心医院、上海中医药大学附属曙光医院、上海中医药大学附属龙华医院、上海市闸北区中心医院、上海市浦东新区崂山地段医院、江苏省中医医院、广东省中医院等，其影响力遍及全国乃至海外。

2008年，"石氏骨伤疗法"成为第一批国家级非物质文化遗产拓展项目，2013年，"石氏伤科"被确定为国家首批学术流派传承项目。

三、传奇的"楚氏伤科"

楚廷玉（1810—1893），字公筠，又字辊山。因在家族中排行老二，且满脸络腮胡子，故江湖人称"楚二""楚二胡子"。清嘉庆十五年（1810年）出生于无锡前洲西塘。此地距离"刘氏伤科"创始人刘济川的出生地玉祁镇不到5千米，距离"石氏伤科"创始人石兰亭的出生地石家宕仅2千米。

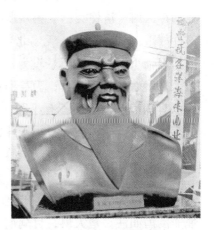

图1-3 楚廷玉雕像照片

与石兰亭一样，楚廷玉（图1-3）也是武术高手，镖行把门。其传奇跌宕的人生经历，在许多资料中都能查阅到。在清末民初大学者徐珂所著的《清稗类钞》中记载较多。

据资料记载，清代雍正年间，已经失宠的朝廷重臣年羹尧奉命入朝，沿京杭大运河北上进京，途经无锡，夜宿黄埠墩。年羹尧自知此行凶多吉少，便把有孕在身的爱妾托付给无锡的一家百姓，并留下很多钱财。年羹尧离开无锡后不久就被朝廷杀害，而他留在无锡的爱妾，不仅躲过了大难，还生下了一个女儿。当年收留年羹尧爱妾的这位人家，用其留下的钱财建造了一座庵堂，名叫"环秀庵"。

环秀庵僧人"智海"武功高强，弟子众多，楚廷玉是智海的高徒，多年后，楚廷玉成为武术大家，收徒众多，其中一位再传女弟子邹蕙塘，就是年羹尧女儿之后。

徐珂在《清稗类钞》第六册技勇篇"楚二技精力大"中，这样记载楚廷玉的功夫："无锡环秀庵僧人智海之徒党甚众，而尤以楚二为最着。楚技精而力大，其家在无锡北乡之前洲。尝偕友入城，适邑城隍庙演剧，其友欲往观，恐众拥挤，不入。楚曰：无害，吾翼子往。至，则推其友在前，张两臂居后为卫，观者杂进挤楚，屹不动。剧终人散，友视楚足践所履砖，陷入地深没胫矣。楚丛髯没颐，故人亦谓之楚二胡子。后传弟子顾二嬷嬷，再传而为邹蕙塘。蕙塘，或谓即年羹尧女所出也。"

早年，楚廷玉以押镖为生，凭借高超的武功行走江湖，镖号"锡山楚"，辗转于各地。据传，楚廷玉在江湖名声很大，其在押镖时，道上的盗贼只要看到"锡山楚"的镖旗，或者听闻楚二胡子押运财物，不论财物多厚重，也不敢轻举妄动。后来，楚廷玉押镖时往往不挂镖旗也可安然无事。但是，在楚廷玉押镖生涯中发生了一件事，促使其金盆洗手，从一名武术家转业为伤科医家。

在徐珂《清稗类钞》第六册技勇篇，以"楚二胡子捋腰带"为题，记载了这件故事："楚二胡子，无锡北乡人，习术于江南某镖客，三年，术成，恒为客商保卫辎重。盖保镖辄悬旗为标识，绿林客见之，纵垂涎，勿与校。楚自以为能，携旗而勿悬。一日，为某商保二万金，由京至苏，道山左，宿逆旅，店主人以客满辞，谓无已，有小厢，已容一客，如可联床，请携行李来。楚额之，下车入，曲折达一室。室小于斗，置两榻，一榻有老者趺坐，年七十许。寒暄中，知老人实贩枣者。时已薄暮，店主人入室，饷客晚餐。餐毕，携烛一，茶壶一，置榻前小桌，阖门径去。楚与客谈甚欢，几忘寝。天寒，楚已御裘，忽觉温暖，以为室小无风，且近烛，不之怪。三更许，室益暖，以手扪壁如沸，烛油倒泻如注。楚大惧，目炯炯视老者，老者辗然曰：君有何能，敢携二万金长驱来此？此乃著名黑店，来此，无或免。君亦知四壁皆铁铸，上有椽，木质者三，能从此出，则得生。余枕函中尚有黄金三千两，筹已熟，君毋虑。虽然，君果何能？楚曰：实无所能，唯有湖绉束腰带一条，捋之，坚逾棍。老者曰：可矣。遂纵身腾起，及椽，椽断，身已置屋顶。楚急捋带授老者，老者挈之出，跃墙外，叩店门。店主人启视之，固厢间客也，含笑延入，启精舍三楹，安榻焉。黎明，楚与客分道去，客亦不言姓氏。楚归，不复保镖，以伤科悬壶自给。其子若孙，世守其业勿替。"

中年后的楚廷玉，曾在河南投效清军，擢升六品通判。因厌讨官场腐败，弃官回乡行医，创立了"楚氏伤科"。之后受张谦三的邀请，楚廷玉便去往苏州"张祥丰号"蜜饯行谋生，既行医乡里，又坐账押镖，同时收徒教授武术。楚廷玉终生未娶，收养子、养女各一。子名荣官，亦无子。楚廷玉便以养女之子秀峰为嗣。1893年楚廷玉去世，其全部医术与武术传给了嗣孙楚秀峰。

楚秀峰（1872–1947），清同治十一年（1872年）出生在无锡前洲西塘邓巷李祥巷祖居地，自幼得楚廷玉武功及医术亲授。正式挂牌行医前，一直在苏州"张祥丰号"蜜饯行坐账，且定期回无锡行医治病，对病家贫富不计，远近施诊。后在苏州大木梳巷挂牌"楚氏伤科"。抗战前后，迁往上海发展，在苏州、无锡、上海等地行医，"楚氏伤科"名声大噪。

在苏州，楚秀峰之子楚纫佩（1916–1985）传承了"楚氏伤科"的诊疗技术。1949年后，楚纫佩参与筹建苏州市金阊区人民医院（现苏州市金阊医院）并任伤科主任，"楚氏伤科"技术自此带入该院。在苏州，楚纫佩带徒多人，"楚氏伤科"弟子大多在苏州市金阊区人民医院、苏州市中医医院工作。此外，"楚氏伤科"在无锡前洲镇也有传人。

楚秀峰迁居上海挂牌后不久，"楚氏伤科"就成为当时上海"伤科八大家"之一。在上海，"楚氏伤科"的诊疗技艺由楚秀峰之女楚莲芬传承。1949年后，楚莲芬在上海市黄浦区广东路地段医院工作，收徒较多。"楚氏伤科"的"三指按摩""手法整复""硬纸夹板固定""铁板功""金创接骨膏""黑药膏"等特色器材、药物和手法影响较大。有文献报道，1996年，楚莲芬之徒何伟国在美国用"楚氏伤科"的"铁板功""三指按摩"法，成功地治疗了很多国外患者，当地媒体争相报道，反响较大。2007年4月，"楚氏伤科"被评为上海市黄浦区第一批非物质文化遗产代表性项目。

第二节　刘氏骨伤的创立

清光绪九年（1883年）三月初三，无锡玉祁镇刘庄人刘庆富之妻产下第四子刘济川。刘济川从小天资聪颖且勤奋好学，受家庭条件所限，仅仅在私塾念了三个月书就被迫辍学。但在这三个月内，聪明的刘济川熟记了《百家姓》《千字文》《三字经》，且毛笔字也写得十分工整。

清光绪二十三年（1897年），十四岁的刘济川被送到苏州山塘街通贵桥西"张祥丰号"蜜饯行当学徒。刘济川口齿伶俐，聪明好学，手抄工整，讨人喜欢，两年后便不再干粗活，做了记账先生。但刘济川却不甘心仅做一名蜜饯作坊的学徒，他对宿舍隔壁的"张祥丰号"蜜饯行诊所产生了浓厚的兴趣，立志要做一名优秀的医生。于是，他只要一有空就跑去观察诊所内的内科、伤科医生是如何望闻问切、治伤接骨，每每看到患者痛苦而来，微笑而去，刘济川就十分羡慕，对医生这个行业崇拜不已，坚定了他当医生的决心。

此时的"石氏伤科"创始人石兰亭早就率领全家迁往上海。"楚氏伤科"创始人楚廷玉虽已亡故，但楚氏弟子还在"张祥丰号"，继承了其全部衣钵的嗣孙楚秀峰还在这里负责救治伤科患者。

看到楚秀峰单凭手法及几根银针就能帮助患者解决疼痛，刘济川更是感觉无比神奇，于是，他在细致观察楚秀峰治疗患者的同时，开始自己借医籍阅读，只要一有钱，他就买医书。除了骨伤、针灸两科，他还广泛阅读中医各科经典书籍，常常为此流连忘返，废寝忘食。刘济川见到楚秀峰所用的书籍如《针灸大成》《医宗金鉴》《正骨心法》等，便暗自记下，从微薄的薪水中省下钱来，全部购买医书回家自己研习，他专心一志，勤奋异常。刘济川先生收藏的《本草从新》《本草备要》《针灸大成》等中医经典著作，至今仍存留在刘家。

因前州和玉祁镇毗邻，使楚秀峰和刘济川二人拉近了关系，彼此也颇为投缘，故刘济川常去楚秀峰处走动并当其助手，观其治伤接骨，助其拔拉挤捺。楚秀峰见他勤奋好学，对骨伤兴趣浓厚，也愿意授其技艺，刘济川在帮助楚秀峰诊疗的过程中，遇到不懂的问题，经常求教于楚秀峰，或者回家在经典医书中寻找答案。寒往暑来，刘济川的骨伤技术也日臻熟练。同时他也随楚秀峰等高手习武练功，尤其苦学精练指功，强身健体，这为后来"刘氏伤科"绝技之一"三指按摩法"的练成奠定了基础。

刘济川学习骨伤时孜孜不倦，坚持不懈，不论寒暑，练武不辍，不分昼夜，手不释卷。他结合伤科医生诊疗时的所见所闻和做楚秀峰助手时的治伤接骨实践，不断体会，不断实践，不断提高，先是观摩、抄方，后在他人的指导下下针、开方，再到后来自己单独行医，从观摩、模仿、实践，到探讨、改革、创新、发展，逐步形成了具有自身特色的骨伤诊疗技术，"刘氏伤科"基本形成。

1922年，刘济川先生回到无锡，租用无锡西直街高家房产，以"高济春"药号内大厅为诊所，挂牌"刘氏伤科"悬壶。刘济川先生看病不论贫富贵贱、怨亲善友均一视同仁，尽力医之。

刘济川先生医术高超。1929年，新任无锡县长孙祖基，坠马伤腰，卧床不起。闻"刘氏伤科"名声，请刘济川先生出诊。刘济川先生既不开方，也未用药，伸出右手指在患处施以按摩，不到十天就治好了孙祖基的腰伤。孙祖基十分感激，定制了一块宽二尺、高八尺的黑漆金字匾牌，送到刘氏诊所。金字匾牌右上有大字"刘济川先生专治跌打损伤"。中间有一排小字"余巡视富安乡坠马伤腰，不能行动，幸蒙刘济川先生施以按摩，旬日之间竟得复原。县长孙祖基，民国十八年"。该金字匾牌一直挂在刘家大堂，后来惜毁。自此，刘济川先生声名大振，奠定了其在无锡医界的地位。

刘济川先生不仅医术高超且医德高尚。很多乡下患者求诊于"刘氏伤科"，人到城里钱已花完，刘济川先生不仅看好了他们的病，还请他们吃饭，最后还送盘缠让他们回家。患者千恩万谢，对刘济川先生的医德医术赞不绝口。如此善行，不一而足，刘济川先生声名远扬。

刘济川先生虽然声名远扬，但不忘乡里，热心公益。他领头集资办了刘庄小学，参与建造了张（张巷）曹（后曹）桥，还出资铺了从刘庄到礼舍的石板路，出资参与建造了惠山石门下的龙海禅寺。

刘济川先生虚心学习，勤做笔记，在其诊台上有一块"L"形白搪瓷板，上有"勤笔勉思"四字。刘济川先生勤学抄方的良好习惯影响了他的两个儿子，刘炳泉和刘秉夫。时至今日，刘济川先生抄录的药方集成《伤科集锦》手抄本，刘炳泉先生抄录的《丸散膏丹》《正骨心法》，刘秉夫先生抄录的《伤科捷径》等依然留存至今。

清光绪三十二年（1906），刘济川先生娶妻成家（图1-4）。

清宣统二年（1910）阴历二月初八，长子刘炳泉生于苏州；民国5年（1916）阴历十二月廿一，次子刘秉夫（曾用名丙夫、宝龙、葆龙）出生在无锡玉祁镇刘庄。

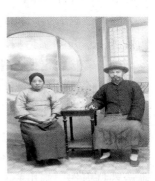

图1-4　刘济川夫妇

刘家二子，均承父业，学习中医，治伤接骨。长子刘炳泉悟性较好，且喜欢研读众多西医书籍，常将中西医结合运用于日常的诊疗实践之中。次子刘秉夫不愿与兄争名夺利，也自认天资不如其兄，遂于1929年离开家乡，到扬州电厂工作了三年。期间因工作出色，1932年被扬州电厂破格选送到南京资源委员会举办的电业人员训练班学习财会业务，完成学业后与孙运璇一起在湘潭湘江电厂工作。抗战早期，刘秉夫先生（图1-5）还参加了孙运璇奉政府之命组织电厂设备西迁四川的工作。

1937年，年仅27岁的刘炳泉先生不幸病故。刘济川老先生在悲痛之余非常希望次子刘秉夫回来继承衣钵，继续把"刘氏伤科"发扬光大。刘秉夫

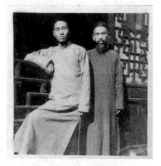

图1-5　刘济川（右）、刘秉夫（左）照片

先生在父亲的再三催促下，1939年返回无锡，重操旧业，协助父亲接诊患者。

中断了十余年骨伤诊疗的刘秉夫重操旧业，跟随父亲共同诊治患者。他仔细观察父亲的手法及要点，刻苦练功，平时认真记笔记，记录下诊疗患者的体会，并查找经典医籍，仔细揣摩，融会贯通，诊疗技术及手法等方面都取得了突飞猛进的进步。刘济川先生对刘秉夫严格要求，督促其养成抄方记笔记的习惯，倾囊相授其技艺，刘秉夫技术日臻成熟。1943年，六十岁的刘济川先生认为刘秉夫诊疗伤科疾病的火候已到，遂把高济春药号内的"刘氏伤科"诊所全部交给了刘秉夫先生，自己回到玉祁镇刘庄老家养老。1947年末，刘济川先生因卒中离世。

因刘济川先生给"无锡救火会"中因公受伤的人治病给药，不收分文，所以在他去世后，救火会的军乐队从无锡坐火车到洛社下车，走了整整十里地，一路吹打到刘庄给他送葬。全村的人也停下了所有的事，家家的烟囱都不冒烟，来参与操办刘济川的丧事。小孩手持线香，守在路边跪拜叩头，军乐队开道，和尚道士，吹打奏乐，一路排去，送葬队伍足足排了三里路，可谓是场面宏大。

据《中医人物词典》记载：刘济川（1883—1947），江苏无锡人。少从苏州伤科医生楚秀峰学指功，兼习《针灸大成》《医宗金鉴·正骨心法要旨》，以明经络走向、腧穴定位、骨骼分布、续骨要领等。治病主张以手法为主，兼以内服外敷。传授门人皆从严练功，要求熟谙手法，刚柔并济，诊治周详。

据《吴中名医录》记载：刘济川，清末民国无锡人，生于光绪九年（1883），卒于1947年。祖居锡北之礼社，童年入塾读书，因家境清寒，十四岁去苏州张祥丰蜜饯行为学徒，该店有名师数人，皆膂力过人，舞石担，精拳棒，善治跌打损伤。济川心喜爱之，故旦夕依样练习，请教诸师。彼时苏城名伤科楚秀峰亦寓其处，悬壶问世，医声四传，业务甚佳，广收门徒。见其所教书籍，为《针灸大成》《医宗金鉴》《正骨心法》等，济川即购而自习之，专心一志，勤奋异常。旋而拜从秀峰为师，既列门墙，与其徒不避寒暑，互相切磋，以明经络之走向、腧穴之定位、骨骼之分布、续骨之要领等，无不精究。楚氏善用指功，济川均得其神传，经十八载，即返锡应诊，寓西城高济春药号，功力深粹，手法熟练，以内服外敷药助治。年六十五，患卒中症殁。长子早卒，次子秉夫，继承其业。

这里，编者对俞志高先生撰写的《吴中名医录》中关于刘济川的记载，提出三点不同意见供读者参考。

刘济川不是礼社人，而是距离礼社800多米的刘庄人。据刘秉夫先生之子刘雨人在《悬壶传薪——记无锡刘氏伤科》一文开篇中写道"刘氏父子是无锡玉祁刘庄人。刘庄及其周围的民，绝大多数都姓刘"可知。因刘庆富入赘高家，故刘济川在成年以前，一直随母亲姓高，小名"阿多"。少年时代在无锡锡山麓高巷外祖父家度过。直到成年后返回无锡，挂牌"刘氏伤科"前，才改姓刘，并取名济川。刘雨人在《无锡望族与名人传记（三编）》中说："刘济川已经将到而立之年了，他要成家立业了。他离开了'张祥丰'蜜饯行。他也不愿再寄寓高巷，一心返祖归宗，加之刘庄还有房产，于是就回到刘庄，恢复姓刘，起名济川，大有济世安民之志。"

刘济川并未拜师楚秀峰。编者查阅了《无锡市志》，书中记载"楚秀峰的同事刘济川，经常向他讨教治伤经验和功法"。按照地方志编写习惯，这个条目的资料，应该是当年由刘秉夫先生提供。这里强调"同事"，说明刘秉夫先生只承认刘济川先生学习了楚氏骨伤技术，而非楚秀峰弟子，或未行过拜师之礼。

刘济川在苏州待了25年。刘济川进入"张祥丰号"当学徒为光绪二十三年（1897年），到无锡挂牌"刘氏伤科"日期为民国十一年（1922年），期间间隔为25年而非18年。

第三节　刘氏骨伤的传承与发展

由刘秉夫先生接手后的"刘氏伤科"，诊业兴旺，名气日隆，患者趋之若鹜，租用的"高济春"药号房屋就显狭小。为拓展规模，刘秉夫先生在"高济春"药号斜对面，租用了"全昌酱造坊"周老板的一间三层楼房，专门用于研药粉、搓药丸、摊膏药、制夹板。

在诊治患者之余，刘秉夫先生一边收集先父留下的手抄笔记、病案，根据实践中对病患治疗的经验，反复揣摩体会感悟，一边专心研究其他门派的骨伤技术，逐步完善总结形成了骨伤内外兼治的"刘氏骨伤"理论。

刘秉夫先生在临证时注重辨证论治，审证求因，强调整体观念，标本兼顾，每以小方轻剂起沉疴大疾，反对墨守成规，千篇一律，处方用药独树一帜，取得了令人满意的效果。同时，"刘氏伤科"名声大振，也吸引了一批青年人前来拜师学艺。1946年，刘秉夫先生收了第一个学生周时良，后又收妹夫苏中和、姨甥刘如生为徒。

1949年4月，刘秉夫先生与无锡市民一起，目睹了人民解放军解放无锡，人民解放军对百姓秋毫无犯，刘秉夫先生钦佩万分。

建国初期，无锡许多大企业，如申新三厂、丽新纺织印染厂等纷纷与"刘氏伤科"诊所建立了特约关系，诊所患者爆棚，求医生诊治时需排成长队等候。

此时，学生周时良已能接诊，苏中和、刘如生也先后到"刘氏伤科"诊所工作，帮助刘秉夫先生接诊。

1949 年后，为了让更多患者得到"刘氏伤科"的诊疗服务，刘秉夫先生决定再次扩大规模。他把诊所迁到无锡西里城脚下（无锡市解放西路 373 号）的一幢三开间二进的房中，并计划将左右的房子都买下，建立一家有病房、药房、药剂制作工厂、X 线摄片机以及一批接受过专业医学教育的医护人员的骨伤专科医院，刘秉夫先生还计划把医院命名为"宝龙"医院。但这个计划未能实施。因为刘秉夫先生受到政府的鼓舞，目睹了中国共产党的英明，学习了党的政策，带着"刘氏伤科"全体人员走上了集体化的道路。

一、刘氏骨伤的医院化管理

1954 年初，在当时无锡中医师协会主任赵柏生的积极倡导下，同时在当时无锡市卫生局局长冯如的指导和帮助下，刘秉夫先生与内科医生赵柏生、许伯安师兄弟，无锡"丁氏痔科"传人丁福华、丁义德、丁义成父子，"黄氏喉科"传人黄冕群、黄莘农父子，"邓氏内外科"传人邓寅清、邓志恭父子，"杜氏金针"创始人杜晓山等中医名人一起，筹建"无锡市第一联合中医医院"（无锡市中医医院的前身）（图 1-6）。1954 年 10 月 20 日，"无锡市第一联合中医医院"租用中山路 368 号"金门饭店"和"永安糖栈"的房产，正式开张。医院设立了伤科、内科、痔管科、外科、喉科、针灸科六大专科。

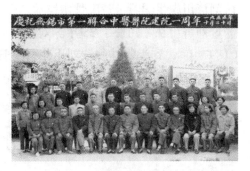

图 1-6 无锡市第一联合中医医院成立 1 周年集体照

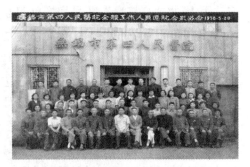

图 1-7 无锡市第四人民医院集体照

刘秉夫先生任伤科主任兼总务主任。同时进入伤科工作的还有刘秉夫先生的学生周时良、苏中和、刘如生等。不久，上海"石氏伤科"石筱山之徒管云祥也加入了"刘氏伤科"工作。

1956 年 3 月，无锡市委批准"无锡市第一联合中医医院"转为国有企业，并更名为"无锡市中医医院"，同年 4 月又更名为"无锡市第四人民医院"（图 1-7）。

此后医院业务蒸蒸日上，"刘氏伤科"的业务比重长期占医院总业务的三分之一。

1958 年 6 月，医院迁址到无锡北门外后竹场巷 39 号、50 号（无锡市商务局旧址），以适应不断增长的业务需求。此时，医院设立了伤科病房，"刘氏伤科"业务结构得到了完善，病患与日俱增。

1962 年 11 月，医院恢复原名称"无锡市中医医院"。期间，刘秉夫先生一直任伤科主任。他按照诊疗实践经验，对"刘氏伤科"器材、药物、手法等进行不断地改革，同时坚持良好的医德医风，保持了领先的诊疗技术与良好的百姓口碑。

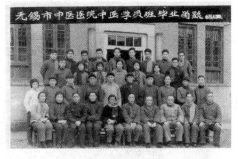

图 1-8 "无锡市中医医院中医学员班"毕业照

1959 年和 1961 年，刘秉夫先生先后执教于第一、第二期"无锡市中医医院中医学员班"（图 1-8），并收第二期学生邹文浩为徒。

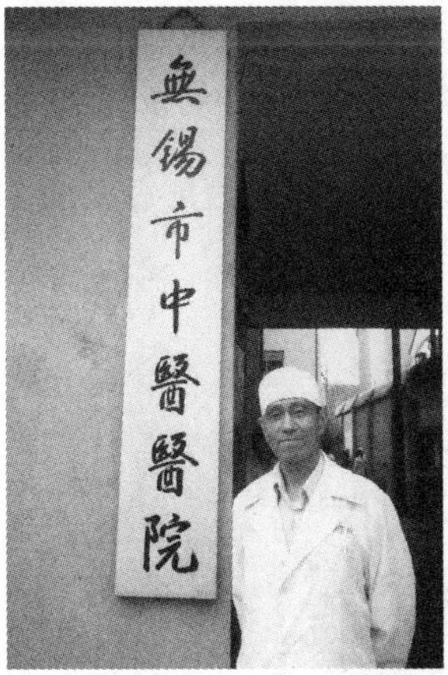

1966 年，"刘氏骨伤"与针灸科合并成"针伤科"。

1969 年，刘秉夫先生下放盐城"坎南公社卫生所"。

1970 年，刘秉夫先生次子刘光人被调到父母身边，开始学习"刘氏伤科"技术。

1975 年，刘秉夫先生回到无锡市中医医院，担任恢复独立运营的"刘氏伤科"主任。同年末，无锡市中医医院再次迁址至后西溪 33 号。刘秉夫先生为"无锡市中医医院"题写了院牌（图 1-9）。

1976 年 7 月 28 日，河北省唐山市发生大地震，医院派出医疗队，赴灾区抢救伤员。"刘氏伤科"青

图 1-9 刘秉夫与院牌照片

年医生吴小庆随无锡市救灾医疗队前往灾区救治伤员，他灵活运用"刘氏伤科"整复手法，大量使用"刘氏伤科"小夹板等固定器材，救治了大批患者。"刘氏伤科"技术得到了当地受灾群众、救灾人员的一致好评。吴小庆被评为"全国唐山丰南地震抗震救灾模范人物"，同年 9 月 1 日赴京参加表彰大会，受到党和国家领导人的接见。

在无锡市中医医院，刘秉夫先生率领"刘氏伤科"全体医务人员，在门诊三楼

设立了 60 张病床，还有 5 张特制骨牵引床，收治唐山市地震伤患者 80 余人，包括后期由他院转入的 8 名截瘫患者。圆满完成了救治灾区伤员的任务（图 1-10）。

1977 年后，刘秉夫先生先后执教于学制三年的"南京中医学院无锡市专科班"、江苏省卫生厅委托举办的"伤科培训班"、无锡市举办的"西医学习中医提高班"（图 1-11）等，刘秉夫先生出色的教学质量、丰富的临床经验令学生们受益匪浅。

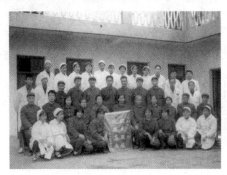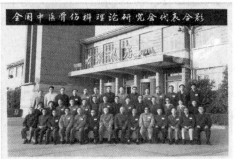

图 1-10　唐山地震伤患者赠送刘秉夫　　　图 1-11　全国中医骨伤科理论研究会
　　　　　锦旗（三排右一）　　　　　　　　　　　　代表合影

1979 年，"刘氏伤科"改名为"刘氏骨伤"。退休后的刘秉夫先生花费了极大的精力，整理总结了"刘氏骨伤"的学术经验。2007 年 6 月，由刘秉夫先生撰写的《伤科指要》（图 1-12），由上海中医药大学出版社出版。同年 9 月，刘秉夫先生逝世，享年 92 岁。

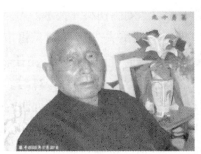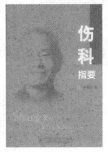

图 1-12　晚年刘秉夫照片、《伤科指要》照片

刘秉夫先生传承了父亲刘济川先生创立的"刘氏伤科"治疗方法，并在此基础上进行了发展与创新，按照自我探索与实践经验体会，完善了"刘氏伤科"四大特色体系：一是刘氏伤科特色整复手法——筋骨之伤的外治手法、三指按摩法；二是刘氏伤科特色系列外治药物——敷药"消肿膏"、熏洗药"和伤散"；三是刘氏伤科特色系列内服制剂——活血消肿方、理伤片（丸、汤）、复

元散、舒筋片（丸）、正骨汤（丹、片）等；四是刘氏伤科特色固定器材——纸质夹板，后又改良成通透性好、可塑性强、超关节、操作简便的"纸质铅丝夹板"。

二、刘氏骨伤的现代化传承

回顾"刘氏骨伤"百年发展史，可以看到，历代学科带头人追求专科技术进步的脚步一刻也没有停顿。

无锡市中医医院迁入后西溪 33 号后，患者就诊环境得到了改善，给"刘氏骨伤"的发展提供了新条件。刘秉夫先生觉得尽管"刘氏骨伤"技术颇具特色，名声不小，口碑不差，但救治大型复合伤、开放性骨折依然是短板，只有向西医学习才能提升技术水平。

在他的建议下，从 1979 年起"刘氏骨伤"开始引进西医骨科人才。同时有计划分批委派专科医生到综合医院进修。1983 年，无锡市第一人民医院在病房大楼改造期间收治患者条件受限，当时无锡市卫生局把该院的骨科病区临时设立在"刘氏骨伤"。西医骨科的手术技术，极大地提高了"刘氏骨伤"医务人员的水平。

1984 年起，由周时良、刘光人主持"刘氏骨伤"工作。在医院领导的支持下，刘光人、邹文浩、王心支、蒋兴良等一批医疗骨干先后到江苏省无锡市第一人民医院等医疗机构进修骨科手术技术。

1989 年 3 月，"刘氏骨伤"首例"股骨头置换术"获得成功，之后"刘氏骨伤"先后开展了首例"血管移植术""旋股外多条血管束移植治疗移位型股骨颈骨折"等一系列填补无锡市中医医院骨伤技术空白的手术。同时，"刘氏骨伤"抢救大型复合伤患者的能力也在不断提高（图 1-13）。

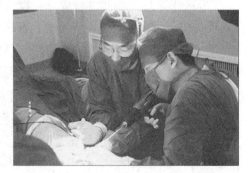

图 1-13 蔡建平、严松鹤等抢救大型复合伤患者照片

（一）资源整合重组促进专科管理优化

1.完善人才构架

"刘氏骨伤"先后从广西、山西及省内兄弟城市引进骨科人才，重点吸收

"刘氏骨伤"专科技术短板的"脊柱骨科"专家。

2. 实施资源重组

医院把以手法治疗颈肩腰腿痛疾患为主的"推拿科"，重组纳入"脊柱科"非药物治疗范畴，实行病区门诊一体化运作模式，保留推拿科门诊，病区划入脊柱科。既解决了脊柱伤患者选择专科专家的困扰，又体现了"刘氏骨伤"的团队优势。

3. 推行二级分科

2003年4月，"刘氏骨伤"开始实施二级分科管理。全科分设脊柱科、关节外科、显微外科、正骨科4个二级专科，专科床位达到135张。

2004年3月，蔡建平任主任，蒋兴良任常务副主任兼关节外科主任，田小武为副主任兼脊柱科主任，严松鹤为副主任兼显微外科主任，王心支为正骨科主任。

2005年，无锡市中医医院开始实施主诊医师责任管理模式，鲜明地界定了医务人员的责任权利，医护人员的积极性得到了激发。

2007年12月，王建伟任主任。"刘氏骨伤"专科再次完善，设立了脊柱脊髓科、创伤骨科、关节骨科3个二级专科单元。同时，脊柱脊髓科增挂推拿科牌子，创伤骨科增挂正骨科、显微外科和小儿骨科牌子，关节骨科增挂运动医学科牌子；康复医学中心增挂骨伤康复科牌子。形成了一个中心、三套班子、十块牌子的构架，床位规模达到200张。

2008年7月，小儿骨科成立，设立床位15张，同时设小儿骨科专家门诊。"刘氏骨伤"组织构架进一步完善，管理效率进一步提高。

"刘氏骨伤"资源重组、二级分科管理改革措施的实施，拓展了诊疗领域，保持了特色，巩固了优势，提升了医生热情，推进了专科技术水平的全面提升。

2012年4月，"刘氏骨伤"被认定为"江苏省中医示范专科"，同年5月被国家中医药管理局认定为国家"十一五"重点专科。

2013年7月，"刘氏骨伤"被认定为江苏省"十二五"中医药重点学科"中医骨伤学"建设单位。

（二）守正传承创新发展适应时代变革

翻开"刘氏骨伤"百年发展史，不难发现，在传承中发展，在发展中创新，是"刘氏骨伤"专科不变的主题。

"刘氏骨伤"实施"师带徒"的传承工作。"刘氏骨伤"进入无锡市中医医院前的三十二年，其传承模式是家传、师承并存，此后的六十八年，拓展为家传、师承、教学"三角支撑"新模式，保障了"刘氏骨伤"后继有人，延绵不断。

1979年，"刘氏骨伤"第三代传承人周时良、苏中和分别收朱德康、陆宪法为徒。

1995年9月，无锡市中医医院实施"跨世纪人才培养工程"，邹文浩、王心支与蔡建平、王建伟签订了"师带徒"协议（图1-14）。

进入20世纪后，以培养学科带头人为主要目标的"师带徒对子"工程，以培养青年中医人才的"青苗工程"及为老中

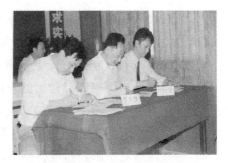

图1-14 邹文浩、王心支与蔡建平
签约照片

医配备助手等传承工作，一直延续至今，确保了"刘氏骨伤"的传承。

"刘氏骨伤"实施的传承工作，"传承工作室"是主要载体。2020年5月，蔡建平、王建伟被确定为"江苏省名中医"。2020年7月，无锡市卫生健康委员会发文，确认成立王建伟、张贤"无锡市基层名老中医传承工作站"。2020年12月，蔡建平、王建伟"第一批无锡市名中医工作室"启动。2021年12月，蔡建平"第四批江苏省名老中医药专家传承工作室"成立。

"刘氏骨伤"实施的传承工作，文化传承是基础。2013年1月，"刘氏骨伤疗法"入选第三批市级非物质文化遗产名录，2013年9月，刘光人、邹文浩、蔡建平、王建伟被确认为"第三批无锡市非物质文化遗产代表性项目代表性传承人"。2016年1月"刘氏骨伤疗法"被江苏省政府确认为"省级非物质文化遗产传统医药类代表性项目拓展项目"。2020年11月，刘光人被确认为"第五批江苏省非物质文化遗产代表性项目代表性传承人"。

（三）完善人才构架造就中医名家团队

人才是专科发展的保障，是推进"刘氏骨伤"发展的关键要素。

20世纪80年代中期，恢复高考后的医学院校生陆续毕业，开始进入无锡市中医医院工作。"刘氏骨伤"增添了新的血液，为后续的进一步发展奠定了坚实的基础。这部分毕业生，后来成为推进专科发展的中坚力量。

1985年9月"光明中医函授大学骨伤科学院"在无锡市中医医院建立"无锡分院"，周时良任分院院长，这是"刘氏骨伤"推广应用及人才培养的重要平台。之后，崇尚继续教育、提升学历层次、提高诊疗能力在"刘氏骨伤"团队

中蔚然成风，建设名医队伍，锻造名医团队成为"刘氏骨伤"的共识。

（四）加强平台建设提升专科科研水平

总结临床经验，开展科研工作，并以此推进专科技术水平的提高，这是刘秉夫先生传给"刘氏骨伤"的宝贵经验。

1980 年 5 月，刘秉夫先生参加江苏省名老中医经验继承讲习会，其发表的论文《铅丝纸夹板在四肢骨折的应用》《髁上骨折的固定与复位法》《整骨科的按摩手法等》在讲习会上参加交流。刘秉夫、周时良、苏中和师徒撰写的骨伤手法、治疗经验等论文，先后发表于《江苏中医》《中医杂志》等专业期刊上。

随着国家对中医药事业科研工作的重视，无锡市中医医院加强了对科研的激励，建立了相关科研平台，促进了"刘氏骨伤"科研工作的发展，"刘氏骨伤"的科研项目不断提档增速。

第二章

刘氏骨伤

学术内涵及特点

第一节　对病因病机的认识

损伤的病因也称为损伤的致病因素，是指引起人体损伤发病的原因，中医骨伤科历来重视病因研究，《黄帝内经》中指出"坠堕""击仆""举重用力""五劳所伤"等都是损伤的致病因素。汉代张仲景在《金匮要略·脏腑经络先后病脉证》中提出了"千般疢难，不越三条"的观点，即"一者，经络受邪，入脏腑，为内所因也；二者，四肢九窍，血脉相传，壅塞不通，为外皮肤所中也；三者，房室、金刃、虫兽所伤"。之后，有的医家把损伤的病因列为不内外因。宋代陈无择在《三因极一病证方论·三因论》中说："其如饮食饥饱，叫呼伤气，尽神度量，疲极筋力，阴阳违逆，乃至虎狼毒虫，金疮踒折等，有悖常理，为不内外因。"他同时也指出："如欲救疗，就中寻其类例，别其三因，或内外兼并，淫情交错，推其深浅，断其所因为病源，然后配合诸证，随因施治，药石针艾，无施不可。"一方面提出损伤的病因不同于七情内因和六淫外因；另一方面也提出不内外因仍属外因或内因的范围，只是互相夹杂，交错在一起。只有掌握骨、关节及其周围肌肉损伤的病因，才能循因辨证，审因论治，对损伤的性质和程度做出正确的估计，对损伤的治疗和预后有着重要的指导意义。

一、对损伤内外因的认识

历来伤科将人体的损伤分成内伤、外伤，凡皮肉筋骨的损伤称外伤，气血、筋络、脏腑的损伤统称内伤。这是将胸腹腔作为界线，脏腑位于胸腹腔内，气血是脏腑化生而成的，故脏腑气血的损伤称内伤，但这样的分类并不确切，在临床上的实际指导意义不大。

（一）内与外是一个相对的概念

伤科内伤的病因可以是外来暴力，最常见的有坠堕、碾压、跌倒、撞打等直接暴力作用于头颅或躯干引起损伤，暴力经传导，间接影响其他部位也可致伤，如坠堕时足跟着地发生头部内伤。此外，负重时用力不当或用力过度，导致胸肋部或腰部闪挫、岔气，长期劳力积损容易造成慢性损伤。伤科内伤主要的发病机制是气滞和血瘀，两者并见又有主次之分，即周流全身的气在受伤部位受到震激，由于气血相依，血也随之凝滞于该处，或坠堕击伤，伤及络脉，血溢脉外成瘀，气亦随之壅滞。气滞和瘀血影响脏腑气机升降及营血生成，使脏腑功能失调，气血亏耗。瘀滞愈甚，气血亏损愈重。壮实之体在瘀滞化散后才显现出不同程度的气虚血亏，羸弱者在损伤早期就有虚象。如果络脉损伤，大量失血，也会导致气随血脱，形成气血双脱的危证。

外伤是指外界作用于人体导致的损伤，主要是外力伤害，与外感六淫邪毒有关。外力作用可以损伤人体的皮肉筋骨引起各种损伤，如跌倒、坠堕、撞击、碾压、劳损等引起的各种损伤，按照外力性质的不同，又可分为直接暴力、间接暴力、肌肉强烈收缩和持续劳损四种。外感六淫，常见受寒后腰及四肢关节疼痛，活动不利。邪毒感染，外伤后复感邪毒则可引起骨髓炎、骨结核等疾病。皮肉筋骨与脏腑可以分内外，而皮肉与筋骨，或皮与肉，或筋与骨亦可分内外。考虑皮在外，肉在内，或外伤皮肉，或内伤筋骨，故"刘氏骨伤"认为内与外是一个相对概念。

（二）经络与气血是一个循环体系

经络内属脏腑，外络肢节，气血由经络输布运行全身，循环不息。它既运行于深部的脏腑，又满布于浅表的皮肉和筋骨，实无内外之分。气血运行是经络系统最主要的功能，以此实现人体的物质能量交换。人体经络是人体气血运行的通路，内属于脏腑，外布于全身，将各部位组织、器官连接成为一个有机的整体。通过经络的联系，人体上下内外成了一个有机的整体，气血随着经络的分布可以濡养人体各部，保证了人体各种生理功能的正常。营气主濡养，行于脉中，灌注于经脉、经筋；卫气主防御，行于脉外，散布于皮部。气血是人体生命活动的动力和物质基础，经气推动气血在经脉中运行，约束气血的运行轨道，调节气血的容量，对全身脏腑气血阴阳的协调平衡起着总领作用。没有经络系统对全身的维系、协调和平衡，机体就不可能进行正常的生命活动。无论是"宗气""元气""营气"，还是"卫气"，都必须通过经络运行全身，濡养所有器官组织，使体内的脏腑和体表的五官七窍、皮肉筋骨，息息相通，协调一致。在经脉的联系下，机体的各个部分相互联系，又因为阴阳相互协调，相互促进，相互制约，所以气血、功能才能保持正常节律，从而使机体成为统一、协调、稳定的有机整体。

（三）气血筋骨均与脏腑有关

人体是由脏腑、经络、皮肉、筋骨、气血、津液等共同组成的一个整体，骨伤科疾病发生后，筋骨、气血、脏腑也发生病理变化。人体生命活动主要是脏腑功能的反映，脏腑功能活动的物质基础是气、血、筋骨。脏腑各有不同的生理功能，通过经络联系全身皮肉筋骨等组织，构成复杂的生命活动，它们之间保持着相对的平衡，既互相联系、互相依存，又互相制约，不论在生理活动还是在病理变化上都有着不可分割的关系。气血是内脏化生而成，脏腑又依赖气血濡养，故气血有伤会波及内脏。例如，筋骨是肝肾的外合，肾生（主）骨，骨伤可内动肾，肝生（主）筋，筋伤则内动肝，筋骨有病也能内动脏腑。伤筋动骨称为外伤，涉及气血与脏腑称为内伤。

因此，伤病的发生和发展与气血筋骨、脏腑经络等都有密切关系。

（四）一切损伤均涉及气血

肢体皮肉筋骨或内脏遭受损伤，其病理变化的最初表现是气滞血瘀或气衰血竭，都属气血有病，故临床上有"损伤一症，素从血论"之说，但这些气血损伤，开始都是局限在一处的，也不一定都是"气血有所不贯，脏腑由之不和"。比如头额部受到轻微的撞击，立即出现一个肿块，局部肿胀疼痛，属于气血两伤，如果按伤气、伤血来说，这一头皮血肿属内伤，推而广之，一切损伤皆属内伤，或者说内外俱伤，不是单纯的外伤。

综上所述，把气血损伤划入内伤范畴，实际上否定了内外的分类。凡伤科疾病，都是遭受外来暴力或自身姿势不当扭力所致。软组织挫伤、扭伤、骨折、脱位、血胸、气胸、脾破裂、病理性骨折等，都有一个外力诱发的过程，故从病因来说，是外力，可统称为外伤。所谓"形伤作肿，气伤作痛"，简而言之即伤气伤血，这是外来暴力对机体损伤后的病理反应。它可以在局部，也可以影响整体。在诊断、治疗上要从其虚实论治，而不以内外求之。

二、对气血津液的认识

（一）气血的生理功能

气血运行于全身，川流不息，外养皮肉筋骨，内灌五脏六腑，维持着人体的正常生命活动。

"气"一方面来源于与生俱来的肾之精气，另一方面来源于从肺吸入的清新之气以及由脾胃所化生的"水谷精气"。前者为先天之气，后者为后天之气，这两种气相互结合形成的"宗气"，这是人体生命活动的原动力，也可以说是维持人体生命活动最基本的物质。气是一种流动的物质，气的运动形式多种多样，主要有升、降、出、入四种基本运动形式。它有推动人体生理活动、温养形体、防御外邪、固摄血和津液的作用。总之，气在全身流通，无处不到，上升下降，维持着人体的动态平衡。

"血"由从脾胃运化而来的水谷精气变化而成。《灵枢·决气》中说："中焦受气取汁，变化而赤，是谓血。"前人称"血主濡之"，血形成后，循行于脉中，依靠气的推动周流于全身，对各个脏腑、组织、器官有营养作用。《素问·五脏生成》中说："肝受血而能视，足受血而能步，掌受血而能握，指受血而能摄。"说明全身的皮肉、筋骨、脏腑，都需要得到血液的营养，才能行使各自的生理功能。

刘氏骨伤认为气血循经脉运行全身，川流不息，气血调和则筋骨强劲，关节滑利。机体一旦损伤，不论伤筋骨还是伤脏腑，都能导致经脉中断或阻塞，从而使气血不能正常运行。若见于局部，则发为不同程度的肿胀疼痛。气血受伤，形成气滞血瘀，一般分别为血伤肿，气伤痛。先痛后肿者，气伤及血；先肿后痛者，血伤及气。故治疗时需区别肿痛先后，先肿者，治血为主，先痛者，理气为主。又因瘀去则新血生，故又有治伤首从血论之说。但伤气伤血，两者常同时出现，很难分开。因为气为血之帅，故血随气行；血为气之母，故气得血则宁静。气伤则气滞，血伤则血瘀；气行则血行，血活则气顺；血瘀则气不通，气滞则血不行；血盛则气充，气衰则血竭。由此可见，两者是相辅相成，相互影响的。比如，患者头皮血肿或四肢损伤骨折，若先感到疼痛，随即出现肿胀，并逐渐扩大，按理论来说，先痛而后肿者，即先伤气，气伤及血，实则这种肿和痛是气血同时受伤，仅是先感觉疼痛，而后血渗出形成血肿，血肿只是稍后见到而已，无需区分先后。从临床实际运用来说，损伤的发生、发展到终结的过程中，虽然会出现一个或多个不同的证候，但从治疗的主次，除骨折脱位需先用手法外，局部损伤的各种组织，均需依赖气血的修复和塑造，故需要十分重视气血，把补气养血贯穿在治疗损伤的全过程。气与血相互影响。气顺则血和，血和则气顺；气滞则血瘀，血瘀则气滞；气充则血旺，血旺则气充；气虚则血衰，血衰则气虚。

（二）津液的生理功能

津液是人体内一切正常水液的总称，主要指体液。清而稀薄者称为津，浊而浓稠者称为液。"津"多布散于肌表，渗透润泽于皮肉、筋骨之间，有温养充润的作用，所以《灵枢·五癃津液别》中说："以温肌肉，充皮肤，为其津。"汗液、尿液均为津所化生。津血互生，血液得津液的不断补充，才能周身环流不息，故《灵枢·痈疽》中说："津液和调，变化而赤为血。""液"流注浸润于关节、脑髓之间，以滑利关节，濡养脑髓和骨髓，同时也有润泽肌肤的功能。津和液，都是体内正常水液，两者之间可以互相转化，故称为津液，有充盈空窍，滑利关节，润泽皮肤、肌肉、筋膜、软骨，濡养脑髓和骨髓的作用。

（三）损伤与津液的关系

损伤导致血瘀时，由于血瘀生热，热邪灼伤津液，可使津液出现一时性消耗过多，不能发挥津液的滋润作用，出现口渴、咽燥、大便干结、小便短少、舌苔黄而干燥等症状。若重伤久病，常严重耗伤阴液，除了见到较重的伤津液症状外，还可见到全身情况差、舌色红绛而干燥、舌体瘦瘪、舌苔光剥、口干而不欲饮等症。津液与气有密切的关系，损伤导致津液亏损时，气亦随之亏损。津液大量丢失，可导致"气随液脱"，而气虚不能固摄，又可导致津液损伤。损伤后还可导致脏腑气机失调，必然会影响"三焦气化"，妨碍津液的正常运行。人体水液代谢调节，虽然是肺、脾、肾、三焦等脏器共同完成，但起主要作用的是肾。这是因为三焦气化生于肾气，脾阳根于肾阳，膀胱的排尿功能依赖肾的气化作用。肾气虚衰时可见小溲清长、水液潴留的表现，如局部或下肢浮肿。关节滑液停积时，导致肿胀。《灵枢·本神》中说："两精相搏谓之神。"《灵枢·平人绝谷》中说："神者，水谷之精气也。"《素问·六节藏象论》中说："味有所藏，以养五气，气和而生，津液相成，神乃自生。"精、气、神三者，前人称为三宝，气的化生源于精，精的化生赖于气，精气生，津液成，则表现为神；若精气伤，津液损，则失神，临床表现为危候。若机体因创伤、失血引起休克时，会出现反应迟钝、表情淡漠、精神恍惚、烦躁不安、不省人事等神态异常，并伴有肢体出汗、皮肤湿润、尿量减少等症状。

三、对脏腑经络的认识

脏腑是化生气血，通调经络，营养皮肉筋骨，主持人体生命活动的主要器官。脏与腑的功能各有不同。《素问·五脏别论》中说"五脏者，藏精气而不泻也""六腑者，传化物而不藏"。脏的功能是化生和贮藏精气，腑的功能是腐熟水谷、传化糟粕、排泄水液。经络是运行全身气血，联络脏腑肢节，沟通上下内外，调节体内各部分功能活动的通路，包括十二经脉、奇经八脉、十五别络、经别、经筋等。每一条经脉都连接着内在的脏或腑，同时脏腑又存在相互表里的关系，所以在疾病的发生和传变上亦可因经络的联系而相互影响。

人体是一个统一的整体，体表与内部脏腑之间有着密切的联系，不同的体表组织由不同的内脏分别主宰。脏腑发生病变，必然会通过与它的有关的经络反映在体表；而体表组织的病变，同样也可以影响其所属的脏腑。如"肝主筋""肾主骨""脾主肌肉"等。肝藏血主筋，肝血充盈，筋得所养，活动自如，肝血不足，筋的功能就会发生障碍；肾主骨，藏精气，精生骨髓，骨髓充实，则骨骼坚强；脾主肌肉，人体肌肉依赖于脾胃化生的气血滋养。这些都说明了人体内脏与筋骨气血的相互联系。

心主神明，主一身之血脉；肺朝百脉，主一身之气，主宣发肃降，主通调水道；脾主运化，主升清，主统血，主肌肉、四肢；肝主疏泄，主藏血，主筋；肾主纳气，肾主水液代谢，肾藏精，主人体生长发育与生殖。刘氏骨伤强调治疗伤科疾病从补益肝肾、调养脾胃入手。肾为先天之本，生命之根，肾气虚弱则根本不固，脾为后天之本，脾弱则生化无源。肾和脾与人的生长、发育、寿夭密切相关。肾主纳气，脾主统血，机体的生命活动，全赖气血的充盈调和，气血充盈调和才能得到一个强健的体质。临床常见患者受伤两三天后，出现面色无华，胃纳减退，精神萎靡，一派虚象，这是体弱的缘故，对于虚弱之体和危重伤员，需要补益肝肾，调养脾胃，培本固之，通补兼之。

（一）肝、肾

损伤与肝、肾的关系十分密切，"肝主筋""肾主骨"理论广泛运用于伤科疾病的辨证治疗。

肝主筋。《素问·五脏生成》中说："肝之合筋也，其荣爪也。"《素问·六节藏象论》说："其华在爪，其充在筋。"这些条文都说明肝主筋，主关节运动。《素问·上古天真论》中说："丈夫……七八肝气衰，筋不能动，天癸竭，精少，肾脏衰，形体皆极。"指出人到五十多岁，就会进入衰老状态，表现为筋运动不灵活，这是肝气衰，筋不能动的缘故。"肝主筋"说明全身筋肉的运动与肝有密切关系。肝血充盈才能养筋，筋得肝养，才能运动有力且灵活。肝血不足，血不养筋，则出现手足拘挛、肢体麻木、屈伸不利等症。

肝藏血。《灵枢·本神》说："肝藏血。"《素问·五脏生成》说："故人卧，血归于肝……足受血而能步，掌受血而能握，指受血而能摄。"肝脏具有贮藏血液和调节血量的功能。凡跌打损伤之证，有败血留内时，不分何经，皆以肝为主，因肝主藏血，故败血凝滞体内，从其所属，必归于肝。如跌倒闪挫伤的疼痛多发生在胁肋、少腹处，正是因为肝脏位于胁下，肝经起于大趾，循少腹，布两胁的缘故。

肾主骨，主生髓。《灵枢·本神》说："肾藏精。"《素问·宣明五气》说："肾主骨。"《素问·六节藏象论》说："肾者……其充在骨。"《素问·阴阳应象大论》说"肾生骨髓""在体为骨"。这些都说明肾主骨生髓，骨是支持人体的支架。肾藏精，精生髓，髓养骨，所以骨的生长、发育、修复，均依赖于肾脏精气提供的营养。临床上肾的精气不足可导致小儿骨软无力、囟门迟闭以及某些骨骼发育畸形；肾精不足，骨髓空虚，可导致腿足痿弱，行动不便，或骨质脆弱，易于骨折。《诸病源候论·腰痛》说"肾主腰脚""劳损于肾，动伤经络，又为风冷所侵，血气搏击，故腰痛也"。《医宗必读》中认为腰痛的病因"有寒，有湿，有风热，有挫闪，有瘀血，有滞气，有积痰，皆标也，肾虚其本也"。所以肾虚者易患腰部扭闪劳损等病，可出现腰背酸痛、腰脊活动受限等症状。骨折损伤必内动于肾，因肾主骨生精髓，故骨折后如肾精髓不足，则无以养骨，骨难以愈合。临床治疗骨折时，必须用补肾续骨法，常配合入肾经的药物。筋骨相连，发生骨折时常伤及筋，筋伤则内动于肝，肝血不充，无以荣筋，筋失滋养，影响修复。肝血肾精不足，也可以影响骨折的愈合，所以在补肾的同时须养肝、壮筋，可配合入肝经的药物。

（二）脾、胃

脾为仓廪之官，主消化吸收。《素问·灵兰秘典论》中说："脾胃者，仓廪之官，五味出焉。"胃主受纳，脾主运化。运化是指把水谷转化为水谷精微，并将精微物质传输至全身的生理功能。脾能生成维持正常生命活动所必需的营养物质，故称脾为气血生化之源。此外，脾还具有统摄血液防止血液逸出脉外的功能。它对损伤后的修复起着重要的作用。

脾主肌肉四肢。《素问·痿论》中说："脾主身之肌肉。"《灵枢·本神》中说："脾气虚则四肢不用。"全身的肌肉都要依靠脾胃所运化的水谷精微营养。一般人如果营养好则肌肉壮实，四肢活动有力，即使受伤也容易痊愈；反之，若肌肉瘦削，四肢疲惫，软弱无力，则伤后不易恢复。所以损伤后要注意调理脾胃功能。胃气强，则五脏俱盛。脾胃运化功能正常，则消化吸收功能旺盛，水谷精微得以生气化血，气血充足，输布全身，损伤也容易恢复。如果脾胃运化失常，则化源不足，无以滋养脏腑筋骨。胃气弱则五脏俱衰，必然影响气血的生化和筋骨损伤的修复。所以古文中有"胃气一败，百药难施"的说法。

（三）心、肺

心主血，肺主气。气血川流不息，输布全身，有赖于健全的心肺功能。心肺调和，气血才能正常循环输布，才能发挥濡养的作用，筋骨损伤才能得到痊愈。肺主一身之气，肺的功能受损，不仅会影响到呼吸功能，还会影响到气的生成，从而导致全身性气虚，出现体倦无力、气短、自汗等症状。《素问·痿论》中说："心主身之血脉。"心气有推动血液循行的功能。血液的正常运行，不仅需要心气的推动，还有赖于血液的充盈，气为血之帅，血为气之母。因此损伤后出血过多，血液不足，心血虚损时，心气也会随之不足，出现心悸、胸闷、眩晕等症。

四、对"骨错缝、筋出槽、筋劳损"的认识

（一）概述

1.骨错缝

骨错缝一般分为两种情况。一是关节间由于不同的损伤，使正常的解剖结构，发生了微小错缝，这种改变比半脱位要轻，在 X 线片上反映不出来，但解剖结构发生病理改变影响到生理功能，故临床上出现肿胀、疼痛、功能失常等症状。二是指骨错缝比较严重，节面参差不齐呈半脱位，在 X 线片上可以显示出来，肿胀、疼痛、功能失常也比较重。临床证实暴力作用在关节上，既能使韧带受伤，又能使关节移位，移位的关节可使一部分未断的韧带受到牵拉，发生紧张，可能会将关节交锁在一个不正常的位置上，于是出现患处疼痛，关节的正常生理运动受到限制，普通 X 线片多为阴性结果。当医生施以复位手法时，患处常可听见弹响声，随之患者感到舒适，临床若遇此类型患者，接诊医生须仔细辨别，及时做出诊断。

2.筋出槽

筋出槽是中医骨伤科术语，如《正骨心法要旨》记载筋之弛、纵、卷、挛、翻、转、离、合，均指筋伤后不在原来的位置，还有筋走、筋歪等病名，都属于筋出槽的范畴。槽指肌肉、筋膜的正常解剖位置，筋附行于骨，它有起点和止点，有正常的解剖位置，筋伴脉而行或循行于浅表肌肉之间，有正常的轨槽。若外力破坏了经筋走行的正常位置，使筋断、筋伤、筋走、筋翻、筋转、筋扭，改变了筋槽的正常位置，统称为筋出槽。临床上，筋出槽者，未必骨错缝，而

骨错缝时，必有筋出槽。

3. 筋劳损

筋劳损即软组织劳损，由于较大的机械力量作用于正常的组织引起强烈的牵拉，或者普通的机械力量作用于薄弱的组织引起持久的牵拉，使局部组织出现损伤和疼痛，重者可出现肌痉挛和肌牵缩，称为肌筋膜综合征或筋劳损。

（二）病因病机

1. 外力使关节活动超过正常活动范围

外力迫使关节向某一方向直线或旋转超过正常活动范围，出现关节面移出正常位置，最终也未能恢复，造成关节面间轻微错移。

2. 关节囊韧带撕裂或断裂

关节瞬间超过正常活动范围后，受正常组织的保护性牵拉立即回到原位，但是部分关节囊韧带过度延伸发生局部断裂或撕裂，导致关节不稳，日后稍遇外伤就易发生关节面间位置错移。

3. 不协调动作和姿势

过度或不协调的某些姿势，增宽了关节间隙，减弱了关节的稳定性，关节盘固定在一个异常的位置上，或者由于空气进入关节间隙产生负压，将部分关节囊滑膜层及韧带等嵌夹于关节面之间，这一病理改变属于骨错缝。

4. 复位不彻底

关节脱位或半脱位后虽经手法整复，但复位不够完全，遗留关节面间相对位置的轻微错移。

5. 软组织扭挫伤恢复不好关节不稳

软组织扭挫伤后延展段撕裂，在移位位置上未纠正，加上处理过程中制动不稳、活动过早、治疗不当等原因，致使损伤组织在延展位愈合，松弛无力。削弱了关节的稳定性，继发骨错缝。

6. 软组织劳损牵拉

软组织静力性或累积性的慢性损伤，使软组织发生无菌性炎症改变，失去或降低了正常的弛张功能，减弱了对关节的保护作用，导致发生骨错缝。

7. 先天畸形

骨、软骨、软组织先天畸形，使局部力学平衡失常，解剖结构异常，造成部分正常功能丧失或受到限制，成为骨错缝的重要内在因素，如椎间关节排列不好、股内收肌力减弱、膝关节半月板先天畸形等均可导致骨错缝。

8.骨、关节退行性改变

骨、关节退行性改变，使两关节面间隙缩窄，影响活动范围，在正常活动时容易发生骨错缝，还有另一种特殊老年病种，即胸椎退行性改变（驼背患者），使两椎体间的肋凹变窄，会将相应肋骨后端挤出肋椎关节造成骨错缝。

9.身体软弱无力关节不稳

身体素弱或体胖少动者，肌肉无力，关节不稳固，会在瞬间发生位置错移，不能依靠肌肉保护性收缩使其回到原位，造成骨关节错缝。

五、对整体与局部的认识

一切损伤都在局部，即使多处受伤，也都有其局限部位，由于皮肉筋骨与内脏有关联，所谓"肢体损于外，气血不伤于内，气血有所不贯，脏腑由之不和"，因而皮肉筋骨的损伤都能影响内脏，甚至人体的功能。相反，肾充则骨强，肝衰则筋不能动，脾竭则肌肉萎缩，整体健康情况的好坏，又能影响局部损伤的恢复，故局部与整体的关系十分密切。

（一）局部的损伤，治从局部

损伤初起时，在局部形成气滞血瘀，但在脉象、体温、舌苔等方面，很少发生变化，即使因突然刺激出现心跳加快、呼吸加快、眩晕无力、昏倒等症状，也是一时性的过激现象，很快就会恢复。所以，如果患者体质壮实，正气充沛，凭借自身旺盛的抗病和修复能力，就能将损伤控制在局部，并很快可以康复。即使出现一些轻微的脏腑功能紊乱，也会因主要矛盾在局部，随着局部损伤的顺利修复，紊乱的脏腑功能也会随之恢复正常。故局部的损伤，治从局部。

（二）局部与整体兼顾

皮肉筋骨与内脏密切相关，故局部的损伤，在一定的条件下，能引起脏腑功能的紊乱。例如过多出血，包括开放性出血和闭合性出血。如果患者体质比较虚弱，平时机体自身的给养和维护比较勉强，一旦伤筋动骨，损血耗髓，便不能发挥正常的新陈代谢功能，若再感受外邪或伤后迁延日久，病情会更为复杂，变化多端，虚象迭出，给局部损伤的修复带来较多困难，这就是所谓的"肢体损于外，气血伤于内，气血有所不贯，脏腑由之不和"的依据。此时，治疗就必须兼顾局部和整体，更应该掌握损伤恢复的情况，防治并发症。体质的强弱是一个至关重要的内在因素。因此，从整体来说，重视增强体质，提高机体祛瘀生新的能力，"损者益之、劳者温之、补而行之"是药物内治的最佳准则。防治并发症，也多从补益肝肾、调养脾胃入手。这是因为肾为先天之本，生命之根，肾气虚弱则根本不固，脾为后天之本，脾气虚弱则生化无源。所以肾和脾与人生长、发育、寿夭有密切联系。肾纳气，脾统血，机体的生命活动，全赖气血的充盈调和。对于虚弱之体和重危伤员，更要培本固之，通补兼之。对于亡阴亡阳者，应大补气血。在用药的同时，还应注意有些证候是外界因素造成的，比如沉重的思想顾虑、环境的改变、缺少活动、主观能动性未能很好发挥、护理不当等，都能产生诸多不同程度的纳食减退、大便燥结、失眠、关节强硬等反常症状。这些反常不是"伤于外，病必及内"，也不是单从药物求之，要因人因事地鼓励和安慰患者。

第二节　手法

骨伤科手法历史悠久，是中医学外治法的重要分支。《医宗金鉴·正骨心法要旨》中云："夫手法者，谓以两手安置所伤之筋骨，使仍复于旧。"书中介绍的正骨八法，有"摸、接、端、提、推、拿、按、摩"。其中"摸"法就是检查骨折、脱位的诊断手法。"接、端、提"法是复位骨折断端和关节脱位的手法。"推、拿、按、摩"法是疏通气血、整理筋腱的手法。书中认为按摩是"按其筋络以通郁闭之气"（理气）"摩其壅聚以散瘀结之肿"（活血）。"推拿是推之还原，拿之复位"，推拿是对关节筋腱做屈伸旋转，使其复原的手法。刘氏骨伤在传统正骨手法的基础上予以简化和延伸，并融合家传手法，经过一代又一代传承者的砥砺奋进，精研不辍，不断丰富和完善，将其总结为四个基本手法，即拔伸、挤捺、旋屈、按摩。其中前三种手法适用于骨折、脱位及筋腱扭转的治疗，第四种按摩手法适用于筋痹病的治疗。下面介绍刘氏骨伤对于骨折、脱位、筋痹疾病的手法治疗。

一、骨折手法

肌肉、骨骼组成了人体的基本结构，肌肉附着于骨骼，同时也使骨骼稳固。正常情况下，骨骼不可能冲破肌肉的束缚。骨折一旦发生，折端便会刺破肌肉的某一薄弱部位，或应力集中的部位，产生各种移位畸形。《医宗金鉴·正骨心法要旨》中指出"或拽之离而复合，或推之就而复位，或正斜，或完其阙……

法之所施，使患者不知其苦"。刘氏骨伤手法治疗骨折遵守逆损伤机制移位方向的总原则，以拔伸为首，挤捺、旋屈随之，施力柔而持续，使患者痛苦少，且效果好。

（一）基本手法

手法整复是根据造成骨折移位的暴力机制，以相反的方向或还原的动作，使之复位。刘氏骨伤总结为三个基本手法。

1. 拔伸法

若骨折断端重叠、短缩、嵌插，或关节移位，在充分固定近端肢体的前提下，通过拔伸牵引，以拔伸的力量将骨端拉开，即向相反的方向用力分开，甚至过牵。克服骨折部位肌肉的张力，恢复筋骨原有长度，骨折的两断端可主动互相迎合，遵循合则开之原则。

2. 挤捺法

若骨折断端分离、成角，或骨片游离，在充分固定近端肢体的前提下，整复时用两手拇、食、中、环四指，从骨折部的背侧夹挤骨间隙，以骨折近端的纵轴线为中心，把分离的骨块挤紧、挤顺，使远、近端自然稳定，遵循开则合之原则。

3. 旋屈法

若骨折断端面背向或螺旋形分离，整复时两手分别握住远、近骨折断端，按原来骨折移位的方向逆行回绕，引导骨折断端相对。采用旋屈法将远端面向近端面旋转、靠拢，沿关节的冠轴摆动肢体，稍稍左右或上下摇摆骨折远端，此时尽量与骨折近端骨折部位相接触和嵌插。经拔、挤不能纠正的骨折重叠，用屈伸（折顶）先使成角，再用挤捺法达到对位，遵循开合兼之原则。

（二）治疗要点

1. 操作要点

（1）方向准：详细询问患者的受伤过程，结合影像学检查，认清骨折部位，确定断端移位方向，先顺着患肢原有移位方向拔伸，逐渐转为顺着肢体纵轴做牵引，适当调整角度。

（2）着手轻：接触患肢需着手轻，然后由轻转重，发力舒缓、均匀，禁用暴力。可通过言语交流缓解患者的紧张情绪，或者用麻醉的方式尽可能减少患者疼痛，使肌肉放松，利于复位。

（3）固定稳：患肢的近端要充分固定，防止患者因痛躲闪，导致复位失败。

刘氏骨伤骨折特色整复床可满足医生在无助手的情况下完成整复。

（4）牵引长：复位时牵引拔伸的时间要长，一般持续稳定牵引3~5分钟。若患者肌肉放松，防御性的肌紧张消除，更容易成功。

2.复位技巧

充分拔伸可使重叠的骨折断端分开，当两个断端面达到同一水平位时，肌肉自身的牵拉可将骨折复位。如果两断端面不平整，或受到筋膜的阻力，可加用挤捺手法复位，若拔伸、挤捺仍无效，可先使断端屈曲成角，再行反折、挤捺复位。复位过程中需持续拔伸。拔伸、挤捺、旋屈三个手法常结合运用。在拔伸的基础上，先纠正重叠、短缩移位，再纠正旋转、成角移位。

对于因为肌肉牵拉而引起的缩短、重叠、成角、旋转等移位，如果单纯用力拔伸，复位往往不理想。在施行整复手法时，需让患者保持相应肌肉松弛，医生握持患肢的力度和方向要适当，之后进行整复。例如髌骨骨折，需让膝关节处拉伸直位，在股四头肌放松时，才能使用挤捺手法使分离的髌骨复位。例如股骨干骨折，需屈髋屈膝45°，让大腿肌群处于松弛状态，才能复位股骨干骨折移位。例如短斜形肱骨中段骨折，患者取端坐位，可将患者腋下抵靠椅背，患肢下垂，轻柔缓慢拔伸，适当配合旋屈，方可复位。

在骨折伴脱位时，往往脱位纠正，骨折亦复位。如肩关节脱位伴大结节撕脱骨折，只要肩关节脱位复位，撕脱骨片移位大多可复位。又如桡骨远端骨折伴下尺桡关节脱位，通过拔伸、挤捺、旋屈手法的综合运用，纠正桡骨远端骨折的移位后，下尺桡关节随即复位。

（三）治疗经验

1.复位时机

清代骨伤科医家胡廷光在《伤科汇纂》中云"夫手法者，谓以两手安置所伤之筋骨，使仍复于旧也"。骨折复位需遵循快速、及时、稳妥、准确、轻巧、不加重损伤的原则。在条件允许下，骨折后要争取尽早整复，因为骨折后短时间内肿胀不著，骨折断端对周围软组织的再损伤较少，尽早整复既可减少患者痛苦，又可提高复位的成功率。但对于关节部位肿胀明显者，复位存在一定困难，待肿胀稍退或抽出血肿后进行复位。有些情况下盲目的快速复位不仅难以取得良好的临床疗效，还会加重肿胀，影响骨折的愈合及肢体功能的恢复。对于骨折早期因疼痛、肿胀、肌肉挛缩、全身情况等使骨折一时难以复位者，可采用骨折逐渐复位法。

2. 逐渐复位

《医宗金鉴·正骨心法要旨》中云"手法诚正骨之首务"。况且"伤有重轻，而手法各有所宜，其痊可之迟速，及遗留残疾与否，皆关乎手法之所施得宜，或失其宜，或未一尽其法也 …… 盖正骨者，须心明手巧，既知其病情，复善用夫手法，然后治自多效"。刘氏骨伤总结为"骨折逐渐复位法"，指根据不同患者的具体情况，采取逐渐复位的方法整复骨折。例如肱骨髁上、肱骨干、尺桡骨干及胫腓骨干骨折等多因暴力所致，早期伴有严重疼痛、剧烈肿胀，此时若强求早期骨折快速有效的复位及固定，往往会适得其反，不仅会使肿胀、疼痛的骨折难以复位，还易再次损伤周围组织，影响断端血运，造成二次创伤，加重疼痛、肿胀程度，诱发骨-筋膜室综合征，增加患者痛苦。对于一些不稳定性骨折，即使当时复位情况较好，但肿胀会影响骨折的有效外固定和骨折断端的稳定性，并且骨折断端血运和稳定性也会影响骨折的愈合。因此，针对此类骨折，宜采用先制动、适度固定的治疗原则，待肿消痛减后再行骨折复位固定。

对于一些身体情况差、有严重慢性基础病的骨折患者，其身体条件难以耐受骨折后快速整复，需要等患者基础情况稳定后再行整复。对于严重骨折创伤危及患者生命的情况，应该恰当地选择整复时机。在临床中，当遇到严重心脑血管疾病、基础代谢疾病、免疫功能低下、慢性消耗性疾病合并骨折的患者以及遭遇严重创伤出现休克、昏迷、内脏和中枢神经系统损伤等危及生命的情况时，须以平稳患者基础病情及抢救患者生命为前提，先行固定骨折端，保持骨折断端稳定，待患者生命体征稳定，全身情况好转后再行整复骨折。

对于骨折端显著分离移位的骨折，如尺骨鹰嘴骨折、股骨髁间骨折、髌骨骨折等，因肌肉收缩力大，早期疼痛、肿胀较重，张力增大，骨折端分离移位明显，早期复位受疼痛、肿胀、肌张力大、骨折断端内血肿等诸多因素影响而难以一次性理想复位，可待肿胀疼痛减轻、肌张力下降、血肿吸收后，通过压垫等方法在骨折移位方向处加压，使骨折逐渐复位。

对于肌肉组织丰厚、剪切力较大的不稳定骨折，早期的闭合手法复位加外固定夹板难以达到理想的复位效果，即使复位理想后，仅靠外固定夹板对位也难以维持。对此，在临床上多主张用牵引方法，如股骨骨折，就可利用牵引来抵消肌肉牵拉的力量，防止短缩畸形，还可将患肢置于外展、内旋位，使外展肌群起止点间距缩短，减少肌张力，防止骨折成角移位。牵引过程实际就是逐渐复位的过程，骨折在逐渐复位过程中愈合。

3. 骨折复位的预后预测

对于有移位的骨折，患者和家属都希望医生能帮其完美解剖复位。但实际上除了手法不能尽善外，还可能受到骨或软组织的嵌卡、筋肉的牵拉，对骨折患者不可能个个解剖复位。如果过分追求解剖复位，反复多次复位，往往复位未成，反而造成新的损伤。医生应在整复前向患者及家属做好沟通解释工作，若通过慎重细致的努力，骨折对位不准者，应以功能恢复的好坏，考虑是否手术治疗。但骨折对位与功能好坏不是绝对一致的，有些骨折患者手术后对位虽好，但功能并不理想。而闭合手法复位，虽然对位稍差，但通过适当的功能锻炼，关节肌肉可以代偿和适应，使患肢功能得到改善。对于儿童骨折，因其自身塑形能力较好，对位虽差，但只要轴线正直，固定恰当，功能恢复较好。治疗骨折时应该客观地从不同部位、不同类型、不同年龄和患者的不同要求，加以具体考虑。医生需做到心中有数。

二、脱位手法

关节脱位是指组成关节的骨端受到外力的牵扯、冲击、扭转，使正常连接受到损害，离开原有的解剖位置，滑出的骨端受到骨骼肌肉的阻碍，或因关节周围软组织的嵌套，不能回到原来的位置，可引起疼痛和关节功能障碍。中医骨伤科对关节脱位的治疗手法，有着悠久的历史。晋代葛洪在《肘后备急方》中就有"凡脱折折骨诸疮肿"的记载。所谓的"脱折"就是指脱位。当身体遭受不同的外力，由于体质强弱，年龄大小，性别不同，可引起关节多方向脱位。

（一）基本手法

刘氏骨伤认为应该对患者进行全面的分析后，进行针对性的施法，总结刘氏骨伤脱位复位经验，概括脱位复位手法为拔伸、挤捺、旋屈，关节脱位大多需三法合用。

（二）复位技巧

对于常见关节脱位的治疗，欲取得理想的效果，应根据受伤的机制和解剖的特点，分清类型，辨证施治。施术时选择适宜的方法，对可能存在交锁的关节脱位，应考虑采用巧力，用正确轻柔的手法进行操作。根据脱位的方向和位置，使用拔伸牵引、旋转屈伸、提按端托等手法，结合杠杆原理，将脱位的骨端轻轻地通过关节囊的破裂口送回原位，不可暴力牵引和强力屈曲，避免其他组织损伤及并发症的发生。

有时新鲜型脱位可能手法复位不成功，应考虑阻碍复位的原因，例如因撕脱或游离的骨折片，或因肌腱被夹在关节面之间，或因关节囊裂口与肌肉将脱位的骨端交锁，此时不宜进行手法复位，若加大力量，强行复位会加重关节囊或肌腱的撕裂，甚至发生骨折以及关节周围血管神经损伤等并发症，应改为手术复位。

复位后的关节必须予以正确有效的固定，以减少出血，有利于破裂的关节囊及邻近受伤软组织的修复，防止日后再发生脱位，或形成习惯性脱位，或并发外伤性骨化性肌炎。一般用绷带、小夹板固定，但固定时间不宜过久，否则会引起关节僵硬。若复位后未经固定或屡次行手法复位但未成功，会导致损伤的软组织出血过多或反复出血，形成较多的瘢痕组织，会给以后治疗造成困难并影响治疗效果。

（三）治疗经验

脱位整复前，要先了解受伤时的姿势，所受外力的方向，并通过手摸心会，判断脱出的方向，做到心中有数后，逆损伤机制，对抗肌肉、韧带的张力，采用拔伸、挤捺、旋屈手法使之复位。复位之前，需要向患者说明情况，使其有充分的思想准备，还要局部按摩缓解肌肉紧张、痉挛，遵循方向准、着手轻、固定稳、牵引长的原则，使之顺利复位。对于个别新鲜脱位患者，手法复位仍存在失败可能，大多因为脱出部分被韧带或关节囊嵌入其中，此种情况不可急躁强行暴力复位，需耐心多次尝试。整复后配合活血化瘀、舒筋通络的药物治疗，以及尽早进行适宜的功能锻炼，才能获得满意效果。

复位时，为了消除疼痛，并使痉挛的肌肉松弛，应着手轻，逐步发力，持续拔伸，避免暴力挤捺及旋屈手法造成软组织损伤和骨折，可行局部血肿内麻醉、臂丛神经阻滞麻醉、硬膜外麻醉、全身麻醉，必要时配合应用肌肉松弛剂，但对脱位后1小时内即来就诊及体弱、肌力不强者，可不用麻醉，只给予止痛镇静剂，半个小时后可行复位。

新鲜关节脱位若未及时复位，可出现关节囊内、外血肿机化，关节囊破裂，关节囊与周围软组织产生瘢痕及粘连，脱位关节周围的肌肉、韧带也出现不同程度的挛缩，对于这类脱位的治疗，手法复位多不能成功，可采用手术复位。应用手法治疗陈旧性关节脱位，应严格掌握适应证与禁忌证，手法复位仅适用于青、壮年患者以及早期无并发症的陈旧性脱位，且陈旧性脱位时间应在1个月以内关节有一定活动范围者。对于陈旧性脱位且脱位时间长者、关节活动范围小甚至不能活动者、关节周围软组织有明显钙化或骨化性肌炎者、脱位合并骨折且有大量骨痂者、脱位合并神经损伤者、骨质普遍疏松及年老体弱者，均不宜使用手法复位。

对于习惯性脱位患者，如手法复位不能纠正创伤所引起的病理变化，且脱位明显影响患者工作和生活时，须行手术治疗。

三、筋痹手法

"筋痹"始见于《黄帝内经》，为临床的常见病和多发病。《素问·长刺节论》曰"病在筋，筋挛节痛；不可以行，名曰筋痹"，论述了筋痹的病位及临床表现，"筋痹"是以疼痛、肌紧张及功能活动障碍为表现的一类疾病。该病与患者体质、季节、情绪、六淫邪气、脏腑经脉气血失衡、外伤等因素密切相关。临床将腱鞘炎、肌腱炎、滑囊炎、韧带炎、颈椎病、颈肩背筋膜炎、强直性脊柱炎等归属于"筋痹"范畴。现代研究认为经筋包含肌肉、韧带、肌腱、筋膜、关节囊以及部分神经等结构，疼痛多为其主症，触诊时常可扪及疼痛部位肌肉紧张，有条索、结节增生，即中医学所说的"聚结""痉挛""筋结"等病态表现。

刘氏骨伤在长期医疗实践中，逐步形成了自己独特的学术思想和医疗风格，对骨错缝、筋出槽、筋劳损疾病有独特的治疗方法，运用指定点压推手法、二指痛区旋摩手法、三指广泛按擦手法，使局部受累组织气血通调，解除肌肉紧张，缓解或消除疼痛。

（一）指定点压推手法

选准痛点，用拇指末节指腹（偏桡侧）定点于痛点中央，由轻到重增加压力（力度以患者能忍受为度），在保持原有指力下，用分离式手势压推。手法要领是皮不动而内部肉动，主要痛点与次要痛点分别进行摩推，每个痛点压推 3~5 分钟，这一手法有松解粘连、解痉镇痛的作用，是按摩松解的重要手法。

（二）二指痛区旋摩手法

在使用指定点压推手法后，用食、中指末节指腹接触痛区皮肉进行打圈式旋摩。手法施用范围向痛点四周扩大 4 倍，力度较指定点压推手法轻，每个痛点旋摩 1 分钟，这一手法是指定点压推手法的延续和补充，能起到和血舒筋的作用。

（三）三指广泛按擦手法

用食指、中指、环指末节指腹尖端接触皮肤（末节指间关节要求微屈成15°~20°，呈爪形状），以痛区为中心，向离心方向广泛地进行按擦，每个痛区按擦2分钟。这个手法可以巩固上述两手法的效果，有通络的作用。

四、三指按摩手法

按摩是施术者以各种手法或特定的肢体活动，发出力量作用于人体，来治疗疾病的一种方法。按摩直接给损伤组织以不同程度的刺激，会产生不同程度的反应，使损伤组织恢复。它可以理气活血，使局部经络疏通，活跃新陈代谢，促进瘀血、水肿的吸收，改善血运，增加局部组织的营养，起到增强肌力、消除疲劳、松解粘连、活络关节的作用。

"三指按摩手法"是"刘氏骨伤疗法"中最具特色及代表性的治疗手法，是刘秉夫先生在继承家学的基础上结合自身经验所独创的手法，对于骨折、脱位、软组织急性外伤、慢性伤痛等都有较好的疗效。"三指按摩手法"是用食指、中指、环指的末节指腹作用于患处，给予不同程度的刺激，促使其结构及功能逐步恢复的治疗方法，主要包括按擦、揉摩、点压、度伤理筋4种基本手法。

（一）基本手法

1. 按擦法

按擦法（图2-1）属于摩擦类手法，其动作要领如下。施术者手背及手指微屈用力"扣紧"，以食指、中指、环指的末节指腹着力于患处，紧贴患者体表，按一定路线滑动按擦，重而不滞，轻而不浮。每个患处按擦1~3分钟，每分钟30~40次。该手法一般配合其他手法，在治疗开始和结束时使用。对于肿胀较轻部位，指腹紧贴体表单向直线按擦，对于肿胀明显部位，指腹绕肿胀周边做弧形按擦。操作时，施术者应遵循"轻→重→轻"的顺序交替施术。

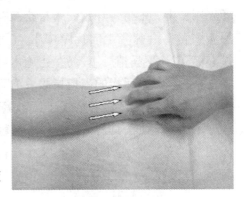

图2-1 按擦法

2. 揉摩法

揉摩法（图2-2）属于摆动类手法，其动作要领如下。施术者以食指、中指、环指的末指指腹着力于痛点，做按压旋转揉摩。每个痛点处旋转揉摩6~15圈，5~10秒后移动指腹至下一痛点处继续揉摩。每处揉摩3~8分钟。操作时，施术者手指需紧贴在患者肌肤表面，紧揉慢移。

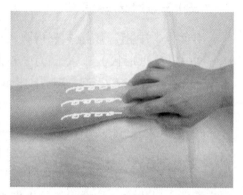

图2-2　揉摩法

3. 点压法

点压法（图2-3）属于挤压类手法，其动作要领如下。施术者先选定患处的中心点或相应穴位，用1~2个手指的末指指腹按压。用力由轻到重，直至达到患者的最大耐受程度，紧压不放，同时嘱患者做2~3次深呼吸，然后缓慢减轻压力，隔1~2次呼吸后，再重复点压，如此反复点压2~4次。

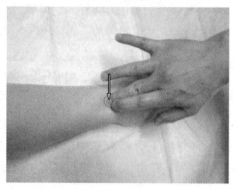

图2-3　点压法

4. 度伤理筋法

度伤理筋法（图2-4）属于摩擦类手法，其动作要领如下。"度伤"指施术者先用食指、中指、环指的末指指腹在患者腰背部沿棘突走向抚摩按压，"手摸心会"，诊察病情。"理筋"指施术者将食指、中指、环指的末指指腹着力于患处，紧贴体表按一定路线行按、擦、揉等手法。该手法具有缓解痉挛、减轻疼痛的功效，常用于诊治急慢性脊柱疾病。

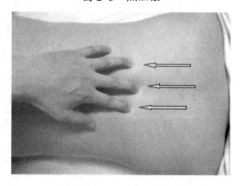

图2-4　度伤理筋法

（二）功效

1. 对于骨折的功效

但凡骨折，都伴有不同程度的软组织损伤，局部气血瘀滞。整复前按摩，能减少疼痛，缓解肌肉紧张，有利于整复。骨折夹板固定期间按摩，可在调整夹板时，在助手牵引维持保持断端稳定的条件下进行按摩，能促进血液循环，加快新陈代谢，使局部组织的修复功能旺盛，缓解骨折周围肿胀、酸痛、麻木、粘连等情况。骨折固定解除后按摩，能有效缓解骨折长期固定引起的肢体酸胀、板滞、粘连、强直等情况。

2. 对于脱位的功效

关节脱位后复位前按摩，能缓解局部肌肉紧张，减少肌肉力量对抗。复位成功后按摩，能改善和消除由于关节脱位引起的关节周围韧带、肌腱、关节囊的酸痛强直。

（三）技术要领

临床上运用刘氏骨伤"三指按摩手法"治疗时，施术者应根据患者病情的轻重、体质的强弱、对疼痛的耐受程度、伤痛部位等决定手法的力量和持续时间。伤后 1~5 天，属急性期，局部肿胀明显，手法宜轻，时间宜短；伤后 6~15 天，肿胀基本消退，应采用轻度至中等强度的手法按摩；伤后 15 天以上，肿胀完全消退，可采用中等至较重程度的手法按摩。

手法操作范围应在主诉疼痛区四周扩大 3~4 倍，时轻时重扪压，视其反应，将痛点牢记心中或用笔做记号，然后反复在阳性和阴性区扪压，前后对照。

有些伤痛在深部关节间，或被紧张的肌肉遮盖，故必须更换体位扪压才能观察出来。特殊部位需要多变换几次体位，才能查知。比如膝关节取伸直位，在股四头肌放松，髌骨能移动时，才能触诊髌骨深部的痛点。又如肩关节痛，将上臂外展 90° 时，患肩不用力，三角肌松弛，此时才能触诊肩峰下的痛点。有时患者需做起立、转身、蹲下、行走、提握重物等动作，才能找出痛点。

手法操作时，医生和患者的姿势需端正，按摩床的高低要适中，必须使患者的全身和局部都处在平稳舒适的位置，对于驼背患者的头颈或腰部要用小枕垫实，如此才能使患者肌肉放松，接受持久的手法操作。医生坐、立位时要注意姿势，要坐如钟，立如松，便于操作，便于发力，更好地达到按摩的目的。

刘氏骨伤"三指按摩手法"还要求施术者具备强壮的体质和一定的指力，这样才能做到稳健匀称、柔中有刚、强劲持久、运用自如。医生需要经过较长时间的训练，方可达到持久、有力和指力深透的效果。

五、医生练功手法

骨伤科医生经常需要进行骨折脱位的整复、筋腱错落的推拿、气血瘀滞的按摩，所以要求骨伤科医生具备强壮的体质和一定的臂力、指力。伤科练功，各家各法。刘氏骨伤的家传手法，要求锻炼手指的功力，摩铁板、抓沙袋为两种最基本的锻炼方法。

（一）摩铁板

摩铁板的目的是增加骨伤科医生手指的力量。

1. 器材

准备一块约 1cm 厚，18cm 宽，60 cm 长的长方形铁板。首次使用时，为了避免擦伤手指，可用细砂纸将铁板打光，并用干抹布擦拭清洁。铁板可放在桌子上，或其他高度适当的架子上。

2. 方法

每天早晚各练 1 次，每次 10~15 分钟，全身取坐马姿势，用两手食指、中指、环指的末节指腹在铁板上来回交替按擦。先是左手从左到右，转而从右到左，然后换右手从右到左，再从左到右，如此两手交替进行。初期锻炼时，按擦的力度应小些，时间久后，应该逐渐加大按擦力度，但应避免擦破手指皮肤（图 2-5）。

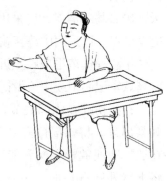

图 2-5　摩铁板练功图

（二）抓沙袋

抓沙袋在提高骨伤科医生手指力量的同时，也增加了其手臂、腰部和腿部的力量。

1. 器材

用细布三层，缝合成袋，离袋底 15 cm 处，缝三个环口，以便绳索结扎时穿过，还可防止抓掷过程中绳索松动。内装细沙或无名异（中药），其重量多少，根据个人的体力随时增减，一般在 3~5 kg。袋口用绳扎紧，必须保持沙袋结实如石块。

2. 方法

每天早晚各 1 次，每次 10~15 分钟。两腿摆开，膝微屈，像骑马势。上半身微向前弯，两手下垂，先用右手1~4指抓住袋底一角，继而前臂稍屈高，用力提袋向胸前摆动，高约齐乳房的水平（也可稍高），达到胸前即将沙袋向左掷出，左手随即接住沙袋的另一底角，顺势向左侧身后摆荡，到达背后停止，并立即转而用力将沙袋向胸前摆荡掷出，又用右手接住，同样顺势向右侧身后荡去，转向胸前掷出。如此两手交替进行（图2-6）。

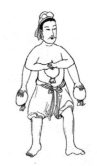

图 2-6 抓沙袋练功图

在掷接过程中，两腿可以站立不动，也可取骑马势，屈膝边行走，边掷接。锻炼时呼吸力求平顺，体力不支时要稍坚持，但不要过分勉强。

第三节　固定方法

骨折经过整复后，必须通过适当的固定，保持断端稳定，为新骨的生长提供良好的条件。否则，不但会影响手法整复的效果，还会造成骨折复位丢失或再移位，以至畸形愈合，也可能会造成骨折延迟愈合，甚至骨不连。一直以来，骨折固定是骨伤科治疗的重要手段。固定的方法包括内固定与外固定，外固定的方法包括石膏和小夹板固定。传统石膏固定相对牢靠，但有分量重、透气性差、不易调节、伤处不易观察等缺点。高分子石膏解决了分量重、透气性差的缺点，但价格较高。小夹板固定因其"轻、便、易、廉"的特点，一直被广大患者接受和认可。但限于历史条件、使用习惯等原因，目前各处中医院使用的夹板材料各有不同，常用的小夹板多采用木板、树皮等材料制作而成，其不足之处是当需要超关节固定时，由于木板是扁平的，难以做到与患肢外形弧度紧密贴合，接触面相对较小，容易移动，固定时力的作用点往往并不确切。因此，医生要知晓外固定夹板的制作材料、使用范围、固定方法、固定时间，以及压垫、绑扎的技巧，在固定期间应适时调整，同时还要力求舒适、美观，使患者易于接受。

一、刘氏骨伤系列外固定夹板的研制和发展

（一）刘氏骨伤特色马粪纸外固定夹板

刘氏骨伤创始人刘济川先生临证治疗骨折讲究"简、便、廉"，尤以外治法

颇有特色，主要包括手法整复、消肿止痛油膏（即"消肿膏"）外敷、马粪纸夹板外固定。其子刘秉夫先生随父亲行医接诊，熟练掌握其接骨治伤经验。在长期临床实践中，刘秉夫先生悉心观察，认识到马粪纸夹板虽然具有轻便、廉价、易用等优点，但可塑性欠佳，限制了其临床应用范围。20世纪60年代，刘秉夫先生在总结父辈经验的基础上，针对以马粪纸为材料制作的外固定夹板进行改良，创新性地在两层纸板中央黏合铁丝（无锡地区习称"铅丝"），两侧以订书钉加固，并塑形成类似桶壁内凹的弧形，即现今使用的塑形纸质支架夹板雏形，称"纸质铅丝夹板"。这种改进型夹板加强了马粪纸夹板的强度和可塑性，内凹的弧度使夹板更加贴合肢体外形，也曾称"弧形纸质铅丝夹板"，应用时可依据肢体外形及骨折固定需要进一步塑形，大大提升了固定效果和舒适度。

（二）纸质铅丝夹板初步成型

纸质铅丝夹板较好地解决了普通纸质夹板对关节周围骨折固定不牢靠、固定角度不易调节等问题，大大提高了马粪纸夹板在临床的应用范围。纸质铅丝夹板不仅对固定四肢长骨干骨折疗效优良，还能有效固定关节周围骨折，比如肩、肘部位骨折。

纸质铅丝夹板的制作方法如下。根据不同部位骨折的需要，将马粪纸剪成一定形状的纸板共4块，将糨糊涂在纸板上，并以1~2根铁丝镶嵌于纸板中间，再用订书机沿铁丝的两侧订牢，使其固定不移动。干燥后即可根据需要塑形成一定的形状使用。科室可根据不同部位形状，按照大、中、小3个型号定型成模，批量生产备用。特殊部位、特殊形状、特殊用途夹板，根据需要，按照上述方法制作。

（三）纸质铅丝夹板的改进

20世纪60年代末至70年代中期，在刘秉夫先生的带领与指导下，"刘氏骨伤疗法"的第三代传人周时良、邹文浩等人多次对纸质铅丝夹板进行改良。

根据肢体不同部位的特点，相继设计制作出不同型号的"纸质铅丝夹板"，如根据上下肢体外形及肌肉力量的差异，使用不同比例的马粪纸与铁丝结合，上肢由8号铁丝和2层马粪纸黏合，下肢由10号铁丝和4层马粪纸黏合。根据关节外形及固定位置不同，设计制作了肩、肘、踝等超关节异形夹板，以供关节囊内及关节周围骨折患者使用超关节固定。

针对马粪纸直接接触皮肤，存在佩戴不舒适，甚至出现压疮等问题，在夹板外层包裹丝棉纸，因丝棉纸表面光滑、质地细腻，可以减少对软组织的卡压，使外观更美观，对实验室检查的影响也很小。

20世纪80年代初期，科室与"无锡轻工业学院（现江南大学）机械系力学教研室"合作，对"纸质铅丝夹板"的力学性能进行测试，结果如下。

1.夹板的刚性

无铅丝夹板刚度较杉树皮夹板差，一根纸质铅丝夹板（前臂）的单位力与杉树皮上臂夹板比较，刚度比值为1.02：1。两根铅丝夹板（大腿）与杉树皮大腿夹板比较，刚度比值为2.21：1，说明纸质铅丝夹板有足够的刚度，适合临床使用。

2.夹板的弹性

在夹板固定肢体的应力测试实验中，绷扎在上臂、前臂、大腿、小腿的纸质铅丝夹板，按照临床需要完成多种体位相应的功能锻炼时，发现夹板随着肌肉收缩的内部压力增加而变形。当肌肉舒张时，内部压力减小，下降至静态体位时的应变值与未做功能锻炼静态体位时的应变值基本相同，即功能锻炼后夹板的形变在肌肉放松后基本消除。在进行对照性测量时，将夹板加载到临床所需应变值时，把载荷全部去除，夹板即恢复原状，表明纸质铅丝夹板能适应肌肉收缩和舒张时产生的内部压力，具有良好的弹性，符合临床要求，可以反复使用。

3.夹板的韧性

实验表明，纸质铅丝夹板有足够的支持力，完全能起到四肢骨折外固定的支架作用，维持骨折断端的稳定，有相当好的韧性，符合临床要求。

4.夹板的塑性

纸质铅丝夹板的塑性较好，临床使用时，根据骨折类型和部位的需要，将预制的纸质铅丝夹板稍加水浸润后，可塑造成肢体外形的形状而不出现折断，干燥后能完全适应肢体形状而不影响夹板硬度。

5.夹板的抗弯性能

纸质铅丝夹板由马粪纸加铁丝用糨糊黏合而成，有较好的吸水性能。实验研究时，通过不同的浸水率，以稍浸水不晒干模拟肢体汗水浸渍、3分钟浸透水等不同条件对比观察，结果显示稍浸水不晒干夹板刚度有所减低，但弹性还符合临床要求，但不能多次、长时间浸水使用。

实验测试表明，相同尺寸不同铅丝型制夹板，其刚度不同。一根铅丝弧形夹板与铅丝平面夹板刚度比值为5：1；一根铅丝夹板与无铅丝夹板刚度比值为5.24：1；两根铅丝夹板与无铅丝夹板刚度比值为9.31：1。临床可根据骨折是否移位、移位程度及肢体肌肉力量选择应用不同铅丝型制夹板。

上述研究证实纸质铅丝夹板具有一定的刚性、弹性、韧性和塑性，临床应用时，在绷带包扎后，能适应肢体的收缩和舒张，随肢体内部压力变化而形变和复形，能起到骨折外固定的支架作用，能维持折端骨位的压力，可根据肢体外形、肿胀消退等情况，随时塑形和灵活应用。

20世纪90年代以后，邹文浩、王建伟等针对特殊部位、特殊形状、特殊用途夹板设计制作了多种异型夹板，进一步丰富了纸质铅丝夹板的使用范围，获得了良好的临床疗效。

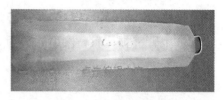

图2-7　弹力加压夹板

①弹力加压夹板：将铁丝超出夹板的一端，加上橡皮筋加压，用于下胫腓联合分离（图2-7）。

②弹力牵引夹板：在铁丝超出夹板的一端，连接牵引。

③"丁"字防旋夹板：将铁丝超出夹板的一端制成"△"防止旋转移位，又称抗旋转"丁"字夹板（图2-8）。

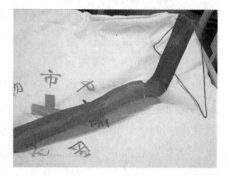

图2-8　"丁"字防旋夹板

（四）"解剖型塑形纸质支架夹板"的研制

临床上，部分医生对夹板选用不当以及不规范塑形造成夹板的强度、抗弯性等生物力学指标受到了削弱，影响了夹板固定的强度和效果。塑形不好的夹板，在治疗过程中会对骨突部位产生卡压，导致患者局部疼痛不适，严重者会出现压疮，需要更换夹板或进行再次包扎，可能会使得部分患者出现骨折二次移位。2010年王建伟、沈杰枫等从内固定"解剖钢板"理念中得到启发，创新性地提出了"解剖型塑形纸质支架夹板"设计的理念，通过使用石膏取模，计算机软件测量肢体表面解剖特征，3D设计制作，力求夹板外形与肢体固定位置外形相匹配（图2-9），它具有符合局部解剖外形、无须过多塑形、临床使用方便、并发症少等特点，能更好地维持骨折断端的稳定性，使小夹板固定的流程更加规范，易于重复，充分发挥了"塑形纸质支架夹板"的优点，提高了手法治疗骨伤疾病的疗效。

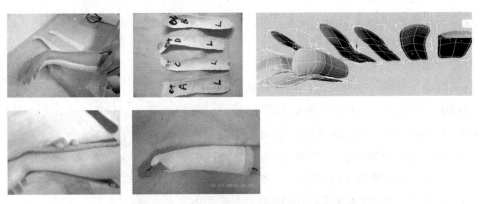

图 2-9　解剖型塑形纸质支架夹板设计和制作

（五）桡骨远端骨折无创调节式夹板托支架

桡骨远端骨折是临床上最常见的骨折之一，治疗不当易导致腕关节慢性疼痛、无力、僵硬、畸形及创伤性关节炎，从而影响腕关节功能。其治疗方法可分为非手术治疗和手术治疗两大类。非手术治疗包括手法复位后夹板或石膏外固定，中医手法整复和夹板外固定具有悠久的历史及丰富的临床经验，为桡骨远端骨折患者提供了一种无创、简便、价格低廉的治疗方法，大多数桡骨远端骨折患者经正确的手法整复后多可取得比较满意的骨折对位，但维持复位比较困难，对不稳定的桡骨远端骨折，特别是伴有骨质疏松的老年患者，非手术治疗过程中可能会有固定不可靠、骨折复位丢失的情况，若在治疗过程中桡骨高度丢失，可能会导致骨折畸形愈合，影响腕关节功能的恢复。外固定支架手术治疗桡骨远端骨折是近年来兴起并得到广泛应用的一种微创手术，其具有固定可靠，提供纵向牵引力的效果，可以有效避免骨折治疗过程中的复位丢失，但外固定支架手术亦是一种有创治疗，同时存在损伤血管、损伤神经、损伤肌腱、掌骨骨折、钉道感染等手术并发症。因此，根据桡骨远端骨折的治疗现状及临床需求，为传承及发展刘氏骨伤小夹板技术，2013 年，蔡建平、严松鹤等设计、研制了一种治疗桡骨远端骨折的外固定装置，其具备手法整复夹板固定无创的优点，也具备外固定支架手术提供纵向牵引力、固定可靠的优点，是临床治疗桡骨远端骨折的更佳方法，可提高桡骨远端骨折患者的治疗效果，减少并发症。

1. 设计及制作

根据临床需求，寻找一种外固定夹板材料，其具有良好的可塑性、强度、弹性，可做到完美塑形，可以提供舒适、可靠的手部及前臂固定，提供把持力，同时手部、前臂夹板托之间由支架相连，该支架允许腕部的万向调节及固定，并提供足够的纵向牵引力，达到类似外固定支架手术的持续牵引复位效果。因此，编者设计了桡骨远端骨折无创调节式夹板托支架，该夹板托支架由手部夹板托、前臂夹板托、牵引万向调节杆、连接器、搭扣组成。手部、前臂夹板托由高性能塑料制成（内附防压内衬），这是一种低温热塑板材，在60~70℃时软化，可任意塑形，脱离此温度后约3分钟恢复原有特性，因此具备完美塑形的特性。手部夹板托附有1枚搭扣，前臂夹板托附有2枚搭扣，能提供夹板托固定的约束力，牵引万向调节杆为不锈钢材质，具有万向调节、固定及纵向牵引功能，连接器通过铆钉固定于夹板托背侧并与牵引万向调节杆连接（图2-10、图2-11、图2-12）。

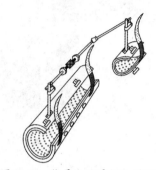

图2-10 桡骨远端骨折无创调节式夹板托支架设计图

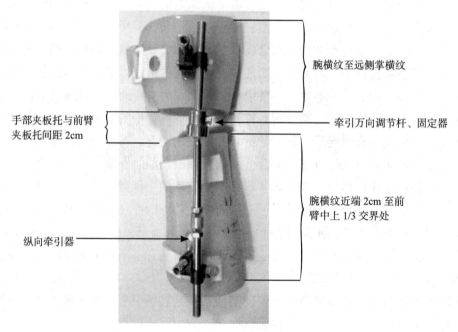

腕横纹至远侧掌横纹

手部夹板托与前臂夹板托间距2cm

牵引万向调节杆、固定器

腕横纹近端2cm至前臂中上1/3交界处

纵向牵引器

图2-11 桡骨远端骨折无创调节式夹板托支架实物图

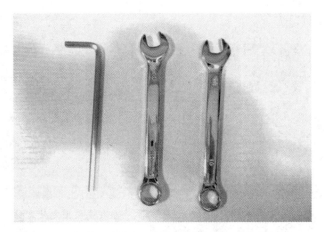

图 2-12　桡骨远端骨折无创调节式夹板托支架调节工具

2. 临床应用

（1）整复前准备：整复前详细了解患者病史、症状和体征，全面掌握患者病情，完善患者入院常规检查，所有患者均摄患腕标准正侧位 X 线片，测量掌倾角、尺偏角及桡骨高度数值，并行 CT 扫描和三维重建，以便准确掌握桡骨远端骨折的形态及分型。整复前密切观察患者病情，排除禁忌证，以免发生意外。根据患者个体情况选择合适型号的桡骨远端骨折无创调节式夹板托，提前置于 60~70℃温箱中软化、备用。

（2）手法整复：根据患者情况，治疗前给予麻醉或血肿内麻醉。患者取仰卧位，平躺于整复床上，肘关节屈曲 90°，前臂取中立位，一助手紧握患肢前臂，施术者两拇指并列于远端背侧，其他四指置于腕部，扣紧大小鱼际，持续拔伸牵引，充分牵引纠正断端嵌插短缩及部分成角移位，待充分拔伸牵引后，维持牵引，施术者与助手配合，根据患者损伤及骨折移位情况，向相反的方向折顶纠正断端成角，掌侧成角移位者掌屈尺偏位折顶，背侧成角移位者背伸尺偏位折顶，充分纠正断端成角及侧方移位，完成骨折复位。

（3）固定方法：在维持牵引复位下，使用消肿膏外敷，绷带缠绕固定，绷带缠绕松紧适度。将置于温箱中备用的桡骨远端骨折无创调节式夹板托支架取出，在其温度降至不烫伤皮肤后及固化前，舒适、服帖、牢靠地固定于患肢手部及前臂，根据患者损伤及骨折移位情况，固定患侧肢体，掌侧成角移位者掌屈尺偏位固定，背侧成角移位者背伸尺偏位固定，旋紧连接器、万向调节螺帽，通过旋转撑开调节螺帽，提供持续撑开力，根据力学测试，推荐撑开圈数 5~8 圈，撑开力大小 50~90N 为宜，在此撑开力时患者耐受性较好，且临床观察能较好地维持骨折复位。常规患肢抬高，卧床时患肢高于心脏，下床活动时前臂悬吊于胸前（图 2-13）。

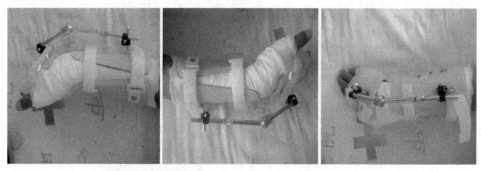

图 2-13　桡骨远端骨折无创调节式夹板托支架固定效果图

（4）整复后处理：治疗完成后当天复查 X 线片（图 2-14），观察骨折复位及固定情况，若复位不满意可再次手法复位。局部给予冰袋冷敷（外伤后 72 小时），减少骨折断端及软组织渗出，减轻患肢的肿胀及疼痛，固定期间，特别是早期，应密切观察患肢肿胀情况及末梢血运，根据情况调整夹板托松紧，并告知患者，若出现患肢手指感觉障碍、色紫暗，腕部肿胀明显，手指活动时疼痛剧烈者，应立即告知医师或到医院就诊，避免发生骨-筋膜室综合征。如患者疼痛，排除骨-筋膜室综合征后可给予镇痛药物对症治疗，消肿药物口服或静脉滴注至局部肿胀缓解。在固定期间，医生应指导患者逐步活动肘关节、肩关节、指间关节及掌指关节。

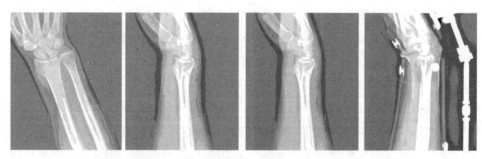

图 2-14　桡骨远端骨折无创调节式夹板托支架治疗前后 X 线片

每周复查腕关节标准正侧位 X 线片，观察骨折对位及愈合情况，并测量掌倾角、尺偏角及桡骨高度值，如果发现骨折再移位或短缩移位等不良情况，可根据 X 线片表现，通过牵引万向调节杆调整腕部位置及撑开力大小，根据骨折愈合情况，治疗后 3~4 周，调整牵引万向调节杆于腕关节中立位，并适当降低牵引力量。根据患者骨折粉碎程度及骨折愈合情况，一般固定 4~6 周，X 线片提示骨折愈合后拆除外固定，指导患者逐步进行患腕关节功能锻炼，可结合药物熏洗，按照医生制定的功能锻炼计划进行腕关节功能锻炼。

3. 专利证书（图2-15）

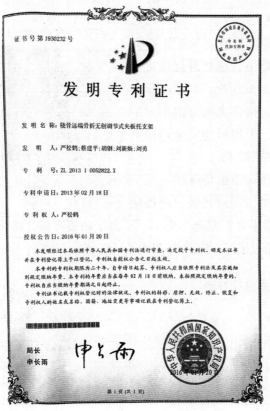

图 2-15　桡骨远端骨折无创调节式夹板托支架专利证书

（六）个体化塑形纸质支架夹板

随着骨科数字化的发展，临床只需将患者 CT 资料输入数据库，软件将会根据 CT 图像资料自动匹配患者的数据，设计出适合患肢外形的夹板形状，3D 打印技术可以快速提供个体化塑形纸质支架夹板供患者使用，从而实现外固定夹板的个体化定制。但目前存在费用较高、不能即刻制作使用等限制，刘氏骨伤传人积极学习和运用现代技术，不断改进现有外固定夹板和器具。

二、刘氏骨伤系列纸质外固定夹板使用方法

骨折整复后维持对位，先在肢体表面缠绕 1~2 层绷带，并根据需要放置好

压垫，或用皱纹草纸衬垫于夹板内面，将夹板逐块安置在适当部位，用绷带"续增包扎"缠绕夹板。对骨折移位倾向较大者，可先用扎带或胶带固定夹板，再用绷带"续增包扎"。一般骨折早期3~5天调整骨折对位和夹板固定松紧，稳定后每周观察调整。

对某些部位骨突明显又不需固定者，可将此部位夹板修剪，如桡骨远端夹板（图2-16），避免形成压疮。对某些部位肢体弧度较大者，可将夹板浸湿泡软后塑形，以免折断，干燥后能完全适应肢体形状而不影响夹板硬度。

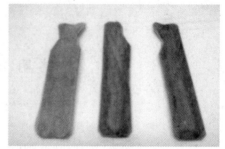

图2-16 桡骨远端夹板

指骨骨折及锤状指由特殊小夹板固定；髋关节骨折时需同时超髋、超膝关节固定；下肢长骨干骨折常合并应用"丁"字防旋夹板，防止肢体旋转；肱骨中下段骨折，常同时超肩、超肘关节固定。

（一）绷带常用包扎方法

1.环形包扎法

环绕肢体数圈包扎，每圈需重叠（图2-17），适用于四肢及胸腹部位。固定部位不超过绷带宽度。

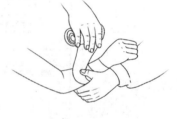

图2-17 环形包扎法

2.螺旋形包扎法

先环绕肢体三圈，固定始端，再斜向上环绕，后圈压住前圈1/2~2/3（图2-18），适用于肢体直径变化不大的部位，如上臂和足部。

3.螺旋反折包扎法

先环绕肢体数圈以固定始端（图2-19），再斜向上环绕，每圈反折一次，压住前圈1/2~2/3，适用于肢体直径不等部位，如小腿和前臂。

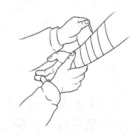

图2-18 螺旋形包扎法

4."8"字环形包扎法

先环绕肢体远端数圈以固定始端（图2-20），再跨越关节，一圈向上，一圈向下，每圈在中间和前圈交叉成"8"字形，适用于关节部位的包扎。

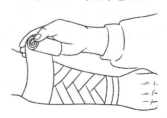

图2-19 螺旋形反折包扎法

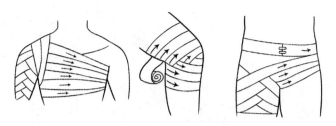

图 2-20 "8" 字环形包扎法

（二）夹板常用包扎方法

1. 一次性包扎法

骨折复位敷药后，先包绷带，将几块夹板一次性安置于患肢四周，外用 3~4 根扎带绕肢体 2 周后结扎（图 2-21）。注意夹板易移动，需经常检查。

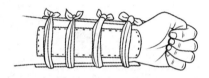

图 2-21　一次性包扎

2. 续增包扎法

骨折复位敷药→从患肢远端开始向近端包扎绷带 1~2 层→放置固定垫→安放对骨折起主要固定作用的两块夹板，以绷带包扎 2 圈→放置其他夹板→夹板外用绷带包扎覆盖，维持夹板位置。从近侧到远侧以扎带 3~4 根结扎（图2-22）。此方法夹板不易移动，较牢靠。

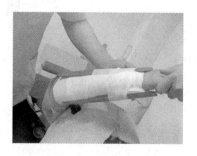

图 2-22　续增包扎法

（三）四肢小夹板使用方法

1. 肩部夹板

（1）夹板要求：前、后侧夹板与上臂等长，夹板近端修剪 1 个弧度缺口（沿肩部），外侧夹板可超肩关节，根据病情需要选用 1 块内侧夹板（必要时自制蘑菇头）。

（2）绷扎要求：肢体皮肤用纱布松松绷扎一层，前后两块夹板绷扎几层后再加内、外侧夹板加压绷扎，绷带一般要经过对侧腋下环绕以加强固定效果

（图 2-23）。

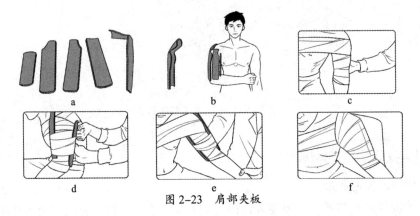

图 2-23　肩部夹板

2. 上臂夹板

夹板要求：4 块夹板，按照续增包扎法，邻近肩、肘关节适当塑形（图 2-24）。

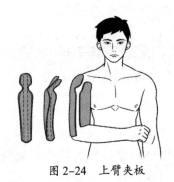

图 2-24　上臂夹板

3. 肘部夹板

夹板要求：2 块侧方夹板和 2 块肘前、肘后托夹板。超肘关节固定，邻近肘关节可修剪弧形及缺口塑形（图 2-25）。

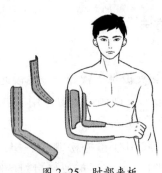

图 2-25　肘部夹板

4.前臂夹板

夹板要求：4块直夹板，前侧、后侧、桡侧、尺侧各1块。尺侧夹板超腕关节固定至掌指关节，邻近腕关节可修剪弧形及缺口塑形（图2-26）。

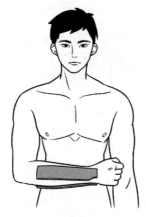

图2-26　前臂夹板

5.腕部夹板

夹板要求：3块直夹板。背侧块放于前臂中上，略超过腕关节，背侧远端缺口塑形，避免尺骨小头受压；掌侧块放于前臂中上，超过腕关节至小鱼际肌远端；尺侧夹板两侧缺口塑形，并有30°的尺倾角斜度（图2-27）。

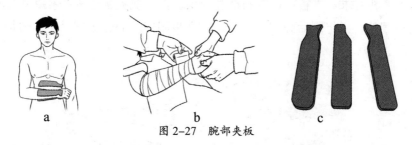

a　　　　　　　　b　　　　　　　　c

图2-27　腕部夹板

6.大腿夹板

（1）夹板要求：内侧、外侧、前侧、后侧4块小夹板，与股骨干等长，另加内侧、外侧、后侧3块大夹板超关节夹板固定。内侧大夹板过膝，外侧大夹板过髋、膝关节，后侧"丁"字防旋大夹板过膝、踝关节。

（2）绷扎要求：夹板区内纱布绷扎一层，先绷扎内外的夹板，再绷扎前后夹板，再用4道绷带捆扎4块夹板（图2-28），随后自上而下依次髋部、膝部、踝部绷扎，膝关节呈微屈位，"丁"字防旋大夹板最后绷扎。

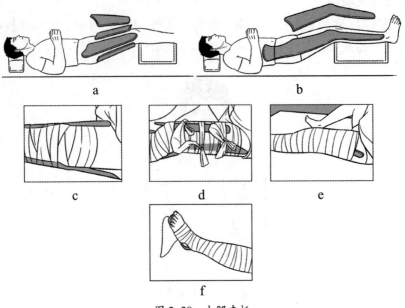

图 2-28　大腿夹板

7. 膝部夹板

（1）夹板要求：内外侧 2 块夹板，长度为小腿 2/3 加股骨 1/2 之和，后侧夹板长度与内外侧夹板等长，另加踝后托"丁"字防旋夹板。

（2）绷扎要求：夹板区内纱布绷扎一层，内外侧夹板全程绷扎 2~3 层后将后侧夹板绷扎，再将踝后托"丁"字防旋夹板固定。股骨远端骨折，需加前侧夹板（图 2-29）。

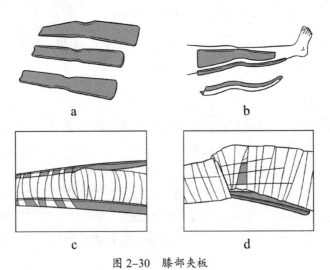

图 2-30　膝部夹板

8. 小腿夹板

（1）夹板要求：内外侧2块夹板，与小腿等长，夹板前方有弧形缺口，后侧夹板1块，跟腱处塑形成与跟腱相符的弧度，夹板与小腿等长，踝托"丁"字防旋夹板与小腿等长。

（2）绷扎要求：小腿全长纱布绷扎一层，先将内外侧夹板，全程绷扎2~3层，再将后侧夹板绷扎，完毕后再绷扎踝托"丁"字防旋夹板，注意不要将小腿内、外、后3块夹板同时绷扎（图2-30）。

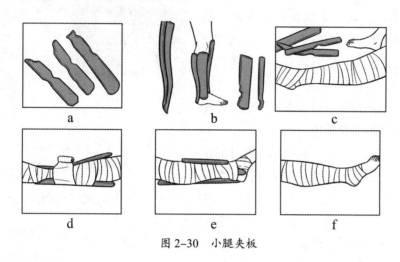

图 2-30　小腿夹板

9. 踝部夹板

（1）夹板要求：内、外侧2块夹板，自足底至小腿中上1/3处，后方"丁"字防旋夹板至膝下方。

（2）绷扎要求：小腿中段至踝纱布绷扎一层，先将内、外侧夹板塑形（通常是内翻位），内、外踝加梯形压垫，全程绷扎2~3层，再将踝背屈，足底垫塔形垫，绷扎后方"丁"字防旋夹板（图2-31）。

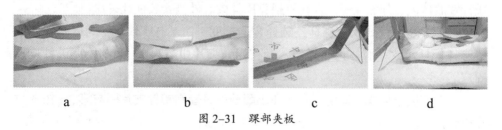

图 2-31　踝部夹板

三、刘氏骨伤外固定方法的发展

（一）半环式外固定器结合小夹板治疗四肢长骨干骨折

胫腓骨是人体长管状骨中骨折发生率较高的部位，很容易被直接外力损伤，骨折类型多样，软组织损伤程度也不尽相同，增加了临床治疗的难度，易出现皮肤缺损、伤口感染、关节僵直、骨折延迟愈合、功能障碍、骨折不愈合等情况。常用治疗方法包括跟骨牵引石膏外固定、外固定支架、钢板内固定等。

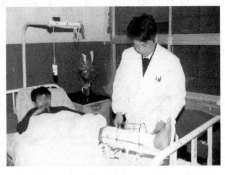

图 2-32　王兴支主任使用半环式外固定器治疗胫腓骨干骨折

由王心支主任等研制的半环式外固定器结合小夹板治疗四肢长骨干骨折，尤其是胫腓骨干骨折，取得了较好疗效。1993 年获得无锡市人民政府颁发的科学技术进步奖三等奖（图 2-32）。其具体操作方法如下。

（1）麻醉与常规消毒。

（2）骨折初步复位，维持正确力线。

（3）小腿远、近端分别平行穿入 2 枚 2.5mm 克氏针，间距 1.5~2cm。患者腓骨小头与胫骨结节连线的中点作为近端第一根骨针的穿刺部位，平行膝关节外侧进针，于第一根骨针下方 2.5 cm 处将第二根骨针平行穿入。将患者外踝上方 4cm 处腓骨前缘作为远端第一根骨针的穿刺部位，确保其与踝关节平行，将外踝上方 6.5cm 处作为远端第二根骨针的穿刺部位，由外侧进针。尽量保持克氏针在肢体内、外侧端一致，在每根克氏针内、外侧安装锁针夹片。

（4）安装可调式支撑螺杆：选择合适长度、两端有螺纹、中间有螺帽的调节支撑螺杆，放在肢体内、外侧，套在锁针夹片中与第 1、第 3 枚克氏针连接固定。

（5）安装半环式外固定器：放在小腿前方，套在锁针夹片中与第 2、第 4 枚克氏针连接固定。

（6）骨折复位：通过螺帽调节螺杆支撑长度，保证骨折对位、对线，锁紧各螺帽和锁针夹片，然后用无菌敷料包扎。

（7）对于断端残留移位，在支架间隙以压垫和夹板辅助固定。

双边可调半环式外固定器结合小夹板治疗胫腓骨干骨折，能有效维持骨折对位，可早期行膝、踝功能锻炼，骨折愈合速度快，功能恢复好，后遗症少。

（二）跟骨调节式整复固定支架

临床对于波及距跟关节的跟骨骨折常行切开复位内固定术治疗，存在手术切口较大、费用较高、内固定物刺激需再次手术等问题，蔡建平等研制的"跟骨调节式整复固定支架"，避免了切开复位内固定术的某些不足，该支架经临床验证，治疗效果与切开复位内固定术相似。

1. 理论依据

在跟骨骨折开放复位过程中，Böhler 角仍需要采用挤压和撬拨术，跟骨的宽度也同样需要通过挤压的方法才能复位。

（1）跟骨骨折影响预后的病理基础主要是距下关节的破坏和不平整、足纵弓的塌陷、后足的畸形、跟骨外侧壁突出骨块对腓骨远端的撞击。

（2）跟骨整体外形的恢复对于跟骨关节内骨折预后很重要，跟骨骨折后受影响最大的是跟骨的高度和宽度，尤以跟骨后半部分明显，而对跟骨的前半部分影响较小，载距突由于与坚韧的跟距内侧韧带及骨间韧带相连，骨折后，即使是非常严重的粉碎性骨折，它几乎不移位。

（3）侧方挤压可以纠正跟骨体宽度，轴位撬拨固定可以恢复跟骨的高度。

（4）调节式整复固定支架固定可有效恢复跟骨的长度及高度，但不能直接复位骨折的关节面。

（5）复位骨折塌陷的关节面用外侧小切口，直视下抬起复位塌陷的关节面或植骨联合轴位钢针支撑用以维持关节面平整。

2. 组成

跟骨调节式整复固定支架组成为斯氏针、自攻螺钉、调节螺杆、支撑杆、稳定杆各两根及连接器 12 只（图 2-33）。

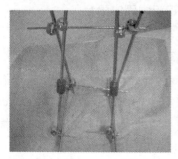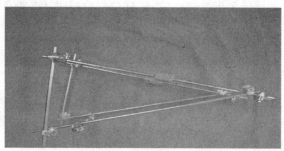

图 2-33 跟骨调节式整复固定支架

3. 生产

跟骨调节式整复固定支架由苏州优贝特医疗器械有限公司按照设计标准进行生产，产品经江苏省医疗器械检验所检验"所检项目符合无锡市中医医院《跟骨骨折调节式整复固定支架》标准要求"。

4. 临床应用

跟骨调节式整复固定支架治疗 29 例，30 足，为治疗组；AO 跟骨钢板内固定治疗 28 例，29 足，为对照组。

（1）治疗组

1）复位

①侧方挤压复位：双手掌根挤压跟骨侧方，纠正跟骨增宽和侧方成角。

②轴位撬拨：自跟骨结节下方用 1~2 枚斯氏针轴位向前或向前下方穿入（视塌陷程度），不超过骨折线，一手握住前足尽量跖屈，另一手握斯氏针尾部向足底方向对抗用力撬拨。

③小切口推顶复位关节面，空腔选用骨块或硫酸钙颗粒填充。

2）固定

①冠状位在跟骨结节、胫骨结节下分别横行穿过一枚斯氏针，然后在第 5 跖骨基底外侧、第 1 楔骨内侧分别拧入自攻螺钉。

②安装支架：支撑杆固定踝关节于 90° 功能位，根据术中 X 线所见，通过调节螺杆，拉大调节杆和支撑杆之间的距离，并用稳定杆连接固定，可进一步纠正移位。

③拧紧支架各连接器，后侧撬拨的斯氏针可拔除或留下支撑关节面。

3）调节

①拉大调节杆和支撑杆之间的距离（三角形底边）可以纠正跟骨的短缩。

②增加调节螺杆长度，跟骨结节下移，可加大 böhler 角。

（2）对照组

手术采用外侧"L"形切口复位后以 AO 跟骨钢板内固定治疗。

5. 疗效评价

（1）跟骨调节式整复外固定支架治疗 29 例，30 足；AO 跟骨钢板内固定治疗 28 例，29 足。术前及术后 1 周内 X 线片测量 böhler 角（表 1），治疗前和治疗后两组间比较，böhler 角差异无统计学意义（$P>0.05$）。各组治疗前后 böhler 角比较，差异有统计学意义（$P<0.01$）（表 1），提示两种治疗方法均能有效改善跟骨结节关节角（恢复足弓外形，保持跟腱张力）。

表 1　治疗前后跟骨 böhler 角的变化

	术前（度）	治疗后（度）	P 值	JOA 评分
治疗组	9.83 ± 6.50	27.77 ± 3.59	<0.01	83.23 ± 5.59
对照组	9.90 ± 5.91	27.69 ± 3.54	<0.01	85.08 ± 3.75
P 值	>0.05	>0.05		

（2）术后 6 个月随访，结果参照 JOA（疼痛、外形、活动范围、步行能力、肌力、感觉、日常生活）标准评分（表 2），经 X^2 和 t 检验，差异无显著性（表 2）。两种治疗方法，术后早期（6 个月）均能获得理想功能恢复，包括较轻的疼痛、足部较好的外形和行走功能。两种治疗方法均未出现功能恢复欠佳（得分低于 70 分）的患者。

表 2　随访足部功能评价（6 个月）

	n	优（81~95）	良（71~80）	JOA 评分
治疗组	30	22	8	83.23 ± 5.59
对照组	29	24	5	85.08 ± 3.75

（3）术后 1 年随访，参照 JOA 标准评分（表 3），经统计学检验，组间差异无显著性。两组各有 2 例因疼痛影响行走功能的患者，对照组 1 例患者骨折复位丢失，足弓塌陷，还有 3 例患者因足跟增宽，外踝下方疼痛。

表 3　随访足部功能评价（1 年）

	n	优（81 ~ 95）	良（71 ~ 80）	差（< 70）	JOA 评分
治疗组	30	18	10	2	81.47 ± 5.82
对照组	29	19	8	2	82.41 ± 5.67

（4）疗效对比结果

①波及距跟关节的跟骨骨折，采用跟骨调节式整复固定支架治疗和手术切开复位内固定治疗，两者疗效比较无显著性差异。

②跟骨调节式整复固定支架避免了手术切开复位内固定的某些不足，如手术切口较大、费用较高，避免内固定物刺激导致再次手术。

③采用跟骨调节式整复固定支架治疗可以更好地恢复跟骨外形及足弓，还能有效复位关节面且对局部的干扰较小。

5. 典型病例

典型病例治疗前后效果如图 2-34 所示。

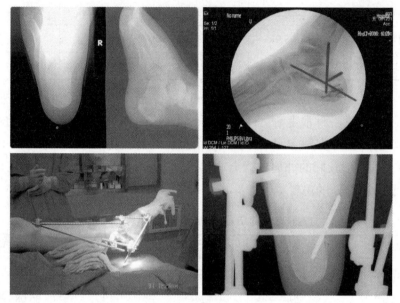

图 2-34 调节式整复外固定支架治疗效果图

6. 治疗经验体会

（1）波及距跟关节的跟骨骨折，可以采用侧方挤压结合撬拨复位，对于关节面严重塌陷，闭合整复困难者，采用局部小切口直视下复位、植骨或保留撬拨斯氏针固定，疗效较佳。

（2）根据 X 线检查所见、肿胀及皮纹变化，术后用可调节螺杆调整复位效果。

（3）该外固定支架，采用三杆固定，利用三角形的稳定性，能很好地维持跟骨骨折复位的效果，避免手术纠正效果的丢失。超踝关节支架能防止跟腱挛缩，有利于足弓的恢复。

（4）支架外固定治疗时，对局部软组织和骨折愈合干扰较小，复位后的骨折块容易获得稳定的固定和较好的愈合。

（5）支架复位外固定治疗，具有微创的优点，既克服了单纯石膏固定不能完全纠正骨折移位、足跟增宽或短缩的缺点，又避免了切开复位内固定术的某些不足，如手术切口、创伤较大、费用较高，避免了内固定物刺激需再次手术取出的可能。

（6）跟骨调节式整复固定支架样品经检验符合医用相关标准能达到切开复

位内固定术相同的治疗效果，对于波及跟距关节的跟骨骨折，跟骨调节式整复固定支架具有较好的推广应用价值。

第四节　特色药物治疗

药物治疗是骨伤科的重要方法之一，亦是中医骨伤疗法的特色所在。刘氏骨伤疗法始终坚持手法治疗与药物治疗相结合的治疗准则，同时强调内外兼治的用药原则，其药物治疗包括特色外治用药及内服用药两大部分，二者合用，相辅相成，相得益彰。刘氏骨伤疗法遵循"整体观念""辨证施治"的个性化用药特点，在临床治疗中强调辨病与辨证并重的用药理念。

一、特色外治用药

中医外治疗法历史悠久，源远流长，始于《黄帝内经》，完善于《外治医说》，历代医家均有阐述，各流派均有其特有的外治用药。刘氏骨伤特色外治用药包括消肿膏、伤膏散、和伤散、伸筋散、活血通络膏、金创油膏等。根据其剂型可分为膏剂（消肿膏、活血通络膏、金创油膏）、散剂（伤膏散、伸筋散、和伤散）；根据适用疾病阶段可分为急性期用药（消肿膏、金创油膏）、恢复期及慢性病用药（伤膏散、和伤散、活血通络膏）；根据适用对象皮肤是否完整，又可分为皮肤完整用药（消肿膏、伤膏散、和伤散、活血通络膏）、皮肤破损用药（金创油膏）。

（一）辨证原则

"外治之宗"吴尚先在《外治医说》中指出"外治之理，即内治之理，外治之药，即内治之药，所异者法耳"，完美阐释了中医外治用药的应用原则，并被后人广泛传承、推广。因此，外治用药与内服用药一样辨证施治，辨证论治首推八纲，即辨阴阳、辨表里、辨寒热、辨虚实。

1. 辨阴阳

阴阳论是在气一元论的基础上建立起来的中国古代辩证法。《黄帝内经》作为中医理论奠基之作，始用阴阳概念阐释医学中的诸多问题，其阴阳概念既包含了哲学意义又有具体的医学概念，是中医药理论中最基础的概念之一。阴阳论中阴阳的制约、互根、消长转化关系被广泛用来阐述人体生理、分析病机、制定治法等方面。病分阴阳，药亦分阴阳，以药之阴阳，调病之阴阳，阴平阳秘，病乃痊愈。如消肿膏中有天花粉、生栀子、生大黄、黄柏等清热寒凉药，适用于阳证，治疗局部红肿热痛等疾病。而和伤散中有生草乌、鸡血藤、五加皮、野桂枝、石菖蒲、威灵仙等性温热之品，适用于阴证，治疗慢性、寒性、退行性疾病。

2.辨表里

病有表里之分，药亦有之。病发于皮肤、筋膜者为病在表；病发于血脉、筋骨者为病在里。伤科疾病在表者多用发表药、气分药；在里者多用理血药、营分药。如消肿膏中有天花粉、生栀子、生大黄、黄柏等清气分热的药物，适用于病发于表者，常见皮肤软组织红肿疼痛等症状。而金创油膏中有紫草、金银花、紫花地丁、当归身、黄连、血竭、乳香、没药等入营血药，适用于病发于里者，治疗血脉损伤所导致的瘀血肿痛，具有良好的疗效。

3.辨寒热

证有寒热之分，药有寒、热、温、凉四性，寒者热之，热者寒之，为正治法也。患处不红，抚之不热，得温痛减者，多为寒证；患处红肿，抚之灼手，喜寒凉者，多为热证。素体虚寒者，损伤多从寒化，药不温则无以通血脉、行瘀滞；素体燥热者，损伤则多从热化，药不清解无以化热毒。如消肿膏中多为寒凉之药，适用于热证，治疗局部红肿热痛者，其清热止痛效果尤佳。和伤散中有生草乌、鸡血藤、五加皮、野桂枝、石菖蒲、威灵仙等辛温散寒药，若使用时蒸汽熏蒸、热水浸泡，更添药性，适用于寒证，对于寒湿不化之新旧损伤、筋骨劳损有良好疗效。

4.辨虚实

病有虚实之分，药有补泻之别。虚则补之，实则泻之，为正治法。邪气盛则实，如瘀血、痰湿等；精气夺则虚，如气血虚、肝肾不足。新伤多为实证，以活血化瘀、理气消肿为主；陈伤劳损多为虚证，以益气养血、养筋壮骨为主。故消肿膏、伤膏散、金创油膏用于外伤早期（实证），具有散热消炎、行气止痛、活血通络之效。和伤散、活血通络膏用于外伤恢复期（虚证），具有温经散寒、祛瘀通络之效。

（二）外治药物

1.消肿膏

消肿膏是刘氏骨伤的家传秘方，后经刘济川、刘秉夫先生改良发展，历经数十年的临床验证，疗效显著，为无锡市人民所熟知，是刘氏骨伤外治用药的代表药物。

（1）组成与制作：消肿膏主要由黄柏、苍术、姜黄、白芷、天花粉、生栀子、生川乌、生大黄、生半夏、紫荆皮、芙蓉叶等中药组成，经研末后与滑石粉、甘油等共同搅拌调和而成（图2-35）。平时放入铁桶（铁罐）储存，使用时将准备好的药膏均匀涂抹于一块方形蓝色棉纸上（棉纸的大小约10cm×10cm），涂抹的药膏大小约6cm×6cm，涂抹后将8cm×8cm大小的白色丝棉纸覆盖于药膏上。中药有形及有效成分均不能透过蓝色棉纸，而白色丝棉纸允许有效成分透出，但阻隔中药的有形物质，作用于患处，使用起来方便、清洁（图2-36）。

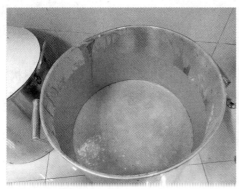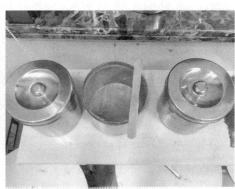

图2-35　消肿膏制作

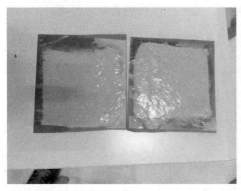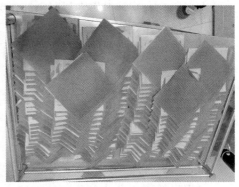

图2-36　丝棉纸和消肿膏

（2）适应证：消肿膏具有清热消炎、活血行气、消肿止痛的功效。适用于各种跌打损伤、急性肿痛、关节或软组织红肿热痛等。

（3）用法与用量：使用前，保持患处清洁，将消肿膏贴敷于患处，贴敷时不必揭下膏药表面的丝棉纸，有效成分可以透过丝棉纸，作用于患处，膏药敷好后用胶布或绷带固定。一般情况下，躯干部位用胶布固定，四肢关节处用绷带固定。消肿膏使用数量根据患处范围及数目决定。通常2~3天更换1次，治疗骨折患者时，可在调整外固定时更换，一般1周1次，通常使用3~7天内，即可显著缓解红肿及疼痛症状。

（4）禁忌证：开放性损伤、皮肤软组织破损、对所含中药成分过敏者禁用。局部皮肤疾病、皮肤过敏反应者慎用。

2. 伤膏散

（1）组成与制作：伤膏散由当归、川芎、雄黄、升麻、防风、儿茶、甘松、细辛、白芷、丁香、木香、大黄、肉桂、三棱、紫苏木、冰片、乳香、没药等中药打碎磨粉制成。

（2）适应证：伤膏散具有活血行气、祛瘀通络之功。可用于治疗跌打损伤后期及各类慢性劳损。

（3）用法与用量：使用时，将1~2g伤膏散粉末用醋或黄酒少许调成糊状，涂在氧化锌膏布中央贴敷于患处，或撒在解痛膏（黑膏药）等膏药的中央贴敷即可。

（4）禁忌证：开放性损伤、皮肤软组织破损、对所含中药成分过敏者禁用。局部皮肤疾病、皮肤过敏反应者慎用。

3. 和伤散

和伤散亦为刘氏骨伤的经典外治用药，经骨伤科、药剂科剂型改良后，使用更为简便，对筋骨损伤恢复期、筋伤劳损、虚寒性疾病患者疗效显著。

（1）组成与制作：和伤散主要由生草乌、鸡血藤、五加皮、海桐皮、路路通、野桂枝、积雪草、石菖蒲、威灵仙、地骨皮等中药制成。应用现代化中药散剂生产工艺，将上述中药粉碎、过筛、混合制成，最后密封包装保存。

（2）适应证：和伤散具有温经散寒、祛瘀通络的功效，主治陈伤劳损。主要用于治疗损伤后期肌肉酸胀僵硬、骨折恢复期、腱鞘炎、肩周炎、膝骨关节炎等。

（3）用法与用量：每次使用时取和伤散30g溶入适量沸水中。当水温较高时，可将患处置于药水产生的蒸汽中熏蒸，待水温适中，将患处放入药水中浸泡，如患处不便放水中浸泡，可用药水浸泡过的热毛巾热敷。一般每次30分钟，每天2次，可酌情加减。

（4）禁忌证：开放性损伤、皮肤软组织破损、对所含中药成分过敏者禁用。局部皮肤疾病、皮肤过敏反应者慎用。

4.伸筋散

骨折时，周围软组织亦有不同程度的解剖位置改变（筋出槽）。经过自体修复但功能短时间内不能恢复。因此需要外用中草药配合局部患区洗、浸、泡、沐浴等，促进患处早日康复。伸筋散外用熏洗效果较好。

（1）组成与制作：积雪草 300g，伸筋草 300g，路路通 300g，鸡血藤 300g，忍冬藤 300g，地骨皮 300g，千年健 300g，威灵仙 300g，生葛根 300g，骨碎补 300g，木瓜 300g，当归 300g，苏木 100g，虎杖 300g，白芷 200g。上药共研成粗末分装成袋，每袋 30g，备用。

（2）适应证：具有行气消肿、活血止痛的功效。适用于各种跌打损伤中后期。

（3）用法与用量：使用前将药袋用半瓶热水浸泡 10 分钟。使用时加入适当温水在患区沐浴 20 分钟，同时自我点筋按摩，每日 2 次。用过的药液加温后可以继续使用 2 天。5 袋药为 1 个疗程。

（4）禁忌证：开放性损伤、皮肤软组织破损、对所含中药成分过敏者禁用。跌打损伤早期患者慎用。

5.活血通络膏

（1）组成与制作：活血通络膏由川芎、独活、麝香、桑寄生、没药、海风藤、夏枯草、鸡血藤、当归、生地黄等中药制成膏剂。应用现代化中药提纯工艺，将上述中药通过煎煮、浓缩等工序后加入添加剂制成外用膏剂，密封包装保存（图 2-37）。

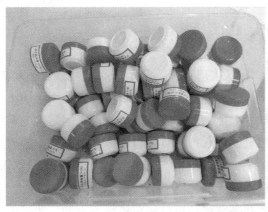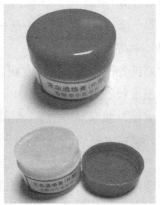

图 2-37　活血通络膏

（2）适应证：活血通络膏具有温经散寒、活血通络的功效，是手法治疗筋伤劳损等疾病的增效药，可用于治疗腰肌劳损、腰椎间盘突出症、颈椎病、斜颈、肩周炎、腱鞘炎等疾病。

（3）用法与用量：使用时，将1~2g活血通络膏涂于患处后再行手法治疗。活血通络膏作为介质可减少皮肤摩擦，缓解推拿治疗带来的不适，同时活血通络膏中的有效成分能活血通络，减少组织水肿渗出，增加血运，加快瘀血消散，松解粘连，促进组织损伤的恢复。

（4）禁忌证：皮肤软组织破损、对所含中药成分过敏者禁用。局部皮肤疾病、皮肤过敏反应者慎用。

6. 金创油膏

（1）组成与制作：金创油膏由大黄、紫草、金银花、紫花地丁、川黄柏、当归身、木鳖子、黄连、血竭、乳香、没药、儿茶、龙骨、甘草等中药制作而成。应用现代化中药提纯工艺，将上述中药通过煎煮、浓缩等工序后加入添加剂制成外用膏剂，密封包装保存。

（2）适应证：金创油膏具有清热解毒、止血生肌之功，主治开放性损伤、压疮等疾病。

（3）用法与用量：使用前，应清创处理，清除污染物及失活、坏死组织，如创口过大应缝合。完成清创处理后，将金创油膏涂敷创面，用4层无菌纱布覆盖，绷带包扎。根据创面分泌物多少，定期换药，1~3天1次。换药时，用无菌生理盐水清理创口及周围的渗出物，用无菌纱布擦干，再更换金创油膏，再用无菌纱布覆盖后包扎。如疮疡初溃、脓毒盛、腐肉不去者，加用"九转丹"；疮疡后期、脓毒较轻、疮口不敛者，加用"九一丹"；疮疡中期、脓毒较盛者，加用"五五丹"。

（4）禁忌证：对所含中药成分过敏者禁用。

7. 中药熏洗包

刘氏骨伤疗法中治疗专病应用较多的熏洗方分为脊柱熏洗包、创伤熏洗包、关节熏洗包三大类。因本法以热力辅助药物吸收，故临床辨证适用于阴证、寒证、虚证，如寒湿痹阻证、肝肾亏虚证、气滞血瘀证等，临床使用时应辨病与辨证相结合。制备时将药物按剂量配比后打碎装袋备用，使用时将药包放入专用蒸煮器中熏蒸，取熏蒸药包放置于患处附近，距离远近适度（避免烫伤），患处覆盖防潮垫，借助药物蒸汽熏蒸，待药包温度降低到不至烫伤患处时，直接将药包敷于患处熏蒸，或应用中药熏蒸仪，直接将药包敷于患处，通过中药熏蒸仪加热药包，促进药包有效成分向局部渗透。中药熏洗包治疗每次30分钟，每日2次，7天为1个疗程。

（1）脊柱熏洗包

脊柱熏洗包适用于颈椎病、腰痹病等。

①气滞血瘀型

临床辨证：多有跌仆损伤等外伤史，局部刺痛，痛处拒按，动则加剧，痛点固定不移，局部肿胀或有硬结，常伴有肢体麻木，舌质紫暗或有瘀斑，脉弦或涩。

治则：行气活血，化瘀止痛。

处方组成：透骨草 30g，忍冬藤 20g，桑枝 10g，桂枝 10g，鸡血藤 20g，川芎 20g，川牛膝 20g，地龙 10g，桃仁 20g，红花 10g，乳香 10g，没药 10g，细辛 10g，土鳖虫 20g，续断 20g，赤芍 20g，制川乌 30g，防风 20g，炙黄芪 20g，制香附 20g，五灵脂 10g，羌活 20g，独活 20g，桑寄生 20g。

②寒湿痹阻型

临床辨证：多因感受寒湿之邪而发病，颈腰部冷痛、重着，活动不利，得温则舒，遇寒湿加重，肢端麻木疼痛，四肢拘急，或肌肉萎缩，指趾麻木，舌质暗，苔薄白或白腻，脉沉弦或沉迟。

治则：散寒除痹，活血止痛。

处方组成：透骨草 30g，忍冬藤 20g，桑枝 10g，桂枝 10g，穿心莲 20g，炙麻黄 10g，当归 20g，川芎 20g，细辛 10g，淡干姜 10g，制川乌 30g，羌活 20g，独活 20g，威灵仙 20g，白芷 20g，急性子 20g，葛根 20g，苍术 20g，白术 20g，秦艽 20g，艾叶 20g，续断 10g，桑寄生 20g，吴茱萸 10g，全蝎 10g。

③肝肾不足型

临床辨证：多长期反复发病，颈腰部酸软疼痛，痛处喜按，遇劳加剧，得卧则缓，腰膝酸软无力，屈伸不利，形体瘦弱，或男子遗精，或女子月经量少，舌质红或有裂纹，舌少苔，脉沉细或细数。

治则：补益肝肾，活血止痛。

处方组成：透骨草 30g，忍冬藤 20g，桑枝 10g，桂枝 10g，鸡血藤 20g，杜仲 10g，骨碎补 10g，补骨脂 10g，续断 10g，千年健 20g，吴茱萸 10g，仙茅 10g，淫羊藿 10g，制附子 10g，炮姜 10g，熟地黄 10g，桃仁 20g，红花 10g，赤芍 20g，川芎 10g，当归 20g，丹参 10g，木瓜 20g，苍术 20g，乳香 10g，没药 10g。

（2）创伤熏洗包

创伤熏洗包适用于骨折、脱位、筋伤等疾病。

①气滞血瘀型

临床辨证：多有跌仆损伤等外伤史，局部刺痛，痛点固定不移，痛处拒按，动则加剧，局部肿胀，皮色青紫，骨折或脱位者肢体肿胀、畸形，活动受限，舌质紫暗或有瘀斑，脉弦涩。

治则：活血化瘀，消肿止痛。

处方组成：细辛 5g，当归 30g，制草乌 10g，广藿香 30g，制川乌 10g，木香 30g，沉香 15g，防风 10g，川牛膝 15g，鸡血藤 15g，桂枝 10g，威灵仙 15g，丁香 15g，川芎 30g。

②气虚血瘀型

临床辨证：多见于素体亏虚或气血耗伤严重者，辨证要点为面色苍白或萎黄，唇爪淡白，少气懒言，全身疲倦乏力，声音低沉，动则气短，易出汗，头晕心悸，食欲不振，虚热，自汗，舌淡而胖，舌边有齿痕，脉弱等。

治则：补益气血，化瘀止痛。

处方组成：细辛 5g，黄芪 60g，当归 20g，制草乌 10g，广藿香 30g，制川乌 10g，怀牛膝 15g，鸡血藤 15g，桂枝 10g，威灵仙 15g，丁香 15g，川芎 10g，桃仁 10g，红花 10g。

（3）关节熏洗包

关节熏洗包适用于膝痹病、肩周炎等。

①寒湿痹阻型

临床辨证：膝关节重着疼痛，腰膝酸软无力，遇冷加剧，得温则减，舌质淡，苔白腻，脉沉或沉细。

治则：温阳散寒，除湿通络。

处方组成：红花 10g，土鳖虫 10g，地龙 10g，独活 10g，川芎 10g，白芥子 10g，牛膝 10g，徐长卿 10g，五加皮 10g，鸡血藤 30g，丁香 15g，杜仲 10g，淫羊藿 10g。

②痰瘀交阻型

临床辨证：膝关节肿胀肥大，活动受限，局部疼痛如刺，痿弱少力，头晕目眩，心悸气短，面上少华，舌胖质淡，或有瘀斑，苔薄或薄腻，脉滑或沉涩。

治则：补益肝肾，破血除痹。

处方组成：熟地黄 10g，枸杞子 10g，红花 10g，土鳖虫 10g，地龙 10g，独活 10g，川芎 10g，白芥子 10g，牛膝 10g，徐长卿 10g，五加皮 10g，鸡血藤 30g，莪术 10g，三棱 10g。

8. 温筋通络子母袋

（1）组成与制作：组成同前述"伸筋散"。药物共研成粗末分装成袋，每袋 30g，装入小袋内封好，为"子袋"，十个"子袋"分别装入长条形"弹夹式"母袋内，此为子母袋。

（2）适应证：主要适用于膝肿等寒湿为主的疾病，症状以酸痛为主，受寒冷潮湿等外界刺激，症状可加重。

（3）用法与用量：用电蒸锅加热后使用，根据病情可以选择半环膝敷或全环膝敷。寒偏重者，将自制活血外用药酒浸湿纱布外敷，再外敷子母袋，双重药性进行热湿敷。每日 2 次，每次 10~15 分钟。

9. 五虎膏

（1）组成与制作：五虎膏方药组成为生天南星、生草乌、生川乌、木鳖子、荜茇等，共研细末，蜂蜜调匀，做成直径约 3cm、厚约 0.2cm 的药饼，密封包装保存。

（2）适应证：五虎膏具有舒筋活络、解痉止痛的功效，主治本虚标实，虚瘀相夹的脊柱关节病。

（3）用法与用量：使用时以痛为腧，在痛点外敷，然后用胶布封贴，以舒筋活络，解痉止痛。2~3 天换药 1 次，5 次为 1 个疗程。

（4）禁忌证：皮肤软组织破损、对所含中药成分过敏者禁用。局部皮肤疾病、皮肤过敏反应者慎用。

二、内服用物

1. 颈康合剂

（1）功用：补益肾精，强筋壮骨，调和气血。

（2）主治：颈椎病。

（3）服法：每日 1 剂，煎服 2 次。

（4）药方：熟地黄，骨碎补，肉苁蓉，淫羊藿，鹿衔草，鸡血藤，当归等。

2. 加减葛根汤

（1）功用：舒筋活络，温通经脉。

（2）主治：颈椎病（急性期）。

（3）服法：每日 1 剂，煎服 2 次。

（4）药方：生葛根 15g，丹参 15g，威灵仙 15g，徐长卿 15g，狗脊 20g，鸡血藤 20g，淫羊藿 15g，补骨脂 15g，鸡内金 10g，白术 10g，川芎 10g，陈皮

8g，甘草 10g。

3. 通络治痹汤

（1）功用：祛风除湿，化瘀通络。

（2）主治：骨性关节炎（急性期）。

（3）服法：每日 1 剂，煎服 2 次。

（4）药方：红花 10g，土鳖虫 10g，地龙 10g，独活 10g，川芎 10g，白芥子 10g，牛膝 10g，徐长卿 10g，五加皮 10g，鸡血藤 30g。

4. 理伤片

（1）功用：理气行血，通经活络，消肿止痛。

（2）主治：跌打损伤及关节脱位整复后的肿胀疼痛，以及运动功能障碍。

（3）服法：片剂每次服 6g，每天 1~3 次。急性期每天 3 次，肿胀减退后每天 1~2 次。如用煎剂，每天 1 剂。

（4）药方：当归 10g，生地黄 15g，桃仁 10g，乳香 8g，川芎 5g，白芍 10g，制川乌 5g，紫苏木 10g，延胡索 15g，姜黄 8g，桂枝 6g，牛膝 10g，制香附 10g，甘草 6g。

5. 复元散

（1）功用：平补气血，理气活血。

（2）主治：伤重或伤痛持久不愈。

（3）服法：每天 1 剂，也可与理伤片合而为丸。

（4）药方：党参 15g，白术 10g，茯苓 10g，甘草 5g，熟地黄 15g，砂仁（后下）3g。

6. 舒筋片

（1）功用：祛风寒，通经络。

（2）主治：伤后复感风寒，四肢腰背酸痛，关节屈伸不利。

（3）服法：每天 1 剂，可与理伤片同服。

（4）药方：葛根 10g，白芷 5g，防风 5g，熟附子 5g，秦艽 6g，桂枝 5g，萆薢 10g，羌活 15g，独活 15g，红花 6g。

7. 正骨丹

（1）功用：补肝肾，壮筋续骨，利气血，消肿止痛。

（2）主治：各种骨折。

（3）服法：将熟地黄、制川乌、紫苏木、牛膝 4 味药煎熬去渣取汁，其余药物共研末，然后拌和为丸，辰砂为衣，每次服 6g，每天 1~2 次。

（4）药方：三七 5g，䗪虫 10g，当归 10g，川芎 6g，煅自然铜 10g，川续断 10g，党参 12g，茯苓 10g，白芍 10g，熟地黄 15g，甘草 5g，白术 10g，陈皮 5g，制川乌 6g，丁香 5g，儿茶 5g，血竭 5g，杜仲 10g，紫苏木 10g，牛膝 10g。

8. 活血消肿方

（1）功用：活血行气，消肿止痛。

（2）主治：外伤初期（伤后 1~2 周），症见局部瘀肿变形，固定刺痛，拒按，活动障碍，皮色紫暗，舌暗红，脉弦涩。

（3）服法：水煎服，每日 1 剂。

（4）药方：当归，三七，川牛膝，金银花，茯苓皮，桃仁等。体壮者去三七，加红花；发热者重用金银花，加蒲公英；纳差者加陈皮、红曲米、砂仁；便秘者加厚朴、麻仁、生大黄等。

9. 骨刺宁冲剂

（1）功用：温筋活血，理伤镇痛。

（2）主治：骨关节退行性改变等所致疼痛。

（3）服法：将药液浓缩成颗粒，分装成 15g 为 1 包，每日早、晚各服 1 包。10 天为 1 个疗程。

（4）药方：生葛根 15g，威灵仙 18g，徐长卿 9g，鸡血藤 22g，天仙藤 18g，淫羊藿 18g，土鳖虫 8g，补骨脂 18g，炙甘草 8g，糖 22g。

10. 腰痛一方

（1）功用：活血通经，理伤镇痛。

（2）主治：急性腰痛。

（3）服法：水煎服，每日 1 剂。

（4）药方：当归，桃仁，红花，鸡血藤，川芎，土鳖虫，丹参，徐长卿，香附，狗脊，茯苓，白芍，鸡内金，生甘草等。

11. 腰痛二方

（1）功用：补益肝肾，强壮筋骨。

（2）主治：慢性腰痛。

（3）服法：水煎服，每日 1 剂。

（4）药方：桑寄生，独活，续断，牛膝，黄芪，补骨脂，淫羊藿，威灵仙，狗脊，茯苓，鸡内金，陈皮、炙甘草等。

12. 理筋丸

（1）功用：理气活血，通筋活络，消肿止痛。

（2）主治：股骨头坏死之"骨蚀"早期，髋部僵痛，活动不适，证属气滞血瘀者。

（3）服法：每日1剂，煎服2次。

（4）药方：川芎2g，醋延胡索6g，醋香附4g，醋乳香4g，当归4g，生地黄6g，炒白芍4g，牛膝6g，姜黄4g，炒桑枝6g，制川乌1g，五加皮4g，茯苓6g，炒白术6g，砂仁1g，海马1g。

13. 壮筋丸

（1）功用：补益肝肾，舒筋通络。

（2）主治：股骨头坏死之"骨蚀"中后期，筋骨萎弱失用，证属肝肾亏损者。

（3）服法：每日1剂，煎服2次。

（4）药方：熟地黄2g，酒山茱萸2g，桑寄生2g，盐杜仲2g，盐补骨脂2g，枸杞子2g，牛膝3g，茯苓2g，党参3g，炒白术2g，山药3g，川芎2g，当归3g，炒白芍2g，炒桑枝3g，络石藤3g，醋延胡索2g，木香1g，陈皮1g，甘草1g，海马1g。

14. 愈伤丸

（1）功用：理气豁痰，消肿止痛。

（2）主治：股骨头坏死之"骨蚀"，关节肿大，久痹不愈，甚至强直畸形，证属痰瘀阻络者。

（3）服法：每日1剂，煎服2次。

（4）药方：当归3g，土鳖虫2g，制乳香2g，制没药2g，骨碎补3g，丹参2g，桃仁2g，红花2g，郁金2g，降香1g，炒芥子2g，焦稻芽3g，焦麦芽3g，旋覆花2g，醋延胡索3g，炒青皮2g，茯苓3g，海马1g。

15. 通筋丸

（1）功用：祛风除湿，散寒止痛，通调气血。

（2）主治：股骨头坏死之"骨蚀"，髋部冷痛，痛处不移，肢体发冷，得热痛减，入夜痛甚，证属寒湿痹阻者。

（3）服法：每日1剂，煎服2次。

（4）药方：羌活2g，独活2g，制草乌1g，威灵仙2g，五加皮2g，防己2g，木瓜2g，醋延胡索3g，炒川楝子2g，炒桑枝3g，络石藤3g，防风2g，秦艽2g，黄芪3g，炒白术2g，当归2g，牡丹皮2g，牛膝3g，肉桂1g，甘草1g，赤芍2g，海马1g。

16. 攻下逐瘀方

（1）功用：活血化瘀，通腑导滞。

（2）主治：胸腰椎骨折早期，瘀血内积，腑气不通之腹胀、腹痛、便秘者。

（3）服法：每日 1 剂，煎服 2 次。

（4）药方：当归 9g，生地黄 9g，乳香 3g，没药 3g，紫苏木 6g，川芎 6g，赤芍 6g，川牛膝 9g，延胡索 9g，桃仁 12g，枳壳 6g，厚朴 6g，槟榔 6g，香附 6g，陈皮 6g。高龄患者，加火麻仁 9g，芒硝 6g（冲服）；合并习惯性便秘者，加玄参 12g、麦冬 6g；青壮年患者，加大黄 12g、芒硝 9g（冲服），枳壳改为枳实 12g。

17. 清热逐瘀方

（1）功用：活血化瘀，通腹泄热。

（2）主治：胸腰椎骨折早期，瘀血内积，郁而生热之腹胀、腹痛、便秘伴发热、口干、烦躁者。

（3）服法：每日 1 剂，煎服 2 次。

（4）药方：柴胡 9g，黄芩 6g，牡丹皮 9g，麦冬 6g，桃仁 12g，当归 9g，生地黄 9g，川芎 6g，赤芍 6g，紫苏木 6g，川牛膝 9g，醋延胡索 9g，桂枝 6g，半夏 6g，枳实 9g，生姜 9g，大枣 12 枚，甘草 9g 等。

18. 除湿肩痛汤

（1）功用：祛风除湿，通痹止痛。

（2）主治：肩周炎之湿热痹阻证。

（3）服法：每日 1 剂，煎服 2 次。

（4）药方：苍术 6g，白术 5g，茯苓 5g，羌活 5g，陈皮 3g，竹沥 30g。

第五节　功能锻炼

刘氏骨伤很早就认识到功能锻炼的重要性，中医学先贤指出"精神不运则愚，血脉不运则病""形不动则精不流，精不流则气滞""流水不腐，户枢不蠹""生命在于运动"，这些都指明了运动的重要性。因此，患者在治疗和康复的过程中，应该积极地进行功能锻炼，尽快消除损伤带来的各种功能障碍。

一、意义

刘氏骨伤先贤很早就发现临床上许多患者，尽管治疗当时效果很好，但因为没有进行有效功能锻炼或者锻炼方法不恰当，推迟了功能恢复的时间，甚至留有后遗症。刘氏骨伤先贤指出，凡骨折、脱位、软组织损伤，一般通过治疗都能愈合。不少人以为愈合之时，就是治疗结束之日。既然伤痛已经消除了，是不是就可以像受伤前一样活动了呢？回答是否。

以骨折为例，其愈合仅仅是骨骼两断端的连接，并不意味着肢体功能的恢复。骨折的治疗周期比较长，长时间卧床治疗，加上夹板固定，使骨折邻近部位的肌肉、关节长期得不到活动，极大地影响了局部血液和淋巴循环，导致骨质疏松，关节周围的软组织发生粘连、挛缩，出现肌肉失用性萎缩、关节僵硬强直、肢体弯曲、无力等功能障碍。这时如果得不到正确及时的功能锻炼，肢体功能就不能恢复，可能会导致永久性残疾。

治疗的最终目标，是使损伤部位可能地、尽快地康复。而治疗的各项措施也都是围绕这个目标进行的，无论是手法治疗，还是药物治疗，都只是完成了初步的治疗工作，即使骨折愈合，距受伤肢体功能恢复还相差甚远，要想尽快地康复，就必须及时进行功能锻炼。"三分治疗，七分锻炼"，强调功能锻炼的作用。功能锻炼的意义如下。

（一）加快肿胀消退，防止关节粘连和僵硬

受伤后，损伤处的软组织都有不同程度的紊乱，使得血液和淋巴液流动受阻，出现肿胀。肿胀若不及时消除，会导致相应的软组织粘连，甚至变硬。这种粘连可发生在肌肉与肌腱内、肌腱与滑膜间以及关节内，可影响肌肉、关节的活动功能。进行功能锻炼，可以加快血液和淋巴液的流动，促进瘀血吸收，肿胀消退，减少关节液渗出。从而防止了因关节本身及软组织粘连所造成的关节僵硬。

（二）促进骨折愈合

功能锻炼中，肌肉的反复舒展收缩活动，可以使骨折的纵向挤压力加强，骨折缝隙变小，骨折处更为稳定。同时肌肉的反复舒缩活动可增加局部的血液循环，从而改善患处的营养，增强骨骼的恢复能力，促进骨折愈合。功能锻炼还可以纠正微小的骨折移位，有利于骨折愈合。

（三）促进血液循环，预防血栓形成

下肢骨折患者长期卧床，肌体缺少运动，血液循环会变慢，使得机体组织的新陈代谢降低，损伤的愈合过程延长。由于创伤损伤血管，血液在受损的血管内缓慢流动时容易形成凝块，称为"血栓"。小的血栓可自行溶解，如果血栓较大，从血管壁脱落下来，进入全身循环，可能会引起心、脑、肺等重要器官

梗死，严重的会造成患者猝死。

（四）减少并发症

经常功能锻炼，可以防止骨骼、关节、肌肉方面的并发症，如骨质疏松、骨折迟缓愈合、关节粘连、关节囊挛缩、关节僵直及肌肉萎缩等。

总之，在治疗与康复过程中，应该说服患者及时进行功能锻炼，并给予具体的功能锻炼指导，取得最佳的治疗效果。

二、方法

那么，怎样进行功能锻炼呢？首先，要明确功能锻炼的目的。功能锻炼是为了恢复人体骨骼、关节、肌肉等固有功能，防止疼痛引起关节挛缩、韧带短缩、肌肉僵硬、滑膜粘连等不利于活动的各种改变。即使患处周围已有血肿、水肿、机化，通过功能锻炼也可以促进血肿的吸收，水肿的消散，使瘢痕松弛、软化，尽可能消除各种影响活动的障碍。所以，功能锻炼应尽早开始。

其次，要牢记功能锻炼的原则。功能锻炼强调自主性锻炼，要反复不间断地进行，循序渐进，耐心细致。活动范围要由小到大，速度要由慢到快，次数要由少到多，切不可采取粗暴的、被动性活动。锻炼时以损伤部位不发生疼痛、肿胀为原则。

再次，要掌握功能锻炼的要求。功能锻炼要注意以下几个方面。

（一）功能锻炼要因人因时而异

功能锻炼要得到满意的效果，在治疗和恢复的各个不同阶段，特别是关节部位的锻炼过程中，要因人因时而异。临床上经常遇到患者在功能锻炼过程中，因未掌握正确的锻炼方法，所以没有取得好的效果。下面介绍功能锻炼的几个要点。

1. 充分发挥患者的主观能动性

首先要使患者明确功能锻炼的重要性，知道功能锻炼会给自己带来的好处，从而增强锻炼的信心。同时也要让患者明白，功能的恢复不可能一蹴而就，要持之以恒。因此，医生要认真详细地示范指导正确、具体的锻炼方法，才能取得预期的效果。

2. 关节不同性质的功能障碍要区别对待

（1）保护性（护痛性）强直：自主活动受限，这是因怕痛而出现的假象。

应当缓解患者的紧张情绪，帮助患肢活动时，其范围可超过自主活动的幅度，鼓励患者做超过自主活动幅度的锻炼。

（2）粘连性强直：损伤关节周围因气血瘀滞，限制了关节的活动，所以在强调自主锻炼的同时，可适当做被动活动。

（3）嵌阻性强直：因关节间的小骨片或骨折端未能正确复位或增生组织阻碍，出现关节嵌阻性强直。应该做被动和自主相结合的功能锻炼活动，以期重新塑造。必要时手术治疗。

3. 注意事项

被动活动是为了帮助患者，在无法通过自主活动，解决关节僵硬问题时采取的措施。但帮助者无法准确把握恰到好处的活动幅度，因而，患者的自主活动是恢复关节功能最主要的途径。

（1）自主活动：从患肢自主的能动度开始活动，凡骨折固定以外的关节和解除固定后有粘连的关节，都应积极自主活动，如患肢无力，可用健肢协助，逐步达到足够的肌力，下肢骨折患者要待患肢能够维持关节稳定时再下地单独活动。

（2）被动活动：帮助患肢做超限制的活动，其范围以患者感觉略有酸痛为度，对严重的关节粘连，经多次轻的被动活动进展不明显者，可做1~2次较强手法，但首先要查明患者的全身健康情况，情况良好者方能进行。操作时助手稳住近端，医生帮助患者做很自然的屈伸，在肌肉放松后，有分寸地加大力度屈曲或伸展，不超过限制度数的一半。如感到有较强的僵硬阻力，不宜勉强，但应保持10~30秒，逐步放松，再做自然屈伸3~5次后结束。这种强手法不宜反复多做，对于年老体弱或有高血压、心脏病的患者要慎用或忌用。

（二）功能锻炼要适度进行

所谓适度，可以从活动时的感觉和活动后的反应来掌握。活动时的感觉，开始时稍有酸痛感，结束时呼吸平顺，或经2~3个深呼吸即平顺，稍有疲乏感，就是适度。活动后如果当晚稍有酸胀感，第二天酸胀感消失，关节活动范围照旧或可稍有扩大，属适度，可以照旧或者略微增加活动量，包括增加活动的幅度和时间；如果当晚局部胀痛明显，甚至不能入睡，第二天肿痛不减，关节活动范围应不变或缩小，这是过度，应减少活动量，但不能就此完全停止。

也可以通过测量来确定功能锻炼是否适度。根据X线摄片或用角尺测量屈伸的幅度，并定期复测，观察效果，并与健侧对比。但要分清患肢受伤前是否已有某种功能障碍，如老年人的退变，就不能与正常数值同等比较。

还可以根据病情需要及家庭情况，确定锻炼指标，做好记录，便于观察比较，并根据变化情况逐步修改。

功能锻炼主要是自主活动，要静下心来，全身放松，不能站立者可以取端坐或平卧位进行，可以勉强站立者，应注意安全，可以扶靠树干或桌椅。

所定的指标，应在医生的指导下，根据年龄、体质、伤势轻重、发病时间长短等不同情况，酌情修改，灵活运用。

1. 每天次数

急性肿胀期，即伤后 1~3 天，开始时每天 1~2 次，逐步增加到早中晚 3 次，或其他间隙时间进行。待肿胀消退后，即伤后 4~10 天，每天 4~6 次。

2. 每次时间

开始时间稍短，逐步增加，每次 3~5 分钟，后逐渐增加至 10 分钟。可根据患者的精神和体力，以活动后感到稍有疲劳为度。

3. 动作的速度

随着呼吸、心跳，有节奏地进行，犹如慢长跑。

4. 活动方向

骨折患者有屈曲受限者，也有伸展受限者，还有屈曲、伸展均受限者。针对关节活动受限的方向，略施重力地推拉、挤压，每一个动作保持 2~3 秒，重复几次。

5. 关节为主

四肢和脊柱活动障碍，主要在关节，故锻炼重点在关节，夹板固定期间，固定以外的关节就可以开始活动。

（三）不同部位的不同锻炼方法

1. 头颈部

取站立或端坐位，上身不动，头竖直，用双手抱头或一手按颈，一手按头顶，然后连续做前俯后仰，左右侧倾、旋转，着重受伤的一侧，逐渐增加活动幅度，每天 3~4 次，每次 3~5 分钟。

2. 背腰部

以下方法，主要适用于脊柱压缩骨折的卧床期，也可以作为保健性的背腰肌锻炼。

（1）挺胸：仰卧位，两腿平伸，两臂靠床，屈肘，两手掌贴胸，肩臂用力，使胸廓挺起，稍停片刻放平，再挺起，如此重复 30~50 次。

（2）挺腰：仰卧位，两腿、两臂平伸，头肩肘一起用力，腰挺起放下，重复 30~50 次。

（3）抬腰：仰卧位，两腿屈膝，脚跟踏实，两上臂靠床，两臂、两脚和臀部一起用力，将腰部抬起，似环洞桥，稍停片刻放平，再抬高，抬起的高度随患者实际能动的幅度，做 30~50 次。

（4）摇股：仰卧位，屈膝，两手伸直靠床，臀部用力使骨盆的一侧向下倾斜，还原，再向另一侧倾斜，一上一下，左右交替，重复 30~50 次。

（5）松腰：对于急性腰痛能缓慢起床站立者，或年老体弱腰部功能减退者，下床后两手撑腰，拇指在前，其余四指在后，稳住腰骶关节，或两手扶住床架，做腰臀部前后左右摆动，并在能忍受的情况下，缓慢行走。但对于虽能起立，但腰部僵硬不灵活者，可两脚分开，膝关节伸直立稳，两手叉腰，上半身做前弯、后伸、侧屈、旋转活动。每一个动作 10~20 次。

3. 肩关节

（1）握绳悬吊：门框上系一条绳索，垂直的下端比肩稍高，打一绳结，握持绳结，两腿下蹲，至肩部稍有酸痛感为度，停留片刻，两腿起立，再下蹲，如此重复 30~50 次。

（2）手指"爬墙"：站立位，患者两脚分开，身体与墙距离 30cm，患侧手指贴墙，手指向上爬，或用健侧手指帮助抬起，直到稍有酸痛感为止，用健侧手指在患侧酸痛处揉擦，稍缓解后放下，再爬，再揉，如此重复 10~20 次。

（3）前后摆动：患者两脚分开站立，两手交替前后摆动。

（4）左右环转：站立位，两脚分开，一手叉腰，患臂握拳做肩关节环转动作，先由前向后，再由后向前。

4. 肘关节

将能够自主活动的受伤上肢，做屈曲、伸展活动，以及顺向、逆向的旋转活动。如果不能自主活动，就用健手握住患肢的手腕做被动伸展和旋转活动。活动的幅度和次数量力而为，逐步增加。

5. 腕指关节

患侧手握拳，摇转，将五指用力张开，随即用力握拳，放松再握拳，反复多次。腕关节做屈伸动作。前臂做旋前、旋后动作。

6. 髋关节

①仰卧位，脚伸直，逐渐抬高，直至极限，慢慢放下，再抬高放下，反复多次。

②用手抱单膝或双膝，做屈髋动作 1~2 个呼吸，放松，再屈髋至极限，再放松，重复 30~50 次。

7.膝、踝关节

①取站立位，两手扶床、桌、椅，全身下蹲，直到不能下蹲为止，稍停片刻后起立，如此反复多次。

②患肢向前跨开一步，两手按膝，上身蹲下，膝向前倾，脚跟不离地，使膝关节和踝关节的活动范围增大，反复多次。

③端坐位，取直径 7cm 以上的竹筒或圆木棍，患脚踏在圆筒上前后滚动。尽量齐脚跟，退回，再齐脚跟。

第三章

刘氏骨伤 临床经验

第一节　上肢骨折

一、锁骨骨折

锁骨骨折一般因跌倒时肩部着地等间接暴力外伤引起，少数患者为暴力直接击打伤。锁骨中 1/3 与外 1/3 交界处是最薄弱部位，骨折多发生在此处，受胸锁乳突肌收缩影响，近折端向后上移位，远折端向前下移位，局部隆起，压痛，肩胛向患侧倾斜。锁骨位置表浅，少数患者骨折端会刺破皮肤。

（一）病因病机

锁骨骨折多因肩侧或手掌受力，外力通过肩锁关节传递到锁骨，以短斜骨折居多。锁骨中 1/3 与外 1/3 交界处骨折时，由于胸锁乳突肌牵引，骨折近端向后、向上移位，由于上肢重力和三角肌牵引，骨折远端向前、向下移位。直接暴力主要导致横断或粉碎性骨折，临床上较少见。当骨折端严重移位时，可能会损伤臂丛神经和锁骨下动脉、静脉。幼儿锁骨骨折多为青枝骨折，骨折端常向上倾斜。

（二）中医证候分类

1. 血瘀气滞证

伤后 2 周以内。经络受损，血溢脉外，瘀于浅筋膜，阻塞气血，导致血瘀气滞。症见局部瘀肿变形，固定刺痛，拒按，活动障碍，皮色紫暗，舌暗红，苔薄白，脉弦涩。

2. 瘀血凝滞证

伤后 2~4 周。经络血凝气滞，肿痛尚未尽除，断骨已正（接），骨折未愈。症见伤处疼痛，肩部肿胀、隐痛，关节活动障碍，舌红或有瘀点，苔白，脉弦或涩。

3. 肝肾不足证

伤后 4 周以上。断骨未坚，筋脉疲软。症见肩部及上臂筋骨萎缩，关节屈伸不利，甚至出现头晕耳鸣，腰膝酸软，两目干涩，视物模糊，五心烦热，遗精盗汗，舌红苔薄，脉细数。

（三）治疗原则

锁骨骨折不必强求解剖复位，锁骨骨折即使畸形愈合，对功能无明显影响，故一般不强调反复、多次整复或者手术治疗。但对于严重重叠、短缩的锁骨骨折患者，骨折畸形愈合后，肩部负重会引起疼痛不适，可选择手术治疗。

（四）刘氏骨伤经验

儿童因无法自行表述，常有漏诊。常有儿童家长见小孩的手臂不敢动，拥抱则哭，或用两手掌放在患儿两侧腋下，用力拥抱托起，见呼痛或哭以为是手伤，于是前来就诊，特别是肥胖的小孩，如果无明显移位成角，外观表现并不明显，故儿童家长说不清原因，往往称是手或臂痛，常误认为是"小儿牵曳肘"。

锁骨处的皮肤肌肉较薄，骨折后易被骨折端刺破，须清洁创口，用消毒纱布遮盖，很快就能愈合。锁骨骨折极少发生感染，影响连接。

"8"字形石膏绷带扩胸位固定或者单用绷带固定的方法，无法持续提供骨折断端撑开的力量，一经放手，断端又将重叠，且骨折隆凸处未加压力，所以隆凸处不能压平。因此绑扎后，坐立时紧度尚可，但仰卧时复位有部分丢失，有待改进。

（五）治疗方案

1. 骨折整复

一般用扳肩挺胸法，患者坐位，挺胸抬头，双手叉腰，施术者将膝部顶住患者背部正中，双手握其两肩外侧向背部徐徐牵引，使之挺胸伸肩，将骨折断端的重叠拉开，可用按捺手法将隆凸压平，此时骨折移位即可改善，如仍有侧方移位，可用按捺手法纠正。

2. 固定

可采用纸质铅丝夹板加压垫"肩腰松紧带"固定。同时用棉垫保护腋窝内神经血管。如患者有手或前臂麻木感，桡动脉搏动不能触及，表明布带包扎过紧，应适当放松至解除症状为止。每周重新固定 1 次，4~6 周后，骨折断端趋于稳定。

3. 药物治疗

（1）外治疗法：外固定治疗期间，在包扎固定时外敷自制消肿膏；解除夹板外固定后以和伤散外用熏洗治疗。

（2）内服

①初期宜活血行气，消肿止痛，可内服活血消肿方加减。体壮者去三七，加红花；发热者重用金银花，加蒲公英；纳差者加陈皮、红曲米、砂仁；便秘者加厚朴、火麻仁、生大黄。

②中期宜接骨续筋，和营生新，内服可选用续骨活血汤加减。舌红少苔者加沙参、麦冬；纳差气短者加党参、黄芪、白术；便秘者加火麻仁、玄参。

③后期宜补益肝肾，养血舒筋，可内服当归、川芎、生地黄、续断、牡丹皮、杜仲等。高龄患者酌加枸杞子、淫羊藿等。儿童患者骨折愈合迅速，如无兼症，后期不必用药。

4. 康复治疗

初期手指、腕、肘关节做屈伸活动或用力握拳活动，中期逐渐练习肩部功能活动，后期拆除外固定后可做肩关节各方向活动。

骨折整复前行"三指按摩法"5分钟，轻按擦法，缓解肌肉紧张，减少疼痛。固定期间隔天行摩擦法缓解肩关节僵硬，提高局部组织修复能力。外固定解除后，做点压法促进肩关节功能恢复。

（六）典型医案

孙某，男，11岁，学生。

【初诊时间】2021年9月30日。

【主诉】摔伤致左肩肿痛，活动受限5小时。

【病史】患者入院5小时前骑自行车时不慎摔伤，左肩着地受伤，致左肩部疼痛，抬肩活动时疼痛明显。无昏迷、无头痛、无头晕、无恶心呕吐、无胸腹部疼痛。

【查体】左肩前方瘀肿变形，皮色紫暗，锁骨中部可触及骨性突起，局部压痛，痛处拒按，左肩外展、抬举活动障碍，舌质暗红，苔薄白，脉弦数。

【辅助检查】X线检查可见左侧锁骨中段骨折，断端嵌插移位（图3-1）。

【中医诊断】锁骨骨折（血瘀气滞证）。

【西医诊断】左侧锁骨骨折。

【治则】接骨续筋，活血消肿。

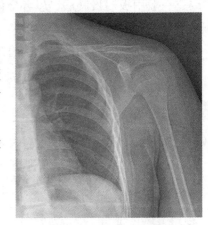

图3-1 初诊时左侧锁骨骨折 X线片

【治法】

（1）外治疗法：①手法整复，用扳肩挺胸法整复骨折。②用消肿膏在骨折处贴敷。③纸质铅丝夹板加压垫"肩腰松紧带"固定。

（2）内服处方：当归6g，三七6g，川牛膝6g，金银花6g，茯苓皮6g，桃仁6g。

（3）嘱患者注意患肢肿胀及末梢血运情况。

【二诊时间】2021年10月10日。

【查体】左肩肿痛明显减轻。局部轻压痛，左肩外展活动不利，皮色紫暗，舌暗红，脉弦。

【辅助检查】X线检查可见左侧锁骨中段骨折，断端稍移位（图3-2）。

【治则】接骨续筋，活血消肿。

【治法】

（1）外治疗法：①骨折处更换消肿膏。②调整纸质铅丝夹板加压垫"肩腰松紧带"固定。

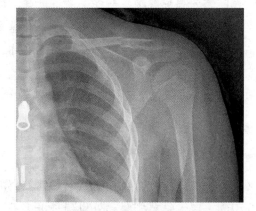

图3-2　二诊时左侧锁骨骨折X线片

（2）内服处方：当归6g，三七6g，川牛膝6g，金银花6g，茯苓皮6g，桃仁6g。

（3）指导患者锻炼患肢肘部、腕部功能。

【三诊时间】2021年11月6日。

【查体】左肩肿胀不明显，骨折端无压痛，左肩外展活动不利，舌质淡红，苔薄白，脉沉细。

【辅助检查】X线检查可见左侧锁骨中段骨折，断端骨痂形成（图3-3）。

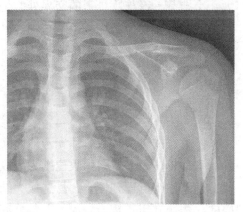

图3-3　三诊时左侧锁骨骨折X线片

【治法】拆除夹板和绑带，医生用"三指按摩法"中的点压法按摩治疗，缓解肢体酸胀和关节强直，松解局部肌肉粘连，促进肩关节功能恢复。

【编者按】锁骨骨折是一种常见的骨折，通常由跌倒、撞击或运动损伤引起。锁骨骨折的诊断通常基于临床表现和影像学检查。患者通常会出现局部疼痛、肿胀以及肩关节活动受限等症状。影像学检查包括X线片和CT扫描，可以了解骨折类型、移位程度以及周围组织损伤情况。对于移位明显、不稳定或伴有神经血管损伤的锁骨骨折，通常需要手术治疗。大多数移位和无移位的锁骨骨折，均可以采用非手术治疗方法，预后良好。其中，外固定是一种常用的非手术治疗方法，可以使用"8"字形石膏绷带或支具等外固定器材将骨折部位固定。从手法复位及外固定原理来看，治疗期间应指导患者在日间尽可能保持"昂首挺胸"姿势，夜间保持仰卧位，有利于保持骨折对位。此外，也可以使用内服药物来缓解疼痛和促进骨折愈合。同时患者需要在医生指导下进行康复训练。总之，治疗锁骨骨折需综合考虑多个方面因素，包括紧急处理、诊断明确、手术治疗和非手术治疗、功能锻炼、定期复查、心理支持等。在医生的指导下，积极配合治疗和康复计划，患者通常可以取得良好的治疗效果。同时，家属也需要给予患者关心和支持，帮助他们顺利度过治疗期。

二、肱骨近端骨折

肱骨近端骨折占所有骨折的 5% 左右，多因直接外力或极度外展等间接暴力引起，以大结节撕脱和外科颈骨折多见。肱骨外科颈位于解剖颈下方，相当于大、小结节下缘与肱骨干的交界处，是松质骨和密质骨的交界处，也是应力上的薄弱点，易发生骨折。因臂丛神经、腋动脉、腋静脉经过腋窝，若肱骨近端骨折移位明显，可合并神经血管损伤。骨折移位严重的肱骨外科颈骨折 60 岁以上老年人群多见，女性发病率高。

（一）病因病机

多因跌倒时手掌或肘部先着地，间接传达暴力引起，若上臂在外展位则为外展型骨折，若上臂在内收位则为内收型骨折。若经受直接暴力击打肩部外侧或肩部着地跌倒遭到撞击，易造成大结节骨裂与外科颈骨折，多无移位。若经受间接传达暴力，暴力较小或上臂外展内收不明显，断端互相嵌插，易形成嵌插骨折。若外展位经受传达暴力，易造成骨折断端外侧嵌插而内侧分离，骨折远端向内侧移位，并常伴有肱骨大结节撕脱骨折。若内收位经受传达暴力，易造成骨折断端外侧分离而内侧嵌插，向外侧突起成角。若外展位经受外旋传达暴力，暴力继续作用于肱骨头，可引起肱骨头前下方脱位，关节面向内下，骨折面向外上，位于远端的内侧，临床较少见，若处理不当，常容易造成患肢严重功能障碍。

（二）中医证候

1. 血瘀气滞证

伤后1~2周。血离经脉，瘀积不散，气血不得宣通。症见局部瘀肿变形，固定刺痛，拒按，活动障碍，皮色紫暗，舌暗红，脉弦涩。

2. 瘀血凝滞证

伤后3~4周。瘀血未尽，筋骨未复。症见肩及上臂肿胀、隐痛，关节开始僵硬，关节活动障碍，舌暗红，脉弦或涩。

3. 肝肾不足证

受伤5周以后。骨折后期。症见肩及上臂筋骨萎缩，关节屈伸不利，舌淡红，脉沉细。

（三）治疗原则

大部分肱骨近端骨折都可以采用保守治疗，没有移位或者移位较小且能维持稳定的骨折通常采取非手术治疗。轻度的成角并不会出现严重的功能缺失，老年身体条件较差的患者比年轻患者更易接受肩关节功能缺失。对于大部分老年体质较弱、对肩关节功能要求不高、骨质较为疏松的患者，首选非手术治疗。复位后能维持稳定的肱骨近端骨折宜采用非手术治疗。是否需要手术治疗取决于患者全身和肩关节局部损伤情况，包括骨折的类型和稳定性、骨质疏松情况、年龄、基础疾病、对肩关节功能的要求等。复位后不稳定、对位不佳的骨折患者应采取手术治疗。手术治疗的目的是给予骨折良好的复位并固定，以便早期活动肩关节，尽可能恢复肩关节功能，手术治疗的方式根据骨折的类型可采取切开复位内固定或关节置换等。

（四）刘氏骨伤经验

对于骨折伴局部严重肿胀，整复难度较大者，先敷消肿膏，待2~3天肿胀消退后再进行整复。对于肱骨大结节骨折合并肩关节脱位者，先处理肩关节脱位，待肩关节复位成功，大结节多可自行复位，予颈腕带悬吊2~3周。对于肱骨近端骨折移位明显者，手法整复不易成功，即使当时复位，一经放手，又复移位。故应根据移位程度，以超关节的纸质铅丝夹板，在患肢取合适的外展位角度固定。2~3天复查，如复位效果满意，可继续固定2~3周，否则立刻手术治疗。

手法复位失败，不必反复强求复位，如患者有诉求，可以手术治疗。该部位骨折畸形愈合，后期对功能影响不大，多能被患者接受。肱骨近端骨折伴肱骨头脱位，一般肱骨头移向盂下，远断端向前上方移位，复位困难，骨折畸形愈合将遗留严重肩关节外展高举功能障碍。

患者整复固定后，仰卧时，为防止重力和肌肉牵拉引起复位丢失，需在患肢肘部放置软垫，其高度和肩平齐。为防止关节粘连，可每隔5~7天调整绑扎，将患肢紧靠胸廓，医生一手握住肘部，另一手进行按擦。指导患者在不痛时，用健手帮助患肢做前后摆动，每天3~4次，每次3~5分钟。由于患肢下垂的重力常导致肩关节间隙增宽，犹如肩关节脱位，X线摄片提示肩关节半脱位，故在夹板固定期间，用颈腕带悬吊患肢。

儿童肱骨骨骺分离，手法复位较困难，可任其畸形愈合，愈后向前成角处会明显增粗，功能较健侧略差。

关节僵硬、神经血管损伤、肱骨头缺血坏死、畸形愈合与不愈合、创伤性关节炎是肱骨近端骨折的常见并发症。保守治疗后患者肩关节功能与手术治疗后肩关节功能相当。对于严重的肱骨近端骨折，需要根据患者的骨折类型及身体状况制定最适合的治疗方案。

（五）治疗方案

1.骨折整复

（1）外展型骨折：患者取坐位或平卧"骨折整复床"，患肢外展，挡杆顶于患侧腋下，肘关节屈曲90°，前臂中立位。一助手握住患肢肘部，先顺畸形拔伸牵引1~2分钟，待重叠移位完全纠正后，施术者双手握住骨折部，两拇指按于骨折近端外侧，其余手指抱骨折远端内侧向外捺正，同时助手在牵引下内收其上臂完成复位。

（2）内收型骨折：患者取坐位或平卧"骨折整复床"，挡杆顶于患侧腋下，或由一助手用布带绕过患侧腋窝向对侧提拉，屈肘90°，前臂中立位，另一助手握住患肢肘部，先沿肱骨纵轴牵引1~2分钟，纠正重叠移位。施术者双手握住骨折部，两拇指按于骨折部向内推，其余手指使骨折远端外展，同时助手在牵引下将上臂外展，纠正向外成角，如有向前成角，在助手牵引下继续将上臂上举过顶，施术者手指由前侧按压成角突起处，共同完成复位。

（3）骨折合并关节脱位：可以采用臂丛神经或静脉麻醉。先整复脱位，再整复骨折。患者平卧"骨折整复床"，患肢轻度外展，挡杆顶于患侧腋下，肘关节屈曲90°，前臂中立位。在实施复位过程中手法要刚柔结合，切忌暴力。一助手握住患肢腕部，略行拔伸，施术者以四指自腋窝将肱骨头向外上推拔，使肱骨头复位。待手下有肩关节复位感时，再按内收型骨折复位法整复骨折。

2. 固定

（1）三角巾悬吊：适用于无移位或不全骨折。

（2）超肩关节夹板固定：适用于复位后骨折处稳定的骨折。①固定时用 4 块夹板。短夹板 1 块，由腋窝下达肱骨内髁上方，夹板一端以棉纸包裹，呈蘑菇头状，外侧取"〖"形夹板 1 块，前后塑形夹板各 1 块，长度均超过肩关节。②固定时，在助手维持牵引下，施术者捏住骨折部位，保持复位后位置，并将 3~4 个棉垫放于骨折周围，按照前后、内外次序安放夹板并用绷带包扎固定。外展型骨折可包到对侧腋下，以限制患肩外展；内收型骨折，内侧夹板蘑菇头应放在肱骨内髁。外展型骨折，内侧夹板蘑菇头应顶住腋窝，有向前成角畸形者，在前侧夹板相当于角顶位置放置平垫；内收型骨折，在外侧夹板相当于角顶位置放置平垫。骨折合并关节脱位者夹板和固定垫放置位置与内收型骨折相同，详见图 3-4。

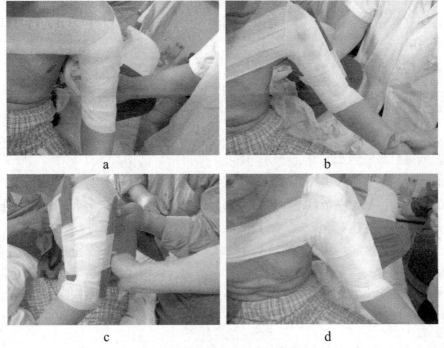

图 3-4 肱骨近端骨折夹板外固定

（3）肱骨近端骨折伴肱骨头脱位：如肱骨头未能到位，用外展位三角架皮肤牵引，每天早中晚各牵引 1 次，在腋下将肱骨头向上端托，3~5 天后行 X 线摄片复查。如已复位，再牵引 1 周，改为超肩关节夹板固定。外科颈骨折有明显成角者，复位后取超肩关节夹板固定，再根据骨折远断端的成角方向，分别垫棉垫。向内成角者，棉垫放在腋下，向外成角者，棉垫放在肘部。

（4）内收型骨折：卧床或睡眠时，在肘后垫枕头，维持患肩外展位。夹板固定时间5~6周。

（5）外展型骨折：卧床或睡眠时，在肘后垫枕头，应维持患肩内收位。夹板固定时间5~6周。

（6）注意事项：注意观察患肢血运和手指感觉、活动情况，及时调节夹板松紧度。

3.药物治疗

（1）外治疗法：固定期间，在包扎或者牵引固定时外敷消肿膏，固定后局部用中药热敷治疗；解除夹板外固定后外用和伤散熏洗治疗。局部皮肤过敏者应避免使用。

（2）内服疗法：药物治疗初期宜活血祛瘀，消肿止痛，内服可选用活血消肿方加减。老年患者因气血虚弱，血不荣筋，易致肌肉萎缩，关节不利，故在中后期宜养气血、补肝肾、壮筋骨，还应加用舒筋活络、通利关节的药物，内服可选用正骨丹。

4.康复治疗

（1）功能锻炼：①骨折早期治疗（以手指、腕、肘活动为主）。在复位固定后当天或手术处理后次日，鼓励患者开始做手指屈伸练习、握拳及腕部伸屈活动。②骨折中期治疗（肩部适当活动）。继续坚持手指抓握锻炼及手指灵活性锻炼。坚持肘部屈伸及前臂旋转动作练习，坚持提肩活动。③骨折后期治疗（以肩部活动为主）。坚持腕、肘关节伸屈及前臂旋转动作。未解除夹板时肩部小范围前后摆动。解除夹板后逐步练习肩部前屈、后伸、外展、内收、内旋、外旋及肩部上举，还有摸颈梳头、弯腰画圈、手指爬墙、后伸摸背等动作。

（2）按摩推拿：骨折早期局部肿胀，采用"三指按摩法"中的按擦法为主，手法宜轻，时间宜短；骨折中期肿胀基本消退，采用"三指按摩法"中的揉摩法为主，手法中等强度；骨折后期，肿胀完全消退，采用"三指按摩法"中的点压法为主，使用较重的手法。

（六）典型医案

周某，女，35岁，职员。

【初诊时间】2021年11月5日。

【主诉】摔伤致右肩肿痛，活动受限1小时。

【病史】患者入院1小时前自行行走时不慎滑倒，右手撑地，摔伤致右肩部疼痛，右肩外展活动后疼痛剧烈。无昏迷、无头痛、无头晕、无恶心呕吐、无胸腹部疼痛。

【查体】右肩局部瘀肿变形，固定刺痛，拒按，右肩活动障碍，舌暗红，脉弦涩。

【辅助检查】X线检查可见右侧肱骨近端骨折，大结节骨折、移位，肩关节半脱位（图3-6）。

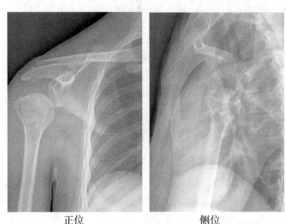

正位　　　　　　　　　　侧位

图 3-6　初诊时右侧肱骨近端骨折正、侧位 X 线片

【中医诊断】肱骨骨折（血瘀气滞证）。

【西医诊断】右侧肱骨近端骨折。

【治则】手法整复，辅以化瘀通络止痛。

【治法】

（1）外治疗法：整复骨折，用消肿膏在骨折处贴敷，超肩关节纸质铅丝夹板固定，右上肢颈腕带悬吊。

（2）内服处方：当归6g，三七6g，川牛膝6g，金银花6g，茯苓皮6g，桃仁6g。

（3）注意事项：注意患肢肿胀及末梢血运情况。

【二诊时间】2021年11月24日。

【查体】右肩及右上臂肿痛明显减轻，局部轻压痛，右肩夹板固定在位，右肩活动不利，皮色紫暗，舌暗红，脉涩。

【辅助检查】X线检查可见右侧肱骨近端骨折，大结节对位情况尚可，右肩关节在位（图3-7）。

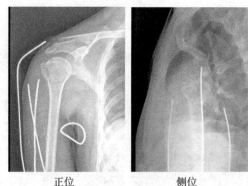

正位　　　　　　　　侧位

图 3-7　二诊时右侧肱骨近端骨折正、侧位 X 线片

【治则】手法整复，夹板固定，辅以化瘀通络止痛。

【治法】

（1）外治疗法：更换消肿膏在骨折处贴敷，调整超肩关节纸质铅丝夹板固定。

（2）内服处方：当归 6g，三七 6g，川牛膝 6g，金银花 6g，茯苓皮 6g，桃仁 6g。

（3）注意事项：锻炼肘部、腕部功能。

【三诊时间】2021 年 12 月 1 日。

【查体】右肩及右上臂肿痛缓解，骨折端轻压痛，右肩活动不利，舌淡红，脉涩。

【辅助检查】X 线检查可见右侧肱骨近端骨折，大结节对位情况可，右肩关节在位（图 3-8）。

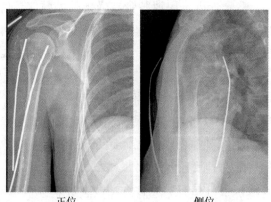

正位　　　　　　　　侧位

图 3-8　三诊时右侧肱骨近端正、侧位 X 线片

【治则】接骨续筋，和营生新。

【**治法**】

（1）外治疗法：更换消肿膏在骨折处贴敷，调整超肩关节纸质铅丝夹板固定。

（2）内服处方：当归 6g，赤芍 6g，生地黄 6g，三七 6g，土鳖虫 6g，骨碎补 6g，自然铜 6g，续断 6g，乳香 6g，没药 6g。

（3）注意事项：锻炼肘部、腕部功能。

【**四诊时间**】2022 年 1 月 7 日。

【**查体**】右肩及右上臂疼痛不明显，右上臂近端肿胀，骨折端无压痛，右肩外展、屈伸不利，舌淡红，脉沉细。

【**辅助检查**】X 线检查可见右侧肱骨近端骨折，骨折端骨折线模糊（图 3-9）。

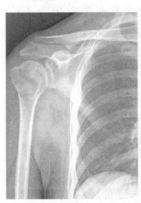 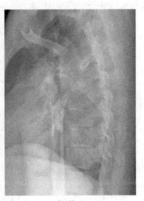

正位　　　　　　　　　　　侧位

图 3-9　四诊时右侧肱骨近端正、侧位 X 线片

【**治则**】补益肝肾，养血舒筋。

【**治法**】

（1）外治疗法：拆除夹板，外用和伤散熏洗。

（2）内服处方：当归 6g，川芎 6g，生地黄 6g，续断 6g，牡丹皮 6g，杜仲 6g。

（3）注意事项：加强肩关节、肘部、腕部功能锻炼。

随访半年后患者肩关节功能恢复良好。患者自觉疼痛症状完全消失，上肢活动完全正常。

【**编者按**】肱骨近端骨折是常见的肩部损伤，通常由跌倒、撞击或运动损伤引起。在开始治疗前，需要准确判断骨折类型、移位程度以及周围软组织损伤情况。这些信息将为后续治疗提供重要的参考依据。骨折复位固定后，患者需要在医生指导下开展个性化的功能锻炼，以维持骨折的对位和稳定，应避免过度活动，以免骨折端再次移位。通过锻炼可以促进血液循环，减轻疼痛，加快骨折愈合。在骨折愈合过程中，应避免过早承担重量或进行剧烈运动，以免影响骨折愈合及周围软组织的修复。及时管理骨折所致的疼痛，根据患者的病情制定合理的止痛方案。在使用止痛药物时，应注意避免不良反应的发生，并定期对治疗药物进行评估和调整。定期复查 X 线，监测骨折愈合情况，并根据复查结果调整治疗方案。在医生的指导下，了解骨折愈合过程中的变化和注意事项。治疗后期需进行功能评估，以评价治疗效果及恢复情况。通过功能评估，可以了解患者的关节活动度、肌肉力量以及日常生活能力等方面的情况，为后续的治疗和康复提供参考。总之，肱骨近端骨折治疗需要注意准确诊断、复位固定、康复锻炼、避免过早持重、营养支持、疼痛管理、定期复查及功能评估等方面。在医生的指导下，积极配合治疗和康复计划，患者通常可以取得良好的治疗效果。同时，患者家属的支持和理解也是患者康复过程中的重要力量。临床经验表明，保守治疗患者肩关节功能常常与手术治疗后肩关节功能相当，医患双方应该有信心。

三、肱骨干骨折

肱骨干骨折是指肱骨外科颈以下至肱骨内、外髁上 2~3cm 处的骨折。肱骨干为长管状密质骨，上部较粗，自中 1/3 以下逐渐变细，至下 1/3 渐成扁平状，并稍向前倾。肱骨干中 1/3 处后外侧有一桡神经沟，桡神经在此处紧贴骨干通过，故中 1/3 处骨折，易并发桡神经损伤。肱骨干骨折多见于青壮年，常见的致伤原因包括交通事故伤、跌伤和其他暴力损伤。

（一）病因病机

肱骨干中上部骨折多因直接暴力引起，多为横断或粉碎性骨折。由于肌肉牵拉，不同平面的骨折造成不同方向的移位。三角肌止点以上部位骨折时，近端因胸大肌、背阔肌和大圆肌的牵拉而向前、向内移位，远端因三角肌、喙肱肌、肱二头肌和肱三头肌的牵拉而向上、向外移位。三角肌止点以下部位骨折时，近端因三角肌和喙肱肌牵拉而向外、向前移位，远端因肱二头肌和肱三头肌的牵拉而向上移位。肱骨干下 1/3 骨折多由间接暴力（如投弹、掰手腕）所致，常呈斜形、螺旋形骨折。移位因暴力方向、前臂和肘关节的位置不同，多为成角、内旋移位。

（二）中医证候

1. 血瘀气滞证

伤后 2 周以内。症见局部瘀肿变形，固定刺痛，拒按，活动障碍，皮色紫暗，舌暗红，脉弦涩。

2. 瘀血凝滞证

伤后 3~4 周。症见上臂肿胀、隐痛，关节活动障碍，舌暗红，脉弦或涩。

3. 肝肾不足证

伤后 5 周以上。症见肩部和上臂筋骨萎缩，关节屈伸不利，舌淡红，脉沉细。

（三）治疗原则

肱骨干骨折复位要求不高，短缩小于 2cm、侧方移位小于 1/3、向前成角小于 20°、外翻成角小于 30°，可以获得良好的功能和外观恢复即可，但多次复位是肱骨干骨折骨不连接的原因之一。对于骨折断端间有软组织嵌入、开放性骨折、希望能达到解剖复位、已产生骨不连接者需手术治疗。

（四）刘氏骨伤经验

整复后经 X 线检查正、侧位，若一侧复位尚可，另一侧有轻微重叠者，可保持近端稳定，在远端做牵引的同时，使断端屈伸成角，然后反折挤捺，达到复位。如果复位达到一半以上，往往是因为部分骨片或筋膜的阻隔、肌肉的牵拉，很难完全复位，此时不再重复挤捺，用夹板固定，待复诊时再试纠正，也可依赖自身的塑造愈合，恢复正常功能。

患肢屈肘悬吊后，由于前臂悬垂的重力作用，犹如持续牵引，可使断端有较大的分离，对于横断骨折，可能造成骨折迟缓愈合，故应做好承托上臂，消除重力的措施，可采用超肩肘关节夹板或"弹性悬吊带"固定。

中段后外侧有桡神经经过，与肱骨紧密相贴，该段骨折时极易发生神经损伤，故初诊时应检查有无腕下垂和伸拇指功能障碍等桡神经损伤症状。复位固定后，动态关注患臂的手指有无胀痛麻木感。在该处用压垫时，更应加倍注意，不宜过紧，要防止神经受压。当出现桡神经损伤时，观察 4~6 周，如无恢复迹象，应做手术探查。

指导患者复位固定后做向外摇摆动作。平卧时，患肢垫枕，防止因重力导致前臂复位丢失。复诊时一定要在断端稳定的条件下拆除夹板，故起卧动作应有助手扶持。进行按摩时，要用一手掌托住断端处，另一手用按擦法，有桡神经损伤者按擦时间稍长，约4分钟。

（五）治疗方案

1. 骨折整复

患者取端坐位，患肢下垂，用宽布绕过腋下扣在颈牵引架上，或扣在肩上由助手提起布带，稳住上臂。另一助手握持前臂屈肘，然后双方同时开始做对抗牵引，纠正成角，依赖患者肌肉自身本能地收缩复位。

斜形骨折，当患肢的轴线已恢复，即可绑扎固定。横断骨折，经拔伸后对隆起的断端做挤捺，摸到正侧位均已平正时提示复位良好。若断面背向，由助手稳住近断端，医生一手握肘部，并略做拔伸，另一手握持远断端，绕着近断端回旋，使之吻合。

2. 固定

夹板分两道，第一道由三块短夹板固定上臂，第二道夹板固定包括肘关节，然后用绷带全面绕绑。5~7天调整绑带，定期复查X线，每周1次。7~10周即可见局部骨痂形成，拆除肘关节夹板，改上肢颈部悬吊2~3周。若肱骨中段骨折或粉碎性骨折固定时间需延长1~2周。当复查X线见大量骨痂形成，断端稳定，患者前臂能自主外展时，拆除第一道短夹板。

3. 药物治疗

（1）外治疗法：固定期间，在包扎或者牵引固定时外敷消肿膏，固定后局部用中药热敷治疗；解除夹板外固定后外用和伤散熏洗。局部皮肤过敏者应避免使用。

（2）内服疗法：根据骨折三期辨证施治。骨折早期予活血消肿方加减，行活血行气，消肿止痛之效；骨折中期予续骨活血汤加减，行接骨续筋，和营生新之效；骨折后期予壮筋养血汤加减，行补益肝肾，养血舒筋之效。骨折迟缓愈合者，应重用接骨续损药，如续断、杜仲、骨碎补之类。闭合性骨折合并桡神经损伤者，可将骨折复位，用夹板固定后，加入行气活血、通经活络之品，如黄芪、川芎、牡丹皮之类。

3. 康复治疗

复位后当天患者即进行伸屈指、掌、腕关节活动，在医生指导下被动活动肩关节。伤后2~6周，在医生指导下主动锻炼肩关节功能。7~10周复查X线见部分骨痂生长后，维持小夹板固定，前臂仍悬吊，被动进行肘关节伸直、屈曲锻炼。伤后10~12周，经X线检查确已临床愈合，拆除夹板外固定后，逐步加强患肢肩关节、肘关节功能锻炼。

（六）典型医案

王某，男，65 岁，退休职工。

【初诊时间】2020 年 11 月 5 日。

【主诉】摔伤致左上臂肿痛畸形，活动受限 3 小时。

【病史】患者入院 3 小时前骑电动车时不慎滑倒，左肘撑地，摔伤致左上臂部疼痛，左肩、左肘活动后疼痛剧烈。无昏迷、无头痛、无头晕、无恶心呕吐、无胸腹部疼痛。

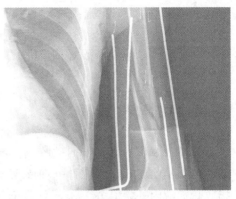

图 3-10　初诊时左侧肱骨正位 X 线片

【查体】左上臂中段局部瘀肿变形，固定刺痛，拒按，可扪及骨擦感，舌暗红，脉弦涩。

【辅助检查】X 线检查可见左侧肱骨干骨折，断端稍移位（图 3-10）。

【中医诊断】肱骨骨折（气滞血瘀证）。

【西医诊断】左侧肱骨干骨折。

【治则】手法整复，辅以化瘀通络止痛。

【治法】

（1）外治疗法：整复骨折，用消肿膏在骨折处贴敷，肘关节纸质铅丝夹板联合小夹板固定，上肢悬吊。

（2）内服处方：当归 6g，三七 6g，川牛膝 6g，金银花 6g，茯苓皮 6g，桃仁 6g。

（3）注意事项：注意患肢肿胀情况以及末梢血运情况。

【编者按】肱骨干骨折是一种常见的骨折类型，治疗方法因人而异。肱骨干骨折的固定方法包括石膏固定、夹板固定、牵引固定等。复位方法包括手法复位和手术复位。手法复位适用于大多数肱骨干骨折，一般在手法复位失败或复杂骨折时进行。不同的固定和复位方法各有优缺点，具体应用应根据患者的病情和医生的治疗经验来判断。手术与非手术治疗肱骨干骨折各有优缺点：手术治疗可以更准确地复位和固定骨折，但手术创伤较大，费用较高，术后恢复时间较长；非手术治疗方法如手法复位、石膏固定等操作简便、费用较低，但治疗时间较长，需要患者充分配合，如斜形骨折可以采用悬垂石膏固定（不超肩关节），借助上肢重量逐步改善断端对位。手术治疗和非手术治疗的选择应根据骨折类型、患者年龄、身体状况综合考虑。功能锻炼是肱骨干骨折治疗中的重要环节，有助于促进骨折愈合、恢复患肢功能。比如肱骨中段横断骨折，骨折端容易分离，此时可以指导患者增加主动屈肘锻炼，通过肱二头肌的收缩，逐步减轻断端分离。被动关节活动是指在医生或理疗师的帮助下进行关节活动，防止关节僵硬；主动关节活动是指患者自行进行关节活动，以促进患肢功能恢复。功能锻炼需要遵循循序渐进的原则，切忌急于求成。

四、肱骨髁上骨折

肱骨下端较扁薄，后有鹰嘴窝，前有冠状窝，两窝之间仅有一层极薄的骨片，两髁稍前屈，并与肱骨纵轴形成向前30°~50°的前倾角。肱骨髁上骨折是指肱骨远端内外髁上方2~3cm处骨折，多由运动等间接暴力造成，多发生于10岁以下的儿童。前臂完全旋后，肘关节伸直时，上臂与前臂纵轴呈10°~15°外翻的携带角，当肱骨髁上骨折时，骨折移位可使此角改变出现肘内翻或肘外翻畸形，大于携带角称肘外翻，小于携带角称肘内翻。

（一）病因病机

肱骨髁上骨折多因间接暴力所致，根据其受伤机制通常可分为伸直型和屈曲型。伸直型肱骨髁上骨折，大部分是跌倒时手掌着地，肘关节处于伸直状态，骨折线从前下方斜向后上方，远断端向后移位。屈曲型肱骨髁上骨折，大部分是跌倒时肘部着地，肘关节处于屈曲状态，骨折线从后下方斜向前上方，远断端向前移位。

（二）中医证候分类

1.血瘀气滞证
伤后1~2周。症见肘部瘀肿变形，固定刺痛，拒按，活动障碍，皮色紫暗，舌暗红，脉弦涩。

2.瘀血凝滞证
伤后3~4周。症见肘部肿胀、隐痛，关节活动障碍，舌暗红，脉弦或涩。

3.肝肾不足证
伤后5周以上。症见肘部筋骨萎缩，关节屈伸不利，舌淡红，脉沉细。

（三）治疗原则

对于无移位或者轻微移位（移位 <2 mm）的肱骨髁上骨折患者可行夹板或者石膏固定。对于骨折移位 >2 mm 的肱骨髁上骨折患者，骨折端后方骨皮质完整或者骨折端虽有横向、旋转移位，但骨折端仍有连接者，可行手法闭合复位加夹板外固定治疗。对于完全移位的骨折患者，骨膜铰链完全断裂且具有多方向不稳定者，若伴有血管、神经损伤，首选手术治疗，其中儿童肱骨髁上骨折首选闭合复位经皮克氏针内固定治疗。

（四）刘氏骨伤经验

部分肱骨髁上骨折患者具有桡神经损伤症状，多因神经被骨折端顶起或神经嵌入骨折端，应尽早复位解除嵌顿与压迫。复位过程中可能造成牵拉性神经损伤，复位时避免过度牵拉。骨折复位手法讲究稳、准、快的原则，通过一次手法使骨折复位，复位后采用纸质铅丝夹板进行外固定，放置棉纸内衬，尽可能避免压迫局部组织。

尺偏型肱骨髁上骨折后遗症多为肘内翻，而桡偏型肱骨髁上骨折很少后遗肘内翻。大多数严重肘内翻畸形伴有肱骨远端旋转畸形，这表明肘内翻畸形与旋转畸形有关。旋后位固定有利于纠正肘内翻畸形。在整复肱骨髁上骨折时，骨折远端向后、向尺侧移位者遵循"矫枉过正，宁桡勿尺"的原则，可倾向于桡侧骨质嵌插，尺侧稍分离。

在儿童肘关节周围骨折发病率中肱骨髁上骨折占比最高，闭合手法复位是临床治疗儿童肱骨髁上骨折的主要手段之一，具有不增加损伤、经济实惠等优势，患者接受度较高，但复位后骨折部位稳定性欠佳，故复位后需要给予牢靠固定。克氏针内固定结合石膏外固定治疗不仅创伤小，且稳定性强，可减轻对周围软组织损伤。

软组织严重损伤、外固定过紧、肘关节过度屈曲位固定、肱动静脉损伤以及多次手法复位均可能导致缺血性肌挛缩。因患者多为儿童，无法表述清楚，需要医生观察患肢肿胀情况，当患者表现剧烈疼痛，被动屈伸手指出现牵拉痛时，需随时调整夹板松紧，选择恰当时机去除外固定，必要时切开减压。

因患儿多惧怕疼痛不敢活动，故医生需指导家长，反复示范功能锻炼的动作要领，取得家长的理解、重视和合作，充分发挥患儿的主观能动性，使患儿能"早动、渐动、会动"。

若出现骨化性肌炎应注意制动休息和适当的自主活动，严禁强力按摩和被动屈伸锻炼。

（五）治疗方案

1. 手法整复

无移位的青枝骨折、裂纹骨折用直角托板加绷带屈肘90°，悬吊2~3周。新鲜骨折有移位且肿胀不严重者，需行手法复位。

（1）伸直型骨折：患者仰卧位，一助手握患侧上臂，另一助手握患侧前臂及手腕，肘呈半屈位，徐徐用力，顺势拔伸牵引，纠正重叠移位。若患肢为右侧且远端有旋前畸形，在牵引下先使前臂旋后，然后左手握住骨折近端，右手握住骨折远端，两手相对挤压，将远断端旋后、近断端旋前，纠正旋转，将骨干内推、远断端往外纠正侧方移位（尺偏型骨折尽可能纠正畸形；桡偏型骨折不可矫枉过正，防止肘内翻）。施术者两手拇指从肘后推动尺骨鹰嘴向前，同时两手四指重叠环抱骨折近端向后拉，并让助手在牵引下徐徐将肘屈至70°左右，即可复位。注意勿将骨折远端过度推向前方，以免骨膜剥离广泛影响骨折部位的稳定性。尺偏型骨折患者手法复位后，施术者可一手将骨折部位固定住，另一手将肘关节略伸直，将前臂向桡侧伸展，使骨折断端桡侧骨质嵌插或稍有桡偏，防止发生肘内翻畸形。

（2）屈曲型骨折：整复屈曲型骨折，手法与伸直型骨折相反，应在牵引下将远断端向后推，并徐徐伸直肘关节。

2. 固定

对于无移位的肱骨髁上骨折，予4块小夹板超肘关节固定和腕颈悬吊屈曲90°，固定3~4周后去除夹板，进行功能锻炼。

（1）伸直型骨折：尺骨鹰嘴后上和骨折远端内侧各放置一个梯形垫，骨折近端外侧放置一个塔形垫。用4块夹板超肘关节固定，屈肘90°~110°，以不影响血运为度，然后用三角巾悬吊前臂于胸前固定3~4周，或用"8"字形石膏绷带固定，屈肘关节100°~110°，3~4周后去除固定，进行功能锻炼。

（2）屈曲型骨折：4块小夹板超肘关节固定于肘关节40°~60°，2周后，逐渐改为90°固定1~2周，或用"8"字形石膏绷带固定于伸直位，每7~10天更换石膏，适当增加屈曲度数，3~4周后去除固定，进行功能锻炼。

3. 手术治疗

对于粉碎性骨折、尺侧骨皮质破损嵌顿、旋转移位的儿童肱骨髁上骨折，在X线透视下行手法复位后用克氏针交叉固定，克氏针由肱骨外髁和内上髁分别经皮穿入。术后1个月拔除克氏针。

采用臂丛神经阻滞麻醉或氯胺酮麻醉，患儿取仰卧位，在 X 线监测下行牵引复位，保持患肢肘屈 50°，前臂中立位，沿患肢上臂的纵轴方向进行牵引，纠正重叠短缩移位和成角移位，然后在牵引下纠正尺偏或桡偏移位，最后纠正前后移位。复位理想后用 2 根 1.5mm 或者 2mm 克氏针经肱骨外髁和内上髁分别交叉固定。术后肘关节屈曲 120°，前臂旋前位用管形石膏固定。

4. 药物治疗

（1）外治疗法：夹板固定期间，在包扎固定时外敷消肿膏，肿胀开始消退时局部中药热敷治疗；解除夹板外固定后外用和伤散熏洗治疗。局部皮肤过敏者应避免使用。

（2）内服：肱骨髁上骨折的患者以儿童为主，且骨折局部血液供应良好，愈合迅速，故大多不需要内服药物。对于部分成人或者老年肱骨髁上骨折患者，早期予理伤方活血祛瘀、消肿止痛。肿胀严重者加用三七、丹参。合并神经损伤者，应用加味葛根汤舒筋活络，理气止痛。

（六）典型医案

陈某，女，5 岁，学生。

【初诊时间】2019 年 6 月 13 日。

【主诉】摔伤致右肘疼痛，活动受限 1 小时。

【病史】患者就医 1 小时前骑儿童自行车时不慎摔倒，右手臂撑地，摔伤致右肘疼痛，活动受限。

【查体】右肘屈曲，肘关节周围肿胀，活动受限，右手指活动正常，无感觉麻木，右侧桡动脉搏动可扪及。

【辅助检查】X 线检查可见右侧肱骨髁上骨折，断端移位（图 3-11）。

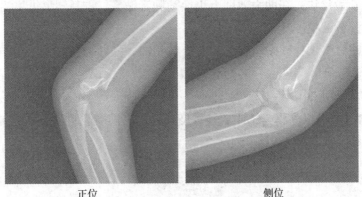

正位　　　　　　　　　　　　　　　侧位

图 3-11　初诊时右肘正、侧位 X 线片

【中医诊断】肱骨髁上骨折（血瘀气滞证）。

【西医诊断】右侧肱骨髁上骨折。

【治则】手法整复，辅以消肿止痛。

【治法】

（1）外治疗法：骨折手法整复术，消肿膏贴敷，纸质铅丝夹板外固定。

（2）注意事项：注意患肢肿胀及末梢血运情况。

【二诊时间】2019年6月17日。

【查体】右肘肿痛明显，骨折端压痛明显，右上肢绑带、夹板较紧，右肩、腕、手指活动自如，皮色紫暗，舌暗红，脉涩。

【辅助检查】X线检查可见右侧肱骨髁上骨折，断端对位情况可（图3-12）。

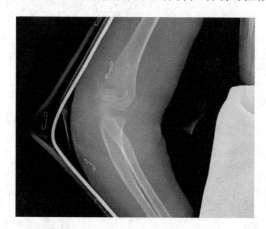

图3-12　二诊时右肘正位X线片

【治则】调整夹板固定。

【治法】

（1）外治疗法：在助手辅助下更换消肿膏贴敷，重新塑形纸质铅丝夹板后包扎固定，右上肢悬吊。

（2）注意事项：嘱家属将患儿右上肢抬高，指导患儿右手手指伸直、屈曲活动锻炼。

【三诊时间】2019年6月24日。

【查体】伤后10天，右肘疼痛明显减轻，右前臂稍肿胀，骨折端轻压痛，舌淡红，脉沉细。

【辅助检查】X线检查可见右侧肱骨髁上骨折，骨折线清晰（图3-13）。

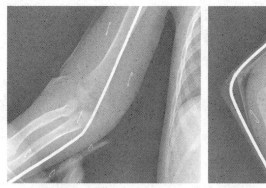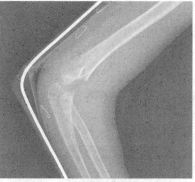

正位   侧位

图 3-13　三诊时右肘正、侧位 X 线片

【治则】调整夹板固定，辅以消肿止痛。

【治法】

（1）外治疗法：在助手辅助下更换消肿膏贴敷，重新塑形纸质铅丝夹板后包扎固定，右上肢悬吊。

（2）注意事项：锻炼右侧肩部、手指功能。

【四诊时间】2019 年 7 月 2 日。

【查体】伤后 3 周，右肘疼痛不明显，右前臂稍肿胀，骨折端无压痛，舌淡红，脉沉细。

【辅助检查】X 线检查可见右侧肱骨髁上骨折，骨折端骨折线模糊（图 3-14）。

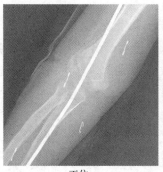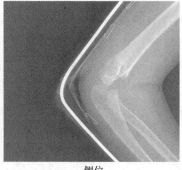

正位   侧位

图 3-14　四诊时右肘正、侧位 X 线片

【治则】夹板固定。

【治法】

（1）外治疗法：塑形纸质铅丝夹板后包扎固定。

（2）注意事项：锻炼右侧肩部、手指功能。

【五诊时间】2019 年 7 月 16 日。

【查体】伤后 5 周，右肘疼痛不明显，右肘及右上臂肿胀消退，骨折端无压痛，舌淡红，脉沉细。

【辅助检查】X 线检查可见右侧肱骨髁上骨折，骨折端骨折线模糊（图 3-15）。

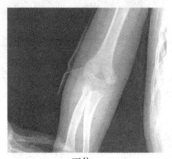 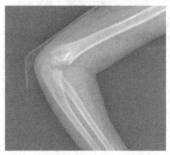

正位　　　　　　　　　　　　　　　　侧位

图 3-15　五诊时右肘正、侧位 X 线片

【治则】舒筋活络，指导功能锻炼。

【治法】

（1）外治疗法：拆除夹板。

（2）注意事项：锻炼右侧肩关节、肘部、腕部功能。

随访半年后肘关节功能恢复良好。患儿自觉疼痛症状完全消失，上肢活动完全正常。

【编者按】肱骨髁上骨折是指肱骨内外髁上方 2~3cm 处骨折，多由运动、交通事故等间接暴力造成，以小儿多见。根据受伤的类型，肱骨髁上骨折可分为伸直型、屈曲型和粉碎型，其中伸直型最为多见，约占 95%。肱骨髁上骨折的主要症状包括肘部肿胀、剧痛、活动受限等。治疗方法主要包括手法复位、经皮穿针结合管形石膏外固定、切开复位固定等，大部分患者预后较好，小部分患者可发生畸形愈合，应行手术进行纠正。儿童肱骨髁上骨折并发症多，前臂缺血挛缩是早期严重的并发症，一旦发生会造成终身残疾。因而在诊治过程中应时刻加以警惕，注意观察及判断血运情况，及时处理，防止发生不良后果。晚期并发症主要是肘内翻畸形，伸直型骨折远断端有内收者晚期肘内翻畸形发生率最高。因而在整复过程中应尽量恢复携带角，石膏固定时应采用前臂旋前位固定。

五、尺骨或桡骨骨折

前臂骨由尺骨、桡骨组成。尺骨上端粗而下端细，是构成肘关节的重要部分。桡骨上端细而下端粗，是构成腕关节的重要部分。前臂中立位时，两骨干接近平行，骨干间隙最大，骨干中部距离最宽，骨间膜上下松紧一致，对尺骨、桡骨起稳定作用；当前臂旋前或旋后位时，骨干间隙缩小，骨间膜上下松紧不一致，两骨间的稳定性消失。尺骨或桡骨骨折是常见的前臂损伤之一，多见于儿童或青壮年，多发生于前臂中 1/3 和下 1/3 处，可发生侧方移位、重叠旋转、成角畸形，治疗较为复杂，不同形式的暴力所致的骨折类型亦不同。

（一）病因病机

尺骨或桡骨骨折可由直接暴力、传达暴力、扭转暴力造成。直接暴力多由于重物打击、机器或车轮的直接压轧、刀砍伤，导致同一平面横断或粉碎性骨折。由于暴力的直接作用，多伴有不同程度的软组织损伤，包括肌肉、肌腱断裂，神经、血管损伤等。间接暴力多为跌倒时手掌着地，暴力通过腕关节向上传导，由于桡骨负重多于尺骨，暴力作用首先使桡骨骨折，若残余暴力比较强大，则通过骨间膜向内下方传导，引起低位尺骨斜形骨折。扭转暴力为跌倒时手掌着地，同时前臂发生旋转，导致不同平面的尺骨、桡骨螺旋形骨折或斜形骨折。多为高位尺骨骨折和低位桡骨骨折。导致骨折的暴力因素复杂，难以分析其确切的暴力因素。

（二）中医证候

1. 血瘀气滞证
伤后 1~2 周。症见局部瘀肿变形，固定刺痛，拒按，活动障碍，皮色紫暗，舌暗红，脉弦涩。

2. 瘀血凝滞证
伤后 3~4 周。症见前臂肿胀、隐痛，关节活动障碍，舌暗红，脉弦或涩。

3. 肝肾不足证
伤后 5 周以上。症见前臂和肘、腕筋骨萎缩，关节屈伸不利，舌淡红，脉沉细。

（三）治疗原则

桡骨或尺骨单骨折可发生侧方移位、重叠旋转、成角畸形，一般可采用手法闭合整复联合夹板外固定治疗。虽然骨折端能复位，但其位置不易维持。在治疗过程中注意恢复尺骨、桡骨的轴线及两骨之间骨间隙，否则将影响前臂的旋转功能。

成人前臂尺骨、桡骨双骨折移位明显者应积极手术治疗，首选锁定加压钢板固定。手术治疗关键在于通过早期坚强固定恢复尺骨、桡骨的生理长度和维持腕、肘关节的稳定性。关节脱位者首先考虑闭合复位。在骨折复位内固定后，上下尺、桡关节脱位通常都可自动复位，如闭合复位失败再行切开复位。尺骨的解剖复位和坚强固定至关重要，而桡骨头脱位闭合复位与切开复位疗效无明显差别。对桡骨头复位的处理应遵循"能闭合复位不切开复位"的原则，对环状韧带应遵循"能自行修复不修补，能修补不重建"的原则。儿童尺骨或桡骨骨折若手法闭合复位不佳，首选弹性髓内针固定。

（四）刘氏骨伤经验

尺骨或桡骨单骨折，常伴有近端或远端的桡、尺关节脱位，故 X 线摄片应包括相邻关节。

尺骨和桡骨双骨折，往往骨折断端移位明显，常见重叠、成角、交叉等明显畸形。整复时，牵引拔伸、旋转、挤捺后，在桡骨、尺骨间行顶挤、分骨手法。经挤捺平整后畸形消失，下桡尺关节复位，便于固定。在关注尺骨或桡骨骨折的同时不应忽视上下桡尺关节脱位，早期诊断非常重要。

尺骨和桡骨双骨折复位困难。若两骨断端在相近的水平位，骨间隙靠紧或分开，须行间断分骨挤捺手法调整；若两骨的远断端异向分离，即两骨端的成角方向不一致，首先将移位成角较大的一根，经拔伸、挤捺达到与另一根在同一方向，再做折顶手法。但若一根复位满意，另一根仍有偏移。此时要区别主次处理，即以尺骨的中上段或桡骨的中下段复位满意为主，另一根可允许畸形愈合，预后可能会有前臂旋转障碍。

儿童桡骨或尺骨中下段青枝骨折多发生在桡骨、尺骨下段 1/3 处，有桡骨单一骨折，亦有桡骨和尺骨双骨折，轻度肿胀，可以看到明显弯曲，向掌侧隆起成角，背侧凹陷，骨皮质仍连贯，断端稳定。整复时由助手稳住肘部，医师稍加拔伸，对准隆凸处挤捺，一般可顺利纠正。但挤捺力度应恰当，若用力过大，可使凹陷面骨皮质由不完全分离变成完全分离。整复前可用较长的直夹板靠住对侧，进行挤捺，防止矫枉过度。小儿易摔倒，为安全起见，固定时间可延长1~2周。

（五）治疗方案

1. 整复和固定

（1）尺骨或桡骨单骨折：取屈肘位，用立柱屈肘90°固定，助手握持患肢手腕，取中立位拔伸1~3分钟，并做小幅度旋转，隆凸处对向挤捺，如不见平直，加用折顶法。当触诊摸到断端平直时，尺、桡关节亦能复位，用短夹板加压垫屈肘90°中立位固定。之后每隔5~7天调整绑扎并按摩，4周后拆除夹板（图3-16）。

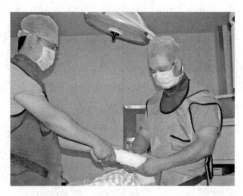

图3-16 医生手法整复尺骨或桡骨单骨折

（2）尺骨和桡骨双骨折：整复手法与单骨折大致相同，但需加行桡骨、尺骨间顶挤、分骨手法。经挤捺平整后畸形消失，下桡尺关节复位，即可固定。固定取中立位，在两骨间先放分骨垫，掌背侧各一块，再在断端隆起处加压垫，屈肘90°，先上短夹板，再上超肘腕关节长夹板。3~7天调整1次。1个月后解除长夹板，2个月左右开始功能锻炼，解除短夹板。

（3）桡骨或尺骨中下段青枝骨折：助手稳住肘部，医生稍加拔伸，另一手对准隆凸处挤捺，可顺利纠正。挤捺力度应恰到好处，不可用力过大，防止将骨皮质由不完全分离变成完全分离。

2. 药物治疗

（1）外治疗法：固定期间，在包扎或者牵引固定时外敷消肿膏，固定后局部用中药热敷治疗；解除夹板外固定后外用和伤散熏洗治疗。局部皮肤过敏者应避免使用。

（2）内服疗法：根据骨折三期辨证用药。骨折早期予理筋方加减，能活血行气，消肿止痛；骨折中期予续骨活血汤加减，能接骨续筋，和营生新；骨折后期予壮筋养血汤加减，能补益肝肾，养血舒筋。若骨折愈合迟缓，予正骨丹口服补肝肾，以壮筋续骨，利气血，消肿止痛。

3. 康复治疗

（1）1周内：指导患者进行腕关节、掌指关节、指间关节功能锻炼，肘关节屈伸功能锻炼。

（2）1~2 周内：指导患者调整体位，进行患肢各手指运动、张手运动、患肢前臂肌肉等长收缩练习，1 天 3 次，1 个动作 10 秒，1 次持续 15 分钟，强度以不引发肿胀及疼痛为宜。

（3）2 周后：患侧前臂轻柔、缓慢旋转，逐渐延伸到各关节用力性抗阻运动，也可辅助器械运动。1 天 3 次，1 个动作 10 秒，1 次 15 分钟。同时开展健肢主动运动，以提升康复训练的主动性。

（六）典型医案

徐某，男，12 岁，学生。

【初诊时间】2021 年 9 月 27 日。

【主诉】摔伤致左腕、前臂肿痛，活动受限 2 小时。

【病史】患者入院 2 小时前骑自行车时不慎摔倒，左腕撑地，摔伤致左腕、前臂部疼痛，左腕活动后疼痛剧烈。无昏迷、无头痛、无头晕、无恶心呕吐、无胸腹部疼痛。

【查体】左前臂局部瘀肿变形，固定刺痛，拒按，左腕关节挤压后疼痛明显，左腕活动障碍，舌暗红，脉弦涩。

【辅助检查】X 线检查可见左侧桡骨中下段骨折，断端移位，下尺桡关节稍有分离（图 3-17）。

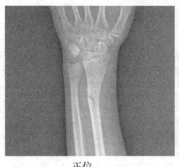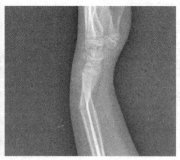

正位　　　　　　　　　　　侧位

图 3-17　初诊时左侧尺骨和桡骨正、侧位 X 线片

【中医诊断】桡骨骨折（血瘀气滞证）。

【西医诊断】盖氏骨折

【治则】手法整复，辅以化瘀通络止痛。

【治法】

（1）外治疗法：整复骨折，用消肿膏在骨折处贴敷，纸质铅丝夹板超腕关节固定，左上肢悬吊（图3-18）。

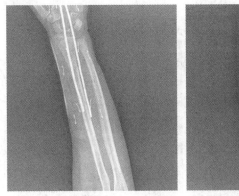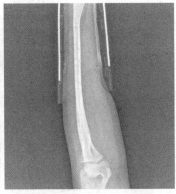

正位　　　　　　　　　　　　　　侧位

图3-18　手法整复夹板外固定后复查左侧尺骨和桡骨正、侧位X线片

（2）内服处方：当归6g，三七6g，川牛膝6g，金银花6g，茯苓皮6g，桃仁6g。

（3）注意事项：注意患肢肿胀、手指活动及末梢血运情况。

【二诊时间】 2021年10月4日。

【查体】 左腕及左前臂肿痛减轻。局部轻压痛，左前臂超腕关节夹板松弛，左肘关节活动自如，皮色紫暗，舌暗红，脉涩。

【辅助检查】 X线检查可见左侧桡骨中下段骨折，稍有移位（图3-19）。

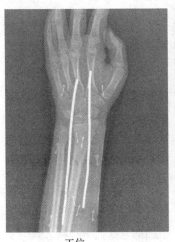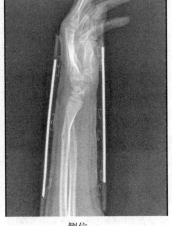

正位　　　　　　　　　　　　　　侧位

图3-19　二诊时左侧尺骨和桡骨正、侧位X线片

【**治则**】手法整复，夹板固定，消肿止痛。

【**治法**】

（1）外治疗法：整复骨折，用消肿膏在骨折处贴敷，纸质铅丝夹板固定，左上肢悬吊（图 3-20）。

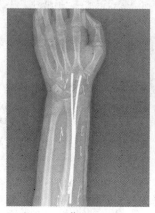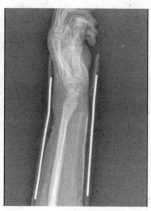

正位　　　　　　　　　　　　　　　　侧位

图 3-20　二诊时手法整复夹板外固定复查左侧尺骨和桡骨正、侧位 X 线片

（2）内服处方：当归 6g，三七 6g，川牛膝 6g，金银花 6g，茯苓皮 6g，桃仁 6g。

（3）注意事项：锻炼肘部、肩部功能。

【**三诊时间**】2021 年 10 月 11 日。

【**查体**】左腕及左前臂肿痛减轻。局部轻压痛，左前臂超腕关节夹板固定在位，舌淡红，脉涩。

【**辅助检查**】X 线检查可见左侧桡骨中下段骨折，断端对位良（图 3-21）。

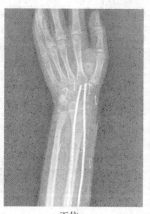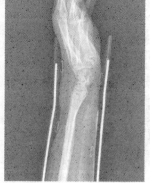

正位　　　　　　　　　　　　　　　　侧位

图 3-21　三诊时左侧尺骨和桡骨正、侧位 X 线片

【治则】接骨续筋，和营生新。

【治法】

（1）外治疗法：更换消肿膏在骨折处贴敷，调整超腕关节纸质铅丝夹板固定。

（2）内服处方：当归 6g，赤芍 6g，生地黄 6g，三七 6g，土鳖虫 6g，骨碎补 6g，自然铜 6g，续断 6g，乳香 6g，没药 6g。

（3）注意事项：锻炼肘部、腕部功能。

【四诊时间】2022 年 10 月 31 日。

【查体】伤后 5 周，左腕及左前臂疼痛不明显，左前臂稍肿胀，骨折端无压痛，舌淡红，脉沉细。

【辅助检查】X 线检查可见左侧桡骨中下段骨折，骨折端骨折线模糊（图 3-22）。

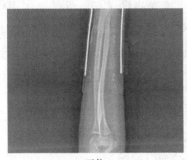 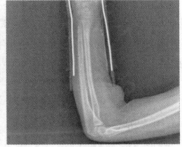

正位 　　　　　　　　　　　　　侧位

图 3-22　四诊时左侧尺骨和桡骨正、侧位 X 线片

【治则】补益肝肾，养血舒筋。

【治法】

（1）外治疗法：拆除夹板，外用和伤散熏洗。

（2）内服处方：当归 6g，川芎 6g，生地黄 6g，续断 6g，牡丹皮 6g，杜仲 6g。

（3）注意事项：锻炼肩关节、肘部、腕部功能。

随访半年后患者自觉疼痛症状完全消失，上肢活动完全正常。

【编者按】尺骨或桡骨骨折是一种常见的上肢骨折类型，其治疗方法主要根据骨折的类型和严重程度来决定。对于轻度或稳定性骨折，可以采用保守治疗，如手法复位、夹板固定等。对于严重或不稳定骨折，可能需要手术治疗，如钢板内固定、髓内钉等。手术治疗后，一般需要植入相应的固定物，以维持骨折部位的稳定。尺骨或桡骨骨折治疗中可能出现的并发症包括感染、神经损伤、骨不愈合。同时功能锻炼也很重要。①早期康复：在疼痛和肿胀减轻后，患者可以开始进行轻度活动，如手指的屈伸、握拳等，以促进血液循环和减轻僵硬感。②中期康复：在夹板固定、石膏固定以及手术后的一段时间内，患者可以进行腕关节和肘关节的屈伸、前臂旋转等。③晚期康复：当骨折部位已经愈合，患者可以逐渐恢复正常活动，但仍需注意不要进行过于剧烈的运动，以免对骨折部位造成过度负荷。该部位骨折如果采取切开复位内固定治疗，愈合时间需慎重把握，术中操作宜轻柔，术后适当控制旋转力量，内固定装置取出术后需防止再骨折。

六、桡骨远端骨折

桡骨远端骨折是指距桡骨远端关节面3cm以内的骨折，主要累及下尺桡关节及桡腕关节。该骨折是老年人群中发生率最高的骨折，女性高于男性，并且多数是由低能量损伤导致，成年人及老年人多表现为粉碎性骨折，在儿童则表现为桡骨远端骨骺分离或不完全骨折。该骨折多因跌倒后手部触地所致，常表现为明显的移位及短缩畸形，其中向背侧移位的为伸直型，向掌侧移位的为屈曲型。

（一）病因病机

多为间接暴力所致，跌倒时，躯干向下的重力与地面向上的反作用力交集于桡骨远端，发生骨折。跌倒时，肘部伸直前臂旋前，腕关节呈背伸位，手掌先着地，暴力引起桡骨远端骨折。暴力较轻时，骨折嵌插且无明显移位。暴力较大时，骨折远端向桡侧和背侧移位，桡骨远端关节面改向背侧倾斜，向尺侧倾斜减少或完全消失，甚至向桡侧倾斜。跌倒时，前臂旋前，腕背伸位手掌着地，外力使腕骨冲击桡骨远端关节面的背侧缘，造成桡骨远端背侧缘劈裂骨折，伴有腕关节向背侧脱位或半脱位。远端骨折块呈楔形，包括该关节面的1/3，骨折块移向近侧及背侧，腕骨随之移位。跌倒时，腕关节呈掌屈位，手背先着地，可造成桡骨远端掌侧缘劈裂骨折，同时伴有腕关节向掌侧脱位或半脱位。

（二）中医证候分类

1.血瘀气滞证

伤后1~2周。症见腕部肿胀变形，固定刺痛，拒按，活动障碍，皮色紫暗，舌暗红，脉弦涩。

2.筋伤骨断证

伤后3~4周。症见腕部微肿、隐痛，肌肉松弛，手指及腕关节活动障碍，舌暗红，脉弦或涩。

3.肾虚络阻证

伤后 5 周以上。症见腕部及前臂筋骨萎缩，关节屈伸不利，舌淡红，脉沉细。

（三）治疗原则

大部分关节外及部分关节内稳定性骨折，通过手法复位、小夹板外固定、药物辨证论治等治疗均能取得较好疗效。可接受的复位标准如下：桡骨短缩小于 2mm，背倾角小于 10°，关节骨块移位小于 2mm，下尺桡关节稳定。手法复位需尽早施行，夹板包扎松紧适度，注意观察肢体血运。对于部分复位不满意或复位后位置不能维持者，可选择手术治疗。

（四）刘氏骨伤经验

刘氏骨伤经过几十年临床应用及探索，设计了"塑形纸质支架夹板"，临床经数万例患者观察有效，并获得发明专利，后续更是从内固定"解剖钢板"理念中得到启发，通过使用石膏取模，计算机软件测量肢体表面解剖特征，创新性地设计出"解剖型塑形纸质支架夹板"，广泛应用于临床，取得了良好的治疗效果。刘氏骨伤总结形成了成熟的骨折整复手法及夹板外固定原则。

桡骨远端骨折整复手法的关键是助手要有足够的拔伸力，并与医生的挤捺旋转动作配合默契，需要将桡骨断端的嵌插拉出，才能使桡尺关节的关系恢复正常。

对于大多数桡骨远端骨折患者保守治疗均可获得良好的功能恢复。手术治疗不应成为治疗桡骨远端骨折的主流，手术治疗应以中、青年骨折累及关节面且保守治疗不能取得满意复位效果的患者为主，因其生活及工作均对腕关节有较高的要求，应力求恢复正常的腕关节解剖结构，并维持坚强的固定，减少术后短缩及再移位的发生。由于腕关节自身活动度大，故对老年患者，应尽量选择创伤较小、并发症较低的治疗方式，只需尽量恢复桡骨长度和腕关节复位，不强求解剖对位，即使骨折畸形愈合，腕关节功能也大多能被老年患者接受。

（五）治疗方案

1.整复和固定

（1）伸直型桡骨远端骨折

①整复方法（以右侧为例）：患者平卧"骨折整复床"，患肢外展，伸肘，

前臂旋前。一助手握住患肢前臂下段，施术者两手紧握手掌，两拇指并列置于骨折远端背侧。两手其余手指置于腕掌侧，扣紧大、小鱼际，先顺畸形拔伸牵引，纠正重叠移位，再迅速尺偏、屈腕，施术者以右拇指在患腕背侧自近向远滑动并向掌尺侧按压分离移位骨块，并触摸了解复位效果，早期多能满意复位。

②固定方法：骨折复位满意后，腕部外敷消肿膏，以中号绷带自腕向前臂松松包扎1~2层，超腕关节2~3cm依次安放掌、背侧夹板，外用中号绷带包扎固定于掌屈15°~25°，夹板近端达肘横纹下三指，最后安放尺侧夹板，将腕固定于尺倾15°~25°。对于桡侧粉碎者，加用桡侧板，限制腕部桡偏活动。患肢屈肘90°，拇指朝上，用三角巾悬挂于胸前。3周内每周摄片，观察骨折位，调整包扎，防止骨折再次移位，固定5~6周。

（2）屈曲型桡骨远端骨折

①整复方法（以右侧为例）：患者平卧"骨折整复床"，患肢外展，伸肘，前臂完全旋后，掌心向上。助手握住患肢前臂下段，施术者一手握住患肢四指，行对抗牵引，同时将患腕迅速尺倾、背伸，必要时双拇指按于患腕掌部，向背侧按压并将腕部背伸，施术者可以触摸了解复位效果。

②固定方法：骨折复位满意后，腕部外敷消肿膏，将患侧腕关节固定于背伸10°~20°，尺倾15°~25°位。患肢屈肘90°，掌心朝上，用三角巾悬挂于胸前，前3周每周摄片，了解骨折对位，调整包扎，防止骨折再次移位，固定5~6周。

（3）半脱位型桡骨远端骨折

1）整复方法：①背侧半脱位。助手握住患肢前臂下段，施术者握住腕部拔伸牵引后，再一手维持牵引，一手用掌部环握患者腕部近端，用拇指将远端骨折块及脱位处向掌侧推挤复位，在牵引下徐徐将腕关节掌屈，使伸肌腱紧张，防止复位的骨折片移位。②掌侧半脱位。手法与背侧半脱位相反。

2）固定方法：①背侧半脱位。腕背侧远端加压垫，加大掌屈25°~35°位，其余步骤同伸直型桡骨远端骨折。②掌侧半脱位。腕掌侧远端加压垫，加大背伸20°~30°位，其余步骤同屈曲型桡骨远端骨折。固定时间均5~6周。

（4）无移位型桡骨远端骨折：患腕略做牵引，理顺伤后筋脉，无须手法复位，贴敷消肿膏，将腕部掌背侧夹板固定，屈肘悬吊。夹板制作与固定同伸直型骨折，固定时间3~4周。

2. 药物治疗

（1）外治疗法：固定期间，在包扎或者牵引固定时外敷消肿膏，固定后局部用中药热敷治疗；解除夹板外固定后外用和伤散熏洗治疗。局部皮肤过敏者应避免使用。

（2）内服疗法：早期治疗原则是活血祛瘀，消肿止痛，中后期可不用内服药物。老年患者因气血虚弱，血不荣筋，易致肌肉萎缩，关节不利，故在中后期宜养气血、补肝肾、壮筋骨，还应加用舒筋活络、通利关节的药物，内服可选用正骨丹。高龄患者酌加枸杞子、淫羊藿等。

3. 功能锻炼

桡骨远端发生骨折，尤其是粉碎性骨折后，很可能引起功能障碍，因此要及时指导患者进行腕、掌指关节、前臂、肩、肘的功能锻炼。骨折复位固定后，即应鼓励患者积极进行指间关节、掌指关节屈伸锻炼，活动肩、肘关节。

（1）早期：在复位固定后当天或手术处理后次日，鼓励患者开始做手指屈伸练习、肩部悬挂位摆动练习和肘关节主动屈伸练习。2~3天后手指逐渐增加运动幅度及用力程度。

（2）中期：继续坚持手指抓握锻炼及手指灵活性锻炼。前臂练习旋转功能，内旋40°，外旋30°左右，逐渐加大，同时行肘关节伸屈活动以及肩部抬举和环转运动。

（3）后期

1）桡腕关节松动：①牵拉与挤压。患者坐位，肢体放松，屈肘，前臂旋前置于桌面，施术者面对患者，一手固定其前臂远端，另一手握住腕关节的近排腕骨处，予纵向牵拉，挤压桡腕关节。②前后位运动。患者前臂中立位，施术者一手固定前臂远端，另手握住近排腕骨部位，在轻牵引下，分别向掌背侧滑动近排腕骨。③桡尺侧方向运动。患者前臂旋前位，施术者一手固定桡骨远端，另一手握住近排腕骨处，在轻牵引下，分别向桡尺侧运动桡腕关节。④旋前、旋后位运动。施术者一手固定前臂远端，另一手握近排腕骨处，分别将腕关节做旋前、旋后运动。

2）桡尺关节松动：①患者前臂旋后位。施术者双手握住患者尺骨远端，拇指在掌侧，其余4指在背侧，尺侧手固定，桡侧拇指将桡骨折端向背侧推动。②患者前臂旋前位。施术者拇指在背侧，其余4指在掌侧，桡侧手固定，尺侧拇指将尺骨折端向掌侧推动。

3）腕间关节松动：前后位运动，患者前臂中立位，一手握近端，一手握远端，往返推动。做上述运动后，嘱患者向各方向活动腕关节，每日2次，每次30~60分钟。

（六）典型医案

周某，女，59岁，退休。

【初诊时间】2021年1月1日。

【主诉】外伤后右腕疼痛2小时。

【病史】患者就医2小时前走路不慎滑倒，右手伸直位撑地，摔伤致右腕疼痛，活动受限，无头晕，无腰痛。

【查体】右腕肿胀，"餐叉样"畸形，活动受限，手指血运正常。

【辅助检查】X线检查可见右侧桡骨远端骨折，断端嵌插移位（图3-23）。

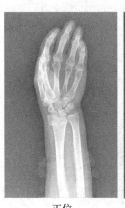 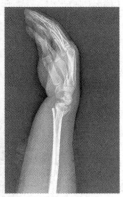

正位　　　　　　　　侧位

图3-23　初诊时桡骨远端正、侧位X线片

【中医诊断】桡骨远端骨折（血瘀气滞证）。

【西医诊断】右侧桡骨远端骨折。

【治则】手法整复，辅以化瘀通络止痛。

【治法】

（1）外治疗法：骨折手法整复，贴敷疗法，纸质铅丝夹板固定。

（2）内服处方：洛索洛芬钠分散片1盒，口服，1日2次，接骨七厘片2盒，口服，1日2次。

（3）注意事项：注意患肢肿胀及末梢血运情况。

【二诊时间】2021年1月21日。

【查体】右腕肿痛减轻。局部轻压痛，右腕关节夹板松弛，右肘及右手指活动自如，皮色紫暗，舌暗红，脉涩。

【辅助检查】X线检查可见右侧桡骨远端骨折，断端对位情况可（图3-24）。

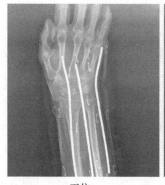
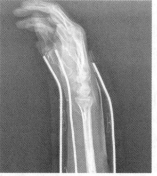

正位　　　　　　　　　　　　　　　　侧位

图 3-24　二诊时腕关节正、侧位 X 线片

【治则】夹板固定，消肿止痛。

【治法】

（1）外治疗法：平卧"骨折整复床"，在助手牵引下更换消肿膏贴敷，重新塑形纸质铅丝夹板后包扎固定，右上肢悬吊。

（2）内服处方：刘氏正骨丹 1 号。

（3）注意事项：锻炼肩部、肘部、手指功能。

【三诊时间】2021 年 1 月 28 日。

【查体】伤后 4 周，右腕及右前臂疼痛不明显，右前臂稍肿胀，骨折端无压痛，舌淡红，脉沉细。

【辅助检查】X 线检查可见右侧桡骨远端骨折，骨折端骨折线模糊（图 3-25）。

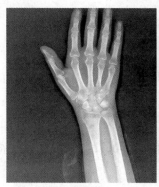
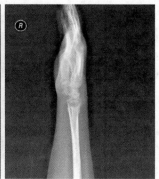

正位　　　　　　　　　　　　　　　　侧位

图 3-25　三诊时腕关节正、侧位 X 线片

【治则】补益肝肾，养血舒筋。

【治法】

（1）外治疗法：拆除夹板，外用和伤散熏洗。

（2）内服处方：刘氏正骨丹 2 号口服。

（3）注意事项：锻炼肩关节、肘部、腕部功能。

随访半年后腕关节功能恢复良好。患者自觉疼痛症状完全消失，上肢活动完全正常。

【编者按】桡骨远端骨折是一种常见的骨折类型，通常由于跌倒、交通事故或运动损伤等原因引起。对于桡骨远端骨折的治疗，临床上通常采用以下几种方案：保守治疗、手术治疗。保守治疗是桡骨远端骨折的常用治疗方法之一，主要采用手法复位、夹板石膏固定等方法。保守治疗的原理是通过手法复位将骨折断端对位对线，恢复桡骨长度和关节面平整，然后使用外固定以维持骨折部位的稳定。手法复位时需要注意手法轻柔、稳定，避免加重损伤，固定早期需要密切观察患肢断端血运情况，防止夹板或石膏固定过紧或过松，告知患者加强营养，促进骨折愈合。对于一些严重的桡骨远端骨折，如粉碎性骨折、关节面不平整、合并神经血管损伤等，考虑手术治疗。老年人多有不同程度骨质疏松，骨折后通过复位，早期对位可以比较理想，但后期可能有桡骨短缩、手及腕部桡偏合并尺侧疼痛，内固定治疗可以有效预防此类并发症。手术治疗的主要方案包括钢板内固定、髓内钉和外固定架等。推荐用简单方法治疗复杂类型骨折，包括切开功能复位内固定，不必强调解剖复位，还有单一掌侧锁定钢板治疗桡骨远端所有类型骨折，可以结合背侧小切口复位，掌侧锁定钢板支撑力足够维持对位，骨折端缺损不必植骨。通过合理的治疗和护理措施，可以提高桡骨远端骨折的治疗效果，促进患肢功能恢复，降低并发症的发生率。

七、掌骨骨折

掌骨按其解剖部位可分为头、颈、干和基底部。第 1 掌骨短而粗，第 2、第 3 掌骨长而细，且较突出，第 4、第 5 掌骨既短又细。掌骨骨折约占成人骨折的 3.57%，占手部骨折的 18%～44%。掌骨骨折的发病群体为中青年，且多见于优势手，如治疗不及时，将直接影响患者的手部功能，对其正常生活及工作造成不良影响。

（一）病因病机

掌骨骨折多因手部砸伤、压伤、撞击等直接或间接暴力导致，多数发生在握拳时掌骨遭受冲击传达暴力。由于第 5 掌骨容易暴露和受打击，故骨折发生率最高，其次为第 2~4 掌骨。骨折后掌骨断端在骨间肌、蚓状肌牵拉作用下，在背侧突起成角，而掌骨头朝着掌侧屈转，因暴力扭转造成斜形骨折。第 1 掌骨基底骨折多因间接暴力引起，骨折远端受拇长屈肌、拇短屈肌与拇指内收肌的牵拉，近端受拇长展肌的牵拉，骨折总是向桡背侧突起成角。

（二）中医证候分类

1. 血瘀气滞证

伤后 2 周以内。外伤后经络受损，血溢脉外，瘀于皮下，阻塞气血。症见局部压痛，舌质淡，苔薄白，脉弦。

2. 瘀血凝滞证

伤后 2~4 周。仍有瘀凝气滞，肿痛尚未尽除，断骨已正（接），骨折未愈。症见伤处疼痛，按则加剧，功能活动障碍，舌红或有瘀点，苔白，脉弦。

3. 肝肾不足证

伤后 4 周以上。断骨未坚，筋脉疲软。症见头晕耳鸣，腰膝酸软，两目干涩，视物模糊，五心烦热，遗精盗汗，舌红苔薄，脉细数。

（三）治疗原则

单一掌骨干骨折复位后，由于邻近掌骨的支撑，夹板固定后骨折端相对稳定，预后较好，但对于多发掌骨骨折患者夹板外固定效果不佳，容易出现再移位。治疗掌骨干骨折主要纠正成角和旋转移位，而掌骨的尺偏和桡偏移位难以纠正，不过侧移后功能不受影响。长斜行掌骨干骨折容易出现短缩移位。

掌骨基底部靠近腕掌关节，活动度小，骨折复位后相对稳定，且基底部骨质为松质骨，骨折愈合快，保守治疗临床效果好。掌骨基底骨折有时伴有腕掌关节脱位，以第 4、第 5 掌骨基底部骨折多见，在整复骨折的同时要注意关节脱位是否得到复位，否则后期可能遗留局部隆起和疼痛。

掌骨颈骨折容易发生短缩、成角畸形，掌骨颈骨折成角30°以内，对手的外观和功能没有明显影响，超过30°即为手术指征。手术治疗的原则如下：①力求解剖复位。②轻柔复位和细致处理，保护软组织和血供。③固定轻便牢固。④可早期活动和功能训练。

（四）刘氏骨伤经验

治疗掌骨骨折，应尽可能复位，固定时轻便牢固，早期就应活动锻炼功能。合理有效的固定方法是影响掌骨复位效果的重要因素，一旦出现骨折旋转或成角误差，将导致手部畸形，后期功能恢复不佳。

关于掌骨骨折手法整复时机，伤后肿胀未起，及时复位相对容易；初期常肿胀严重，复位困难；伤后 2~4 周，肿胀逐步消退，有明显骨痂生长，骨折断端相对稳定，此时手法复位困难，如需要再次复位，应在麻醉下行骨折复位；伤后 4 周以上，骨折断端成熟骨痂形成，逐步塑形改造，已相当稳定，此时无法手法复位、调整，如有影响功能的严重畸形，需手术治疗。

纸质铅丝夹板固定可以维持掌骨骨折部位稳定，并且对患者皮肤无刺激，不会损伤肌腱，还能够充分保证组织完整性，降低发生肌腱与软组织粘连等并发症的风险，有利于手部功能锻炼及恢复。

（五）治疗方案

1. 骨折整复

掌骨颈部骨折，需先将掌指关节屈曲 90°（使掌指关节侧副韧带紧张），然后再顺掌骨方向牵引，在牵引过程中施术者通过"夹、挤、提、按、分骨"等手法逆创伤机制纠正前后和侧方移位。若双掌骨骨折，则先整复移位明显者，横断或锯齿状稳定骨折处优先。

掌骨干骨折，在拔伸牵引下，先按压骨折端纠正掌背侧成角，再用分骨挤压等手法纠正侧方移位。有些掌骨干处横断骨折短缩明显，牵引有时难以纠正，此时需要对骨折处行折顶加大成角，因手掌部肌肉丰厚，皮肤伸展性差，难以向背侧加大成角，因此不管骨折端是向掌侧还是向背侧成角，整复时都要向掌侧折损以加大成角，同时纠正短缩和侧方移位。对于部分掌骨干处长斜形骨折容易出现短缩移位的，复位时可适当加大力度，过度牵引，使远端斜行尖端嵌入近端骨髓腔内，再放置分骨垫，避免其再次短缩移位。整复治疗后通过触摸断端及推挤掌骨头判断骨折复位情况。

2. 固定

对于第 2~5 掌骨骨折，复位后在掌骨背侧边缘根据原骨折移位情况放置压垫，掌背侧采用 2 块纸质铅丝夹板固定，夹板横向缠上胶布，内衬棉块，夹板的大小需要比整个手掌和手背的面积稍大，将夹板放到掌背侧后捏紧，夹板放置位置稍微超掌指关节和腕掌关节，同时以不影响掌指关节及腕关节屈伸为宜，然后用绷带绕大拇指进行横行和斜行绑扎。对于第 5 掌骨骨折，若存在尺侧成角，复位后可在尺侧增加一块夹板，防止骨折向尺侧移位。

3. 药物治疗

固定期间，在包扎或者牵引固定时外敷消肿膏，固定后局部中药热敷治疗；解除夹板外固定后外用和伤散熏洗治疗。局部皮肤过敏者应避免使用。

4. 康复治疗

对纸质铅丝夹板外固定的患者，于固定后即刻在医生指导下锻炼功能。

（六）典型医案

张某，男，22岁，职员。

【初诊时间】2021年9月7日。

【主诉】摔伤致右手肿痛，活动受限2小时。

【病史】患者入院2小时前打篮球时不慎摔伤，右手撑地，摔伤致右手部疼痛，右手掌指关节活动后疼痛剧烈。无昏迷、无头痛、无头晕、无恶心呕吐、无胸腹部疼痛。

【查体】右手背局部瘀肿变形，固定刺痛，尺侧可扪及骨性突起，拒按，活动障碍，皮色紫暗，舌暗红，脉弦涩。

【辅助检查】X线检查可见右手第5掌骨干骨折，断端成角移位（图3-26）。

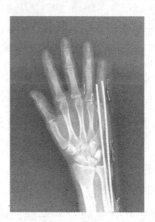

图3-26 初诊时右手斜位X线片

【中医诊断】掌骨骨折（血瘀气滞证）。

【西医诊断】右手第5掌骨骨折。

【治则】活血化瘀，接骨续筋。

【治法】

（1）外治疗法：整复骨折，用消肿膏在骨折处贴敷，纸质铅丝夹板超腕关节固定，右上肢悬吊。

（2）内服处方：当归6g，三七6g，川牛膝6g，金银花6g，茯苓皮6g，桃仁6g。

（3）注意事项：注意患肢肿胀、手指活动及末梢血运情况。

【二诊时间】2021 年 9 月 13 日。

【查体】右手背肿痛减轻。局部轻压痛，右手腕关节夹板松紧适度，右肘及右手指活动自如，皮色紫暗，舌暗红，脉涩。

【辅助检查】X 线检查可见右手第 5 掌骨干骨折，断端对位情况可（图 3-27）。

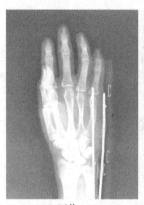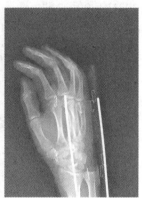

正位　　　　　　　　　　　斜位

图 3-27　二诊时右手正、斜位 X 线片

【治则】活血化瘀，夹板固定，接骨续筋。

【治法】

（1）外治疗法：骨折处更换消肿膏贴敷，重新塑形纸质铅丝夹板后包扎固定。

（2）内服处方：刘氏正骨丹 1 号。

（3）注意事项：锻炼肩部、肘部、手指功能。

【编者按】掌骨骨折是手部常见的骨折类型，通常由外伤引起，如打击、挤压、扭伤等。治疗方式主要包括保守治疗和手术治疗，具体治疗方案需根据骨折的严重程度、移位情况以及患者的个人情况来定。保守治疗适用于简单线性骨折且骨折断端没有明显移位的情况。治疗方法包括手法复位、石膏或支具外固定，不宜长时间将掌指关节固定在手伸直位，可以在 3 周后改握拳对掌位，防止掌指关节屈曲障碍。对于骨折粉碎、断端明显移位、骨折处不稳定的情况，手术治疗是更好的选择。常见的手术治疗方式有骨折切开复位、克氏针内固定、钢板内固定手术等，术后需积极锻炼功能，避免关节功能障碍。在康复过程中，应注意保护受伤的手部，避免二次伤害。

八、指骨骨折

指骨包括拇指、食指、中指、环指、小指，其中拇指有近节和远节，其余四指为近节、中节、远节。每节指骨均为短管状骨，近端称为基部，远端称为头部，基部和头部除末节外，都有关节软骨覆盖，为关节面。指总伸肌腱附着于末节指骨基底的背侧，指深屈肌腱附着于末节指骨基底的掌侧，近节指骨底有骨间肌附着，背侧有蚓状肌附着。指骨骨折后因这些肌肉的牵拉容易引起骨折移位。

（一）病因病机

指骨骨折多由直接暴力所致，多为横断、斜形、螺旋、粉碎或波及关节的骨折。指骨骨折以近节指骨骨干骨折多见，骨折近端受骨间肌与蚓状肌牵拉，骨折远端受伸肌腱牵拉，造成骨折端向掌侧突起成角。指骨颈骨折，骨折亦向掌侧突起成角，由于伸肌腱在中央部牵拉，骨折远端可向背侧旋转达90°，使远端的背侧与近端的断面相对，阻止骨片的整复。末节指骨基底背侧撕脱骨折，多因手指伸直时，指端受暴力弯曲引起，如在接球时，指端被球撞击所致。骨折后末节手指屈曲呈典型的锤状畸形，不能主动伸直，又称锤状指。

（二）中医证候分类

1.血瘀气滞证
伤后2周以内。外伤后经络受损，血溢脉外，瘀于皮下，阻塞气血，血瘀气滞。症见局部压痛，舌质淡，苔薄白，脉弦。

2.瘀血凝滞证
伤后2~4周。仍有瘀凝气滞，肿痛尚未尽除，断骨已正（接），骨折未愈。症见伤处疼痛，按则加剧，功能活动障碍，舌红或有瘀点，苔白，脉弦。

3.肝肾不足证
伤后4周以上。断骨未坚，筋脉疲软。症见头晕耳鸣，腰膝酸软，两目干涩，视物模糊，五心烦热，遗精盗汗，舌红苔薄，脉细数。

（三）治疗原则

治疗指骨骨折主要以纠正成角和偏移为主，侧方移位的患者预后功能影响不大，而旋转移位的患者预后将影响握拳功能。稳定的近节指骨骨折可以通过非手术治疗达到一个比较满意的恢复程度，不稳定的近节指骨骨折则需要手术治疗。

（四）刘氏骨伤经验

指骨骨折功能恢复的程度取决于多种因素，包括骨折的类型、程度、固定方式以及早期的康复锻炼。治疗指骨骨折的目的是恢复手指功能，同时要注意保护软组织，尤其是保护肌腱滑动的功能，这样能够更好地恢复手指功能。

只要稳定骨折固定以及能够早期活动，任何治疗方式都是允许的。在确保骨折固定稳定后需立即康复锻炼，预防手指僵硬才能获得好的治疗结果。

（五）治疗方案

1.整复和固定

患者坐位，施术者一手拇指和食指捏住骨折近端，另一手握住骨折远端，先拔伸牵引，后屈曲指间关节以复位骨折端，同时用拇指顶住骨折处掌侧向背侧推压骨折端，以纠正掌侧成角。在维持牵引下，有侧方移位者，用拇、食指纠正侧方移位。施术者触及骨折处两侧及背侧，若光滑无台阶样感觉后，用纸质铅丝夹板或者铁丝支架牵引固定。向掌侧成角者取屈曲位固定，向背侧成角者取伸直位固定。斜形骨折缩短者加皮肤牵引。断端侧移导致手指倾斜者，利用两旁的健指加垫纸固定。

2.药物治疗

固定期间，在包扎或者牵引固定时外敷消肿膏，固定后局部中药热敷治疗；解除夹板外固定后外用和伤散熏洗治疗。

3.康复治疗

对纸质铅丝夹板或者铁丝支架牵引外固定者，完成固定后应指导功能训练。

（六）典型医案

郭某，女，31岁，职员。

【初诊时间】2022年1月4日。

【主诉】外伤致左手环指疼痛5小时。

【病史】患者就诊5小时前因打架致左手环指肿胀、疼痛，左手环指活动受限。无昏迷、无头痛、无头晕、无恶心呕吐、无胸腹部疼痛。

【查体】左手环指肿胀，指间关节屈曲，固定刺痛，拒按，活动障碍，皮色紫暗，舌暗红，脉弦涩。

【辅助检查】X线检查可见左手环指中节指骨骨折，断端移位，近指间关节脱位（图 3-28）。

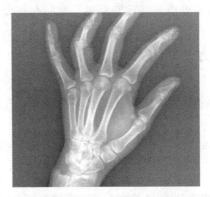

图 3-28　初诊时左手斜位 X 线片

【中医诊断】指骨骨折脱位（血瘀气滞证）。

【西医诊断】左手环指中节指骨骨折，左手环指近指间关节脱位。

【治则】活血化瘀，接骨续筋。

【治法】

（1）外治疗法：手法整复骨折和脱位，骨折处贴敷消肿膏，纸质铅丝夹板固定，左手悬吊。

（2）注意事项：注意患肢肿胀、手指活动及末梢血运情况。

【二诊时间】2022 年 1 月 19 日。

【查体】左手环指肿痛减轻。局部轻压痛，夹板松紧适度，左腕及其余手指活动自如，皮色紫暗，舌暗红，脉涩。

【辅助检查】X线检查可见左手环指中节指骨骨折，断端稍移位（图 3-29）。

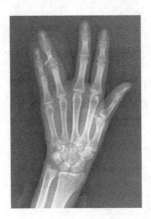

图 3-29　二诊时左手斜位 X 线片

【治则】活血化瘀，接骨续筋。

【治法】

（1）外治疗法：骨折处更换消肿膏贴敷，继续包扎固定。

（2）内服处方：刘氏正骨丹1号。

（3）注意事项：锻炼肩部、肘部、腕部功能。

【三诊时间】2022年2月18日。

【查体】左手环指骨折端压痛，活动时局部疼痛，左手环指屈曲活动不利，舌淡红，脉涩。

【辅助检查】X线检查可见左手环指中节指骨骨折，断端对位可，骨折线模糊（图3-30）。

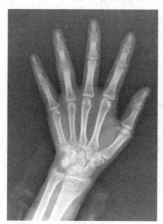 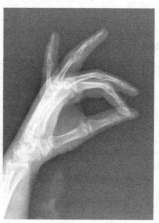

正位　　　　　　　　　　　　斜位

图3-30　三诊时左手正、斜位X线片

【治则】接骨续筋，和营生新。

【治法】

（1）外治疗法：拆除纸质铅线夹板，外用和伤散熏洗。

（2）注意事项：锻炼指关节屈曲功能。

【四诊时间】2022年8月22日。

【查体】左手环指肿胀不明显，骨折端压痛不明显，活动时局部轻微疼痛，左手环指屈曲活动可，舌淡红，脉沉细。

【辅助检查】X线检查可见左手环指中节指骨骨折，断端对位可，骨折线模糊（图3-31）。

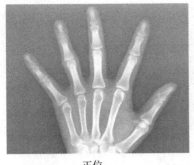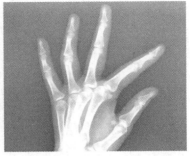

正位　　　　　　　　　　　　　斜位

图 3-31　四诊时左手正、斜位 X 线片

【治则】补益肝肾，养血舒筋。

【治法】

（1）外治疗法：外用和伤散熏洗。

（2）加强指关节伸直、屈曲功能锻炼。

随访半年后患者自觉疼痛症状完全消失，指关节功能恢复良好。

【编者按】指骨骨折是手部常见的骨折类型，通常由外伤引起，如摔跤、撞击、挤压等。指骨骨折的常见症状包括剧烈的疼痛、肿胀、手指变形、无法活动等。治疗方法主要包括手法复位、夹板固定、石膏固定等，需要根据骨折的类型和严重程度选择合适的治疗方法。同时需要进行康复训练以促进手指功能恢复。治疗指骨骨折，既要能准确地复位，又要能牢固地固定，还要尽可能早期进行功能锻炼，以恢复手指的活动功能。无移位的骨折，可用铝板或夹板将伤指固定于掌指关节屈曲和指间关节微屈位，4 周左右拆除固定，进行功能锻炼。有移位的闭合性骨折，可行手法复位外固定。其固定的位置应根据骨折移位的情况来定，如掌侧成角者将手指固定于屈曲位，如末节指骨基底部背侧撕脱骨折，应在近侧指间关节屈曲和远侧指间关节过伸位固定，4~6 周拆除固定。对于开放性骨折和闭合性骨折复位后位置不佳者，应行切开复位内固定，其固定的方法很多，按具体情况来定，常用的方法为克氏针固定，但应以牢固可靠为原则。而指骨基底部撕脱骨折多采用张力带固定治疗。

第二节 下肢骨折

一、股骨转子间骨折

股骨转子间骨折是指股骨颈基底部至股骨小粗隆水平以上部位骨折，为老年人的常见病，因血液供应好，骨折均能愈合良好，但若处理不当，极易发生髋内翻畸形。高龄患者骨折后需长期卧床，容易引起危及生命的各种并发症。

（一）病因病机

股骨转子间骨折多见于老年人，男性多于女性。老年人因骨质疏松、股骨转子部脆弱，即使轻微外伤，如平地滑倒等，若大转子部着地或患肢突然扭转，都可能引起骨折。青壮年发病者较少，若发生股骨转子间骨折，必因遭受强大暴力如车祸、高处跌下等。根据骨折线的方向和位置，临床上可分为两种：顺转子间骨折、逆转子间骨折。

（二）中医证候分类

1. 血瘀气滞证

伤后 2 周以内。外伤后经络受损，血溢脉外，瘀于浅筋膜，阻塞气血，血瘀气滞。症见局部压痛，舌质淡，苔薄白，脉弦。

2. 瘀血凝滞证

伤后 2~4 周。仍有瘀凝气滞，肿痛尚未尽除，断骨已正，骨折未愈。症见伤处疼痛拒按，功能活动障碍，舌红或有瘀点，苔白，脉弦。

3. 肝肾不足证

骨折 4 周以上。断骨未坚，筋脉疲软。症见头晕耳鸣，腰膝酸软，两目干涩，视物模糊，五心烦热，遗精盗汗，舌红苔薄，脉细数。

（三）治疗原则

对于股骨转子间骨折应尽快进行相应的紧急处理，进行疼痛评估，并尽早开始镇痛治疗。选择手术或非手术治疗，都存在相应的风险和并发症。对于存在严重内科合并疾病的患者，常常需要医生评估手术和非手术治疗各自的风险和收益进行个体化分析，并与患者和家属深入沟通，选择合适的治疗方法。

（四）刘氏骨伤经验

股骨转子间骨折一般都能愈合，但在伤后10天内，常因失血较多，饮食减少，出现正气衰竭等变化，故应及早注意饮食和适当的补液。

保守治疗时，患者卧床期间排泄大小便，需要避免臀部抬高，具体措施如下：①床板留孔，在床下置便盆。②垫被分上下两节，上节垫在背腰部，下节垫在下肢，使上下两节垫被之间，即臀部处留一空间，平时用小枕充垫其间，大小便时抽出小枕，将便盆插进。

防止长期卧床引起并发症，应认真做好以下护理事项：①患者两手吊环锻炼。②上半身经常做挺胸、转身活动。③骶尾部、足跟部用酒精按擦。

解除牵引后功能锻炼，应先从坐在床沿摆动腿开始，逐渐试做扶持台凳稳妥下地，以健腿着力为主，患肢不负重，不宜过早下床，不宜过多负重。

（五）治疗方案

1.整复与固定

老年患者如果长期卧床，容易引发心血管疾病、下肢静脉血栓、肺炎、泌尿系感染等并发症。临床规范化综合治疗方案，包括手法整复、牵引、固定等治疗。

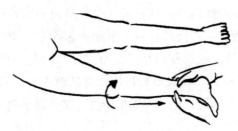

图3-32　手法整复图

手法整复解决下肢短缩和外旋。患者仰卧，助手固定骨盆，医生两手抱住膝部缓慢地拔伸，略带内旋，用力由轻到重，持续10~20分钟，若患肢已拉出与健侧等长，并达到中立位，试放松拔伸力，不见患肢回缩且不见外旋者，认为已复位。由助手一手握持患膝，另一手握持踝部，保持屈膝90°，外展15°（图3-32）。

①骨牵引：在股骨髁上穿针后，悬重6 kg左右，取屈髋屈膝位各20°，膝后垫实，24~36小时测量两腿是否等长，如仍短缩，按上述整复手法再做一次，

或加重 0.5~1kg 悬重。若过牵则减轻悬重。每天帮助小腿做屈伸动作 1~2 次，每次 1~2 分钟。防止去牵引后膝关节强直以及下肢深静脉血栓（图 3-33）。

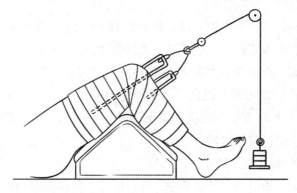

图 3-33　骨牵引图

②牵引固定：内外侧各一条牵引带。一条从大腿中部开始，超出膝关节 8cm 打结。另一条绕过腘窝，分成内外两个头，超出膝关节 8cm 打结。腓骨小头部加衬垫，防止腓总神经受压。另用一绳将两条牵引带连接，通过床头滑轮，悬重 3 kg，膝后垫实。在牵引过程中，每天早晚各 1 次，去悬重 15~30 分钟，膝部按摩 3~5 分钟，注意腓总神经是否有受压症状。一般 5~7 天调整绷带，50~80 天去除牵引。如果发现绑扎过紧引起患者疼痛难忍或绑扎过松导致牵引力不足时，应及时调整。

③ "丁" 字鞋固定：外展型嵌插骨折、稍有移位的股骨转子间骨折等（小粗隆明显移位，无法纠正，可任其自然）可用夹板固定。使用时以髋关节夹板固定，屈髋屈膝 20° 外展位，膝后垫实，穿 "丁" 字鞋。绑扎后，若绷带松弛，应随时调整。调整时，将膝关节略作屈伸并按摩 5~8 分钟。一般 1 周 1 次，50~80 天后去除绷带，在床沿试坐。再隔半个月，试下地不负重。

2. 药物治疗

（1）外治疗法：夹板固定期间，在包扎固定时外敷消肿膏，固定后局部用中药热敷治疗；解除夹板外固定后外用和伤散熏洗治疗。局部皮肤过敏者应避免使用。

（2）内服疗法

根据骨折三期辨证施治。

①血瘀气滞证（伤后 1~2 周）：症见局部瘀肿变形，固定刺痛，拒按，活动障碍，皮色紫暗，舌暗红，脉弦涩。治宜活血行气，消肿止痛。方用活血消肿方加减或刘氏正骨丹 1 号。药为当归、三七、川牛膝、金银花、茯苓皮、桃仁

等。体壮者去三七，用红花；发热者重用金银花，加蒲公英；纳差者加陈皮、红曲米、砂仁；便秘者加厚朴、麻仁、生大黄等。

②瘀血凝滞证（伤后3~4周）：症见患处肿胀、隐痛，关节活动障碍，舌暗红，脉弦或涩。治宜接骨续筋，和营生新。方用续骨活血汤加减或刘氏正骨丹2号。药为当归、赤芍、生地黄、三七、土鳖虫、骨碎补、自然铜、续断、乳香、没药等。舌红少苔者加沙参、麦冬；纳差气短者加党参、黄芪、白术；便秘者加麻仁、玄参。

③肝肾不足证（受伤5周以后）：患处筋骨萎缩，关节屈伸不利，舌淡红，脉沉细。治宜补益肝肾，养血舒筋。方用壮筋养血汤加减或刘氏正骨丹2号。药为当归、川芎、生地黄、续断、牡丹皮、杜仲等。高龄患者酌加枸杞子、淫羊藿等。

3.康复治疗

无论患者是否手术，都应尽早进行功能锻炼，有利于促进局部功能恢复及预防全身并发症。功能锻炼是中医的一大特色，有利于促进血液循环，消退肿胀，增强骨折部位生理应力，促进愈合，促进肢体功能恢复，防止关节粘连和强直，防止出现肌萎缩和继发性骨质疏松症。早期功能锻炼应在不负重状态下开展，后期可借助康复器械锻炼。

患者应早期进行床上功能锻炼，牵引后即可进行股四头肌等长收缩及踝关节、足趾的屈伸活动，1~2周后开始在床上做抬臀运动。3~4周后，患者两手拉吊环，健足踏在床上，做抬臀活动，臀部可完全离开床，使身体与大腿、小腿成一直线，以加大髋、膝关节的活动范围。

（六）典型医案

张某，女，70岁。

【初诊时间】2022年1月11日。

【主诉】摔伤致左髋部肿痛不适10小时余。

【病史】患者入院10小时前在平地上行走时不慎摔倒，左髋部着地，否认头部着地病史。

【查体】神清，双侧瞳孔等大等圆，直径3mm，对光反射灵敏，颈部无抵抗，胸廓对称，未见明显畸形，双肺呼吸音粗，未闻及明显干、湿啰音，腹部平坦，腹软，全腹部无明显压痛及反跳痛，肠鸣音可，左下肢轻度外旋短缩畸形，左髋部叩痛，活动不利，余肢关节无明显活动受限，未见明显畸形，肌力正常，舌暗红，苔薄白，脉弦涩。

【辅助检查】X线检查可见左侧股骨转子间骨折，断端移位成角。骨盆构成骨骨质密度不同程度降低（图3-34）。

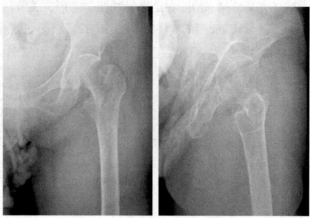

正位　　　　　　　　　　　　侧位
图3-34　初诊时左髋关节正、侧位X线片

【中医诊断】股骨转子间骨折（血瘀气滞证）。

【西医诊断】股骨转子间骨折，骨质疏松症。

【治则】接骨续筋，活血消肿。

【治法】

（1）外治疗法

①用正骨屈髋屈膝法进行整复，由助手固定骨盆，医生握其膝部和小腿，先屈髋、屈膝90°向上牵引，然后伸髋、内旋、外展即可复位。复位后查双下肢是否等长，置左下肢于外展30°中立位，"丁"字鞋外固定。

②左髋外侧局部外敷消肿膏。

③在医生指导下练习股四头肌等长收缩。

（2）内服处方：内服刘氏正骨丹I号。

（3）注意事项：嘱患者注意患肢肿胀及末梢血运情况。

【二诊时间】2022年3月23日。

【查体】神志清，精神可，左髋部无明显肿胀，局部无压痛，无左下肢纵向叩击痛，屈髋活动稍受限，膝关节屈伸活动可，末梢血运可，舌红，苔薄白，脉弦。

【辅助检查】X线检查可见左侧股骨转子间骨折，目前断端移位成角，部分骨质吸收（图3-35）。

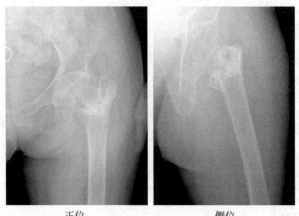

正位   侧位

图 3-35　二诊时左髋关节正、侧位 X 线片

【治法】

（1）内服处方：口服碳酸钙、骨化三醇胶囊。

（2）医生指导患者屈髋、屈膝功能锻炼。

【编者按】股骨转子间骨折是一种常见的髋部损伤，高龄患者占比较大。治疗方法的选择和康复时间因骨折类型、稳定性和原因而有所不同。

保守治疗是股骨转子间骨折的经典治疗方法，主要方法是手法复位外固定。外固定常用的方法有"丁"字鞋固定、皮肤牵引、骨骼牵引等。保守治疗需要注意以下几点。①定期复查：保守治疗需密切观察骨折端的对位及愈合情况，及时调整牵引方向和重量。②预防并发症：早期注意应激性溃疡、压疮、贫血，后期注意肺部感染、尿路感染。③功能训练：在医生指导下进行早期的康复训练，如深长呼吸、吐纳、肌肉收缩、关节活动等，预防肌肉萎缩和关节僵硬。

手术治疗是股骨转子间骨折的治疗趋势。常用的手术方式包括髓内钉和钢板螺钉固定等。手术治疗具有以下优点：内固定相对稳定可靠，有利于骨折愈合，防止髋内翻；能早期活动，可以尽快恢复患者的关节功能，减少卧床并发症，提高患者的生活质量。

二、股骨干骨折

股骨干骨折是指股骨转子以下股骨髁以上部位骨折，多与外力因素有关，好发于青壮年，症见患肢短缩、疼痛、肿胀、活动受限等。

（一）病因病机

股骨干骨折多见于儿童及青壮年，男性多于女性，以股骨干中部骨折最多，可为横断、斜形、螺旋、粉碎性及青枝骨折。多由直接暴力引起，间接暴力所产生的杠杆作用、扭转作用亦能引起股骨干骨折。直接暴力引起者多为横断或粉碎骨折；间接暴力引起者多为斜形或螺旋骨折，均为不稳定骨折。青枝骨折仅见于小儿。

（二）中医证候

1.血瘀气滞证

外伤初期，血溢脉外，瘀于浅筋膜，肿胀较甚，疼痛剧烈，压痛明显，舌质淡红，苔薄白，脉弦。

2.瘀血凝滞证

骨伤日久，肿胀消退，瘀血残留肌腠、关节，以至筋膜粘连，关节屈伸不利，舌红苔薄，脉结。

3.肝肾不足证

损伤后期，断骨未坚，筋脉疲软，可出现肝肾不足证。偏于阴虚者，兼见头晕耳鸣，腰膝酸软，两目干涩，视物模糊，或有烦躁失眠，五心烦热，盗汗，遗精，咽干口燥，舌红少苔，脉细数。偏于阳虚者，兼见形寒肢冷，神疲乏力，遗精早泄，月经量少，色淡，小便清长，夜尿频数，舌淡苔薄白，脉沉细。

（三）治疗原则

治疗股骨干骨折，应注意患者的全身情况，积极防治外伤性休克，重视对骨折的急救处理，应用简单而有效的方法给予临时固定，急速送往医院。因大腿部的解剖特点是肌肉丰厚，拉力较强，骨折移位的倾向力大，在采用手法复位、夹板固定的同时需配合持续牵引治疗。必要时，还需切开复位内固定。

（四）刘氏骨伤经验

刘氏骨伤治疗股骨干骨折采用手法整复、骨牵引结合夹板外固定以及闭合穿针内固定（儿童），功能锻炼贯穿治疗的始终，医患充分协作，骨折均能达到功能复位要求，康复快，费用低。

（五）治疗方案

1. 整复和固定

患者取仰卧位，一助手固定骨盆，另一助手用双手握住小腿上段，顺势拔伸，并徐徐将患肢屈髋、屈膝各 90°，沿股骨纵轴方向用力牵引，纠正重叠移位后，再按骨折的部位分别采用下列手法。

（1）横断骨折：先用拔伸挤捺手法，如未能纠正重叠，可用折顶法。对位后，先用 4 块短夹板，再用超过髋、膝关节的长夹板固定，如对位不满意，加骨牵引，须在 3~5 天内床边摄 X 线片，看是否有过牵或牵力不足，如见两断端分离，有明显间隙，属过牵，必须立即减轻悬重。如仍有重叠，则增加悬重。如对线不佳，用挤压法加短夹板和压垫，悬重一般取患者体重的 1/12~1/8，牵引 3~5 周。

（2）斜形骨折：若有明显缩短者拔伸手法后不能保持长度，须用骨牵引加短夹板和压垫。

（3）股骨干上 1/3 处骨折：因髂腰肌、臀中肌的牵拉，骨折近端向外成角，故骨牵引取外展位，在床边放一个装置顶住腰髂部防止臀部外移。大小便护理措施参见"股骨转子间骨折"中所述。

（4）股骨干下 1/3 处骨折：由于腓肠肌的牵拉，使骨折远端向后凸出。整复时患者仰卧，助手甲将患腿近端抬起固定，助手乙握持小腿向上缓慢轻轻拔伸。为防止腘窝动脉损伤，医生一手压住近断端，另一手在腘窝部向上托顶，使断端反折。当医生摸知断端已基本对位，可让助手乙在保持拔伸力的同时，缓慢地将小腿转为屈膝 90°，再前后位用纸质铅丝夹板各一块固定，隔 7 天调整夹板，做 5°~10° 的微屈伸，局部按擦，继续固定。15 天后将屈曲位逐步放直。如手法复位不满意（未达到对位 1/2 以上）取屈曲位 45° 骨牵引。

（5）儿童和婴儿出生时的产伤骨折：因患腿常呈屈髋位，肌肉肥厚，如在仰卧位直伸方向拔伸挤捺，不但断端很难托出，还可能因患肢对抗导致更加成角。故手法复位时握持踝部，将患腿缓慢提起成伸膝屈髋 90°~100°，持续拔伸 1~2 分钟，待肌肉张力减退，成角消失，上内、前、外侧各用一块短夹板，然后在保持拔伸力的同时将患肢缓慢地放下，成为约 10° 的屈髋、屈膝位，上内、外侧各一块长夹板超髋、膝关节固定。因婴儿大小便会浸湿夹板，故采用涂蜡的夹板，复诊时去除长夹板后，仍须握持小腿屈髋 90°，再去除短夹板。如皮肤无湿疹等症状，仍按照第一次方法，先上短夹板，再上长夹板。婴儿骨折移位很难满意对位，但赖其自身旺盛的塑造功能，只要求在 1~2 周内保持夹板绷带干净完好，患肢断端少动，不成角，愈后都是良好的。

（6）压垫的使用：骨折复位后，在维持牵引下，在上、中、下不同部位放置压垫，防止骨折成角和再移位。股骨干上 1/3 段骨折，应将压垫放在近端的前方和外方，股骨干中 1/3 骨折，把压垫放在骨折线的外方和前方，股骨干下 1/3 骨折，把压垫放在骨折近端的前方。再按照大腿的长度放置 4 块夹板，后侧夹板上应放置一较长的塔形垫，以保持股骨正常的生理弧度，然后用 4 条布带绑扎固定。

（7）残余移位：对于成年人或较大年龄儿童的股骨干骨折，特别是对粉碎性骨折、斜形骨折、螺旋骨折，多采用较大重量的骨骼牵引逐渐复位，只要牵引方向和牵引重量合适，往往能自动得到良好的对位，无须进行手法复位。3~5天后经 X 线床头摄片检查，若骨折畸形已纠正，可逐步减轻牵引重量。若为横断骨折且仍有侧方移位者，可用双手的手指或手掌，甚至十指合扣两前臂的压力，施行端提和挤按手法，纠正侧方移位。粉碎性骨折可用四面挤按手法，使碎片互相接近。斜形骨折如两斜面为背向移位时，可用回旋手法使远端由前或由后绕过对面。粉碎性骨折因愈合较慢，牵引时间可适当延长。

（8）垂直悬吊皮肤牵引：适用于 3 岁以内的儿童。此法是将患肢和健肢同时用皮肤牵引向上悬吊，用重量悬起，以臀部离开床面一拳距离为宜，依靠体重做对抗牵引。如果臀部接触床面，说明牵引重量不够，要重新调整重量，使臀部离开床面。牵引期间要注意双下肢血液循环情况。患儿能很快地适应此法，对治疗和护理都比较方便。一般牵引 3~4 周后，骨折均可获得良好的愈合。

（9）皮肤牵引：适用于小儿或年老体弱的人。用胶布贴在患肢内、外两侧，再用绷带裹住，将患肢放置在牵引架上。4~8 岁的患儿牵引重量为 2~3kg，时间为 3~4 周；成人为 1/12~1/7 体重，一般不超过 5kg，时间为 8~10 周。皮肤牵引时，应经常检查，防止胶布滑落失去牵引作用。

（10）骨骼牵引：较大儿童及成人采用骨骼牵引，并将患肢放在布朗架上。按部位不同，可采用股骨髁上牵引、股骨髁牵引、胫骨结节牵引。①股骨髁上牵引，适用于股骨干中 1/3 骨折或远折端向后移位的股骨干下 1/3 骨折。股骨干中 1/3 骨折应置患肢于外展旋中位，股骨干下 1/3 骨折应置患肢于屈髋、屈膝旋中位。②股骨髁牵引，适用于股骨干上 1/3 骨折和远侧骨折端向后移位的股骨干下 1/3 骨折，患肢置屈髋、屈膝中立位。③胫骨结节牵引，适用于股骨干上 1/3 骨折和骨折远端向前移位的股骨干下 1/3 骨折，患肢置屈髋外展位。较大的儿童或少年不宜在胫骨结节部穿针，应在胫骨结节部下 2~3cm 处穿针。

2. 药物治疗

（1）外治疗法：夹板固定期间，在包扎固定时外敷消肿膏，固定后局部用中药热敷治疗；解除夹板外固定后外用和伤散熏洗治疗。局部皮肤过敏者应避免使用。

（2）内服疗法

根据骨折三期辨证施治。

①血瘀气滞证（伤后 1~2 周）：症见局部瘀肿变形，固定刺痛，拒按，活动障碍，皮色紫暗，舌暗红，脉弦涩。治宜活血行气，消肿止痛。方用活血消肿方加减或选服刘氏正骨丹 1 号。药为当归、三七、川牛膝、金银花、茯苓皮、桃仁等。体壮者去三七，用红花；发热者重用金银花，加蒲公英；纳差者加陈皮、红曲米、砂仁，并预防应激性溃疡；便秘者加厚朴、麻仁、生大黄等。

②瘀血凝滞证（伤后 3~4 周）：症见大腿部肿胀、隐痛，关节活动障碍，舌暗红，脉弦或涩。治宜接骨续筋，和营生新。方用续骨活血汤加减或刘氏正骨丹 2 号。药为当归、赤芍、生地黄、三七、土鳖虫、骨碎补、自然铜、续断、乳香、没药等。舌红少苔者加沙参、麦冬；纳差气短者加党参、黄芪、白术；便秘者加麻仁、玄参。

③肝肾不足证（受伤 5 周以后）：患肢肌肉松弛，关节屈伸不利，舌淡红，脉沉细。治宜补益肝肾，养血舒筋。方用壮筋养血汤加减或刘氏正骨丹 2 号。药为当归、川芎、生地黄、续断、牡丹皮、杜仲等。高龄患者酌加枸杞子、淫羊藿等。

3. 康复治疗

指导患者进行患肢足趾及踝关节主动屈伸活动，以及髌骨的被动活动（尤其是髌骨的上下活动非常重要），以促进肢体肿胀消退、骨折断端紧密接触，并可预防关节挛缩畸形。该锻炼至少每日 3 次，时间从 5~10 分钟开始，逐渐增加活动量。同时还可以在骨折部位近心侧进行按摩，使用向心性手法，促进血液回流，水肿消退，并可防止肌肉失用性萎缩和关节挛缩，每日 1~2 次，每次 15 分钟左右。

等长收缩练习，主要是股四头肌进行"绷紧－放松"练习，训练量从每日 3 次，每次 5~10 分钟开始，根据患者的恢复情况逐渐增加运动量，每次训练量以不引起肌肉过劳为宜，即训练完后稍感肌肉酸痛，但休息后次日疼痛消失，不觉劳累。

膝关节活动度练习，在股四头肌等长收缩练习 3~5 天后可以逐渐过渡到膝关节小范围的主动伸屈练习，每天 1~2 次。内固定后无外固定者可在膝下垫枕，逐渐加高，以增加膝关节的活动范围，争取早日使膝关节活动范围超过90°或屈伸范围接近正常。非手术治疗的患者去除外固定后即开始膝关节活动度练习。

对健肢和躯干应尽可能维持正常活动，尤其是年老体弱者，应每日做床上保健操，以改善全身状况。在患肢水肿基本消除后，如无其他限制情况，患者可扶双拐下地，进行患肢不负重行走练习。

（六）典型医案

朱某，女，69岁。

【初诊时间】2021年3月2日。

【主诉】跌倒致左大腿肿痛畸形伴活动受限2小时。

【病史】患者2小时前因不慎跌倒，左大腿着地，当即出现左大腿畸形肿痛，活动受限，神清，无头痛，无头晕。

【查体】左大腿中下段肿胀，局部畸形明显，压痛及纵轴叩击痛明显，局部可扪及骨擦感及异常活动，左膝可见陈旧性手术瘢痕长约10cm，无红肿渗出，愈合良好，左下肢活动明显受限，左下肢皮肤感觉良好，左足趾活动正常，足背动脉搏动良好，末梢感觉、血运尚可。胸廓挤压征阴性，骨盆挤压分离试验阴性，舌暗红，苔薄白，脉弦涩。

【辅助检查】X线片检查可见左侧股骨干骨折，断端移位明显。

【中医诊断】股骨干骨折（血瘀气滞证）。

【西医诊断】左侧股骨干骨折。

【治则】接骨续筋，活血消肿。

【治疗】

（1）外治疗法：入院后在血肿内麻醉下施行拔伸法、反折法整复，并用提按、推挤手法纠正侧移位和成角畸形。复位后，患肢畸形纠正，双下肢等长，按畸形方向置2个压垫，再用夹板固定，外加长直角托板，外敷消肿散，内服活血消肿方，练习踝背伸、股四头肌收缩活动。次日拍片复查若见骨折端仍有轻度移位，当即再以拔伸、推挤手法纠正侧移位，夹板固定（图3-36）。

（2）内服处方：内服刘氏正骨丹I号。

【编者按】股骨干骨折是指股骨转子下5cm至股骨髁上2cm处的骨折。由于这部分骨头是股骨中最长的，所以它承受的重量和压力都很大，因此一旦发生骨折，通常需要较长时间的治疗和康复。治疗股骨干骨折主要包括手术和非手术治疗两种方法。对于移位明显、不稳定骨折或合并神经血管损伤的患者，一般推荐手术治疗。手术方法包括钢板螺钉内固定、髓内钉内固定等。非手术治疗以牵引为基础，纠正短缩并对抗肌肉收缩，可以辅以手法复位、压垫、夹板外固定纠正残余移位，即刘氏骨伤所说的"针板结合"，可以有效减少肢体短缩和畸形。牵引治疗期间需合理功能锻炼，医患密切合作，提高临床疗效，减少并发症。股骨干骨折的并发症主要包括脂肪栓塞综合征、重要血管损伤、神经损伤、骨不愈合等。其中，感染和脂肪栓塞综合征是最常见的并发症，需要及时诊断和治疗。重要血管损伤和神经损伤也可能发生，需要及时手术治疗。

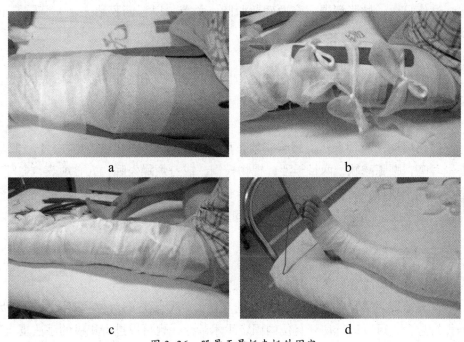

图 3-36　股骨干骨折夹板外固定

三、股骨髁上骨折

股骨髁上骨折，是指发生在股骨内外髁上 5cm 以内的骨折，一般为关节囊外骨折，但股骨髁上骨折与股骨髁间骨折常相互波及。股骨髁上骨折和股骨髁间骨折占所有股骨骨折的 4%~7%。

（一）病因病机

多由高处跌下，足部或膝部着地，间接暴力引起，也可因直接打击造成。此外，若膝关节强直，合并有骨质疏松者，更容易因外力作用发生股骨髁上骨折。

（二）中医证候

1. 气滞血瘀证

外伤初期，血溢脉外，瘀于浅筋膜，肿胀较甚，疼痛剧烈，压痛明显，舌质淡红，苔薄白，脉弦。

2. 瘀血凝滞证

骨伤日久，肿胀消退，瘀血残留肌腠、关节，以至筋膜粘连，关节屈伸不利，舌红苔薄，脉结。

3. 气血亏虚证

损伤后期，外伤筋骨，内伤气血，加之长期卧床伤血耗气，体质虚弱，症见短气，懒言，四肢不温，舌淡苔薄，脉细缓。

4. 肝肾不足证

损伤后期，断骨未坚，筋脉疲软，可出现肝肾不足证。偏于阴虚者，兼见头晕耳鸣，腰膝酸软，两目干涩，视物模糊，或有烦躁失眠，五心烦热，盗汗，遗精，咽干口燥，舌红少苔，脉细数。偏于肾阳虚者，兼见形寒肢冷，神疲乏力，遗精早泄，月经量少，色淡，小便清长，夜尿频数，舌淡苔薄白，脉沉细。

（三）治疗原则

本病早期需注意观察是否合并血管、神经损伤。

首先需要对移位的骨折进行积极的复位，恢复正常的对位、对线关系，促进骨折愈合，可以进行切开复位内固定手术治疗，也可以进行积极的手法复位。如果患者局部有开放性伤口，需要尽早彻底地清创治疗，减少感染的发生。骨折部位的稳定，有利于骨折端愈合，同时密切观察远端的血运和神经感觉，积极应用一些活血化瘀和促进患者骨折愈合的药物进行治疗。

X线复查见到骨痂生长时，就可以进行膝关节屈伸功能锻炼。

（四）刘氏骨伤经验

刘氏骨伤接诊患者时关注以下几点。①休克：表现为大出血，面色苍白，血压轻度升高，脉搏加快。②腘动脉损伤：表现为局部肿胀或不肿，小腿前侧麻木或疼痛，肢体发凉，感觉障碍，足趾及踝不能运动，足背外侧及足底动脉搏动消失。③胫神经损伤：表现为足跖内收、趾屈活动受限，跟腱反射消失，足背皮肤感觉减弱。④治疗屈曲型骨折时，施术者将患者膝关节屈曲90°，助手握小腿，向下牵引，施术者在小腿近腘窝处向前牵引，纠正重叠、成角移位，然后施术者两手把骨折远端向前提托，或用手相对挤压纠正前后或侧方移位。⑤治疗伸直型骨折时，施术者将患者膝关节屈曲 20°~30°，两助手分别握住大腿中下端及小腿近端，对抗牵引，施术者一手将近端向前提托，另一手向后按压骨折远端，把住小腿的助手逐渐屈曲膝关节至 90°~110°，骨折即可复位。

（五）治疗方案

1. 整复与固定

（1）手法复位：超膝关节夹板或石膏外固定，适用于无移位型骨折，一般固定 6~8 周。

（2）牵引整复固定：适用于移位型股骨髁部骨折，先采用推挤叩合手法使双髁复位，然后常规皮肤消毒铺巾，在局部麻醉下用复位钳经皮将双髁固定，使之变为股骨髁上骨折，将牵引绳连于复位钳上。患肢置于牵引架上，视情形半屈膝位牵引，待牵引开后行手法整复夹板外固定。一般牵引 6~8 周。

2. 药物治疗

（1）外治疗法：固定期间，在包扎或者牵引固定时外敷消肿膏，肿胀高峰期过后局部用中药热敷治疗；解除夹板外固定后外用和伤散熏洗治疗。局部皮肤过敏者应避免使用。

（2）内服疗法：根据骨折三期辨证施治。

3. 康复治疗

医生指导患者进行患肢股四头肌的等长收缩练习，同时进行膝关节屈伸活动锻炼。

（六）典型医案

宣某某，男，58 岁。

【初诊时间】2022 年 2 月 15 日。

【主诉】左大腿部外伤，远端肿胀、疼痛 30 天。

【病史】患者 30 天前骑电瓶车时不慎摔伤致左大腿外伤，远端肿胀、疼痛，活动受限，由家人送至医院就诊。

【查体】左大腿远端肿胀、压痛，活动受限，左足背动脉搏动存在，末梢血运可，皮肤感觉正常，舌暗红，苔薄白，脉弦涩。

【辅助检查】X 线检查可见左股骨髁上骨折（图 3-37）。

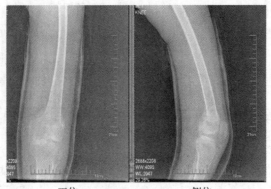

正位　　　　　　　　　　　侧位

图 3-37　初诊时左股骨远端正、侧位 X 线片

【中医诊断】股骨髁上骨折（血瘀气滞证）。

【西医诊断】左股骨髁上骨折。

【治则】接骨续筋，活血消肿。

【治法】

（1）外治疗法：采用拔伸牵引"远端凑近端"整复，在两助手的牵引下，医生用两手掌对扣后即复位，局部外敷消肿膏，复位后用高分子石膏管型固定，练习踝背伸、股四头肌收缩活动。

（2）内服处方：内服刘氏正骨丹 I 号。

【二诊时间】2022 年 3 月 7 日。

【病史】左股骨远端骨折保守治疗 7 周。

【查体】石膏外固定在位，左股骨远端局部压痛，左足背动脉搏动存在，末梢血运可，皮肤感觉正常，舌暗红，苔薄白，脉弦涩。

【辅助检查】X 线检查可见左股骨远端骨折（图 3-38）。

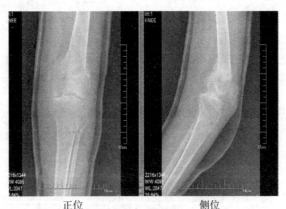

正位　　　　　　　　　　　侧位

图 3-38　二诊时左股骨远端正、侧位 X 线片

【**中医诊断**】股骨髁上骨折（血瘀气滞证）。

【**西医诊断**】左股骨髁上骨折。

【**治法**】

（1）去除外固定石膏，用和伤散外敷。

（2）指导患者进行左膝、左踝屈伸功能锻炼。

（3）嘱患者扶拐，患肢部分负重，门诊随诊。

【**编者按**】股骨髁上骨折是股骨远端骨折的一种类型，主要原因是高能量损伤，如交通事故、跌落、重物砸伤等。股骨髁上骨折的治疗方法包括手术和非手术治疗。非手术治疗主要指手法复位、牵引、外固定等。手术治疗包括切开复位钢板内固定、髓内钉内固定等，得益于内固定材料的不断改进，下肢纵轴力线和负重关节面可以得到良好恢复，但外侧钢板可能会导致膝外侧疼痛，逆行髓内钉也可能会对关节造成破坏。股骨髁上骨折可能出现的并发症有血栓、感染、关节僵硬等。其中，血栓是一种严重的并发症，可能会导致深静脉血栓和肺栓塞等疾病。因此，术后需要采取积极的预防措施，如使用弹力袜、下肢肌肉收缩锻炼等。关节僵硬是股骨髁上骨折常见的并发症之一，需要进行康复锻炼来预防和治疗。股骨髁上骨折患者需要进行系统的功能恢复训练，包括早期的肌肉收缩和关节活动训练、中期的负重和平衡训练以及后期的全面康复训练。预防股骨髁上骨折需要采取综合措施，包括锻炼股骨肌肉力量、加强骨质疏松症的预防和治疗、改善生活习惯等。此外，在日常生活中，特别是进行高风险运动或活动时，应注意提高安全意识，加强自我保护能力。对老年人来说，骨质疏松症的发病风险较高，因此需要注意预防股骨髁上骨折的发生，可以采取的措施包括增加钙和维生素 D 等营养物质的摄入、定期检测骨密度、加强肌肉力量训练等。

四、髌骨骨折

髌骨是人体中最大的籽骨，呈三角形，底边在上，尖端在下，后面附有软骨，全部是关节面。股四头肌腱连接髌骨上部，并跨过其前面，移行为髌下韧带，止于胫骨结节。髌骨有保护膝关节、增强股四头肌力量的作用。髌骨骨折多见于 30~50 岁的成年人，儿童极为少见。

（一）病因病机

髌骨骨折多由直接暴力或间接暴力造成，以后者多见。直接暴力所致者，多呈粉碎性骨折，髌骨两侧的股四头肌筋膜以及关节囊一般完整，对伸膝功能影响较少；间接暴力所致者，由于膝关节在半屈曲位时跌倒，为了避免倒地，股四头肌强力收缩，髌骨与股骨滑车顶点密切接触成为支点，髌骨受到肌肉强力牵拉而骨折，骨折线多呈横向，髌骨两旁的股四头肌筋膜和关节囊破裂，两骨块分离移位，伸膝装置遭到破坏，如治疗不正确，可影响伸膝功能。

（二）中医证候分型

1. 气血瘀阻证

伤后1~2周内，患膝疼痛明显，关节内大量积血，髌前皮下瘀血、肿胀，严重者皮肤可出现水疱，膝关节功能丧失，不能站立，舌质紫暗或有瘀斑，脉弦涩。

2. 血瘀气滞证

伤后3~6周，肿胀逐渐消退，疼痛减轻，膝关节功能未恢复，动则有疼痛感，舌质暗淡，脉弦细。

3. 肝肾亏虚证

伤后7~8周，疼痛已消，头晕目眩，腰膝酸软，倦怠乏力，舌淡，脉细。

（三）治疗原则

治疗髌骨骨折时，要求恢复伸膝装置功能，并保持关节面的完整光滑，防止发生创伤性关节炎。

（四）刘氏骨伤经验

髌骨骨折多由于股四头肌强力收缩所致，这类骨折往往跨过关节，故整复固定较为棘手，操作时，患者取仰卧位，患者膝关节取伸直位，然后，施术者一手拇、食、中指握骨折远端并向上推挤固定，另一手拇、食、中指握骨折近端并向下推挤，使骨折远、近端相互接触，同时嘱助手将患肢膝关节过伸，使骨折端相互靠拢复位，再用绳圈结扎固定。

（五）治疗方案

1. 整复和固定

刘氏骨伤采用"绳圈固定"治疗髌骨骨折，具体方法如下。

（1）横断分离：髌骨骨折分离在2cm以内者，若见肿胀较显著且有明显凹陷，两断端关节面比较平整时，先抽出血液，患肢取直伸位，用两手指按持上下两骨块，以相对方向使之吻合，用绳圈加直夹板固定，每隔 5~7 天调整绷带，3~4 周后开始膝关节微屈伸和下地活动。髌骨骨折分离在 2cm 以上者，先按上法处理，X 线复查，如果对位不满意，两骨折端的关节面不平整，宜手术治疗。整复固定具体步骤如下。

①患膝取伸直位。

②按照腓肠肌肌腹粗细，将几个直夹板塑形成适合膝后的弧度。

③先将夹板的远、近端扎牢。

④摸准髌骨上下端的两个边缘，将绳圈按上，使髌骨卡在其中，敷消肿膏。

⑤用四条棉纱带分别由前向后经过托板绕向前方，初步打结。上下两条棉纱带要压住绳圈，左右两条棉纱带会合结扎后，检查上下左右是否均在相对称的位置。

⑥再在绳圈的中央加压垫，压垫的厚度必须大于绳圈，然后收紧棉纱带。

⑦全面绑扎 2~3 层

⑧绳圈隔 3 天、5 天、7 天调整 1 次。

⑨20 天后下地不负重。30~40 天后去长夹板，酌情功能锻炼。

绳圈的制作和使用方法如下。用细麻绳或细铁丝做成圆圈，比健侧正常的髌骨稍大，因髌骨前面小，后面大，摸知时会触及髌骨前面的外缘，故必须将绳圈的直径放宽 2cm。随即用绷带缠绕多层，再在圈上分 4 个点，结扎 4 条棉纱带，绳圈见图 3-39，绳圈结扎法见图 3-40。

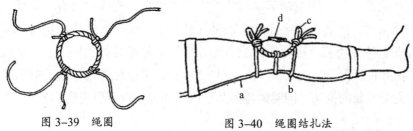

图 3-39 绳圈　　　　　图 3-40 绳圈结扎法

注：a.夹板；b.棉带；c.绳圈；d.消肿膏

（2）粉碎性骨折：移位不严重，后关节面基本完整者可采用髌骨环扎术。移位严重，年龄过大者，可做髌骨切除术，然后修补股四头肌扩张部分和关节囊，重叠缝合伸膝装置防止软组织松弛。术后石膏固定 3~4 周，然后进行功能锻炼。

（3）纵形骨折：髌骨纵形骨折一般可以采取保守治疗或手术治疗。如果患者骨折移位不明显或没有移位，可以采用保守治疗，如石膏固定等。若患者移位较明显，则需要通过手术进行治疗，如空心钉固定等。

（4）撕脱性骨折：撕脱性骨折的损伤程度较轻者，可能仅为不完全骨折，可采取保守治疗，使用支具外固定，外敷消肿膏，卧床休息。撕脱性骨折损伤程度较重者，必须手术治疗。需要在暴露骨折端后对其进行复位，然后使用"张力带"进行内固定，术后可早期功能锻炼。

2. 药物治疗

（1）外治疗法：固定期间，在包扎或牵引固定时外敷消肿膏，固定后局部用中药热敷治疗；解除夹板外固定后外用和伤散熏洗治疗。局部皮肤过敏者应避免使用。

（2）内服疗法：根据骨折三期辨证施治。髌骨骨折早期瘀肿非常明显，应重用活血祛瘀、利水消肿的药物，中期应用接骨续筋、通利关节之品，后期服补肝肾、壮筋骨的药物，解除固定后应用和伤散等中药熏洗。

3. 康复治疗

早期疼痛减轻后，即应开始练习股四头肌等长收缩，每小时不少于 100 次，防止股四头肌粘连、萎缩，伸膝无力，为下地行走打好基础，如无禁忌证，应随时前后推动髌骨，防止髌骨与关节面粘连，练习踝关节和足部关节活动。

膝部软组织修复愈合后开始练习抬腿，如局部不肿胀且无积液，可戴着石膏托扶双拐下地，患肢不负重。4~6 周后去除外固定，开始练习膝关节屈伸活动，此时应采取多种形式、多种方法锻炼，如主动锻炼和被动锻炼结合、床上锻炼和下地锻炼结合、用器械锻炼和不用器械锻炼结合等，刚去除外固定时，主动屈膝有些困难，可采用被动活动形式，在他人帮助下屈膝，待有一定活动度后改为主动活动，患者可在卧床时主动伸屈膝关节，也可下地扶床边或门框下蹲练习膝关节伸屈功能，还可以让患者坐在床边，将患肢伸出床沿，在踝部上压 3kg 左右重的沙袋，每次 15 分钟，每日 2~3 次，但应注意被动活动时力量要缓和，以免造成新的损伤，同时锻炼的强度因人而异，以不引起疲劳为宜。

（六）典型医案

蒋某，男，50 岁。

【初诊时间】2021 年 10 月 29 日。

【主诉】右膝部外伤疼痛活动受限 1 天。

【病史】1 天前工作时摔伤后，右膝部疼痛，行走活动受限，无足趾麻木。

【查体】右膝部见皮下瘀斑，肿胀，浮髌试验阴性，右膝关节屈伸活动受限，侧方应力试验阴性，右足趾末梢血运良好，舌暗红，苔薄白，脉弦涩。

【辅助检查】X 线检查可见右髌骨骨折，断端对位可（图 3-41）。

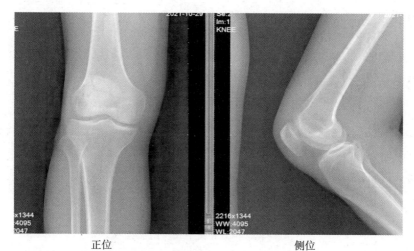

正位　　　　　　　　　　　　　　侧位

图 3-41　初诊时右膝关节正、侧位 X 线片

【中医诊断】右髌骨骨折（气滞血瘀证）。

【西医诊断】右髌骨骨折。

【治则】接骨续筋，活血消肿。

【治法】

（1）外治疗法：绳圈结扎固定。患膝取伸直位，按照腓肠肌肌腹粗细，将几个直夹板塑形成适合膝后的弧度，先将夹板的远、近端扎牢，摸准髌骨上下端的两个边缘，将绳圈按上，使髌骨卡在其中，敷消肿膏，用四条棉纱带由前向后经过托板绕向前方，初步打结。上下两条棉纱带要压住绳圈，左右两条棉纱带会合结扎后，检查上下左右是否均在相对称的位置。再在绳圈的中央加压垫，压垫的厚度必须大于绳圈，然后收紧棉纱带。全面绑扎 2~3 层。

（2）内服处方：内服刘氏正骨丹 I 号。

（3）注意事项：观察患肢肿胀及末梢血运情况。

【二诊时间】2021 年 11 月 5 日。

【查体】右膝部压痛，以膝前明显，屈伸活动受限，侧方应力试验阴性，足趾末梢血运良好，舌红，苔薄白，脉弦涩。

【辅助检查】X 线检查可见右髌骨骨折，断端对位可（图 3-42）。

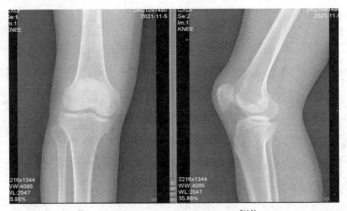

正位   侧位

图 3-42   二诊时右膝关节正、侧位 X 线片

【治则】接骨续筋，活血消肿。

【治法】调整夹板和绳圈，绑带加固固定，锻炼膝关节屈伸功能。

【三诊时间】2021 年 11 月 12 日。

【查体】右膝部压痛，以膝前明显，屈伸活动受限，侧方应力试验阴性，足趾末梢血运良好，舌红，苔薄白，脉弦涩。

【辅助检查】X 线检查可见右髌骨骨折，断端未见明显移位分离（图 3-43）。

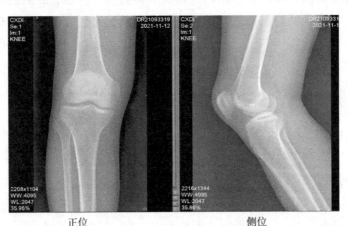

正位   侧位

图 3-43   三诊时右膝关节正、侧位 X 线片

【治则】接骨续筋，活血消肿。

【治法】调整夹板和绳圈，绑带加固固定，锻炼膝关节屈伸功能。

【四诊时间】2021 年 11 月 19 日。

【查体】右膝部压痛，以膝前明显，屈伸活动受限，侧方应力试验阴性，足趾末梢血运良好，舌红，苔薄白，脉弦。

【**辅助检查**】X 线检查可见右髌骨骨折，目前断端对位可，骨折线较前模糊（图 3-44）。

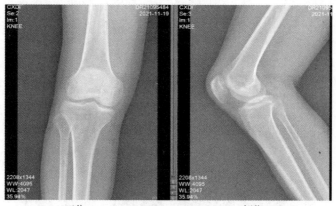

正位　　　　　　　　　　　　　侧位
图 3-44　四诊时右膝关节正、侧位 X 线片

【**治则**】活血消肿。

【**治法**】调整夹板和绳圈，绑带加固固定，锻炼膝关节屈伸功能。

【**五诊时间**】2021 年 12 月 9 日。

【**查体**】右膝部压痛，肿胀，屈伸活动受限，有摩擦感，过伸、过屈疼痛，研磨试验阴性，侧方应力试验阴性，足趾末梢血运良好，舌红，苔薄白，脉弦。

【**辅助检查**】X 线检查可见右髌骨骨折，目前断端对位可，骨折线模糊（图 3-45）。

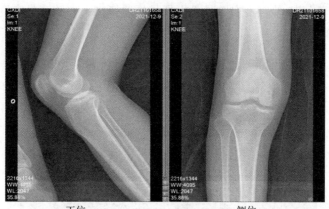

正位　　　　　　　　　　　　　侧位
图 3-45　五诊时右膝关节正、侧位 X 线片

【**治则**】活血消肿。

【**治法**】去除夹板和绳圈，指导患者膝关节屈伸功能锻炼。

【六诊时间】2021 年 12 月 21 日。

【查体】右膝部压痛，无明显肿胀，屈伸活动受限，足趾末梢血运良好，舌红，苔薄白，脉弦。

【辅助检查】X 线检查可见右髌骨骨折，目前断端对位可，骨折线基本消失（图 3-46）。

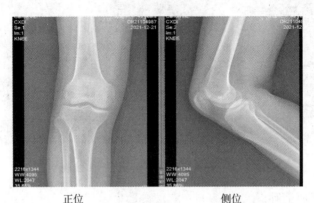

正位   侧位

图 3-46　六诊时右膝关节正、侧位 X 线片

【治则】活血消肿。

【治法】患者锻炼股四头肌功能，患肢负重行走。

【七诊时间】2022 年 1 月 11 日。

【查体】右膝部压痛，肿胀，屈伸活动受限，足趾末梢血运良好，舌红，苔薄白，脉弦。

【辅助检查】CT 检查示右髌骨骨折处骨折线模糊，右膝诸骨密度降低，关节在位（图 3-47）。

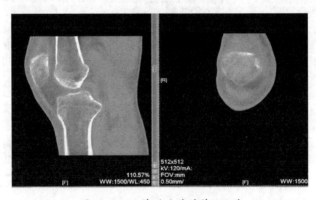

图 3-47　七诊时右膝关节 CT 片

【治则】活血消肿，功能锻炼。

【**治法**】

（1）内服处方：予碳酸钙、骨化三醇口服，增强骨密度。

（2）指导患者锻炼患侧股四头肌功能。

【**八诊时间**】2022 年 2 月 24 日。

【**查体**】右膝部无明显压痛，屈伸活动不受限，侧方应力试验阴性，足趾末梢血运良好，舌红，苔薄白，脉弦。

【**辅助检查**】X 线检查可见右髌骨骨折处骨折线消失（图 3-48）。

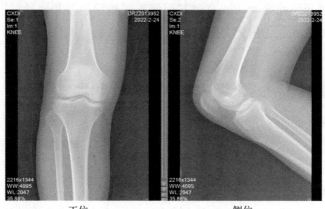

图 3-48　八诊时右膝正、侧位 X 线片

【**治则**】指导功能锻炼。

【**治法**】嘱患处注意保暖，劳逸结合，余无特殊处理。

【**编者按**】髌骨骨折是指髌骨因外伤而导致的骨折，是一种较常见的损伤。髌骨是伸膝装置的重要组成部分，它通过杠杆作用使股四头肌力量提高约 30%，尤其在伸直膝关节的最后 10°~15°，髌骨的作用更为重要。如果治疗不及时，可能会严重影响膝关节的活动功能，甚至造成终身残疾。髌骨骨折治疗要点在于恢复伸膝装置的完整，常见的髌骨骨折治疗方式包括保守治疗和手术治疗，均应该尊崇"张力带"原理。在保守治疗中，通常需要进行外固定和手法复位，并配合康复训练以促进骨折愈合和恢复关节功能。手术治疗应尽可能保持髌骨完整，关节面平整，恢复伸膝装置，早期功能锻炼，减少并发症的发生。

五、胫骨平台骨折

胫骨平台骨折是指胫骨上端与股骨下端接触面的骨性连续中断，膝关节是下肢重要的负重关节，而胫骨平台骨折对膝关节的稳定性和功能都有很大的影响。胫骨平台骨折通常会引起韧带和半月板损伤，并可能伴有神经血管损伤、骨－筋膜室综合征、软组织挫伤、挤压伤等。

（一）病因病机

多因间接暴力所致。受伤姿势是高处坠下，足先着地，膝关节过度内翻或外翻引起胫骨平台处骨折。当两侧受力不相等时，则受力较大的一侧发生骨折；若内外侧平台所受压力相等，则两侧平台同时发生骨折。膝关节过度外翻可造成胫骨外侧髁压缩塌陷骨折，有时甚至伴发内侧副韧带和半月板损伤；膝关节过度内翻时可造成胫骨内侧髁骨折或伴发外侧副韧带损伤，骨折后多有不同程度的关节面破坏。

（二）中医证候分型

1.气滞血瘀证

外伤初期，血溢脉外，瘀于浅筋膜，肿胀较甚，疼痛剧烈，压痛明显，舌质淡红或暗，苔薄白，脉弦。

2.筋骨未续证

骨断中期，尚有瘀血未去，筋骨连接未坚，局部肿，瘀未消尽，压痛固定，功能活动障碍，舌质淡，苔薄白，脉沉缓。

3.瘀血凝滞证

骨伤日久，肿胀消退，瘀血残留肌腠、关节，以至筋膜粘连，关节屈伸不利，舌红苔薄，脉结。

4.气血亏虚证

损伤后期，外伤筋骨，内伤气血，加之长期卧床伤血耗气，体质虚弱，短气，懒言，四肢不温，舌淡苔薄，脉细缓。

5.肝肾不足证

损伤后期，断骨未坚，筋脉疲软，可出现肝肾不足证。偏阴虚者，兼见头晕耳鸣，腰膝酸软，两目干涩，视物模糊，或有烦躁失眠，五心烦热，盗汗，遗精，咽干口燥，舌红少苔，脉细数。偏于阳虚者，兼见形寒肢冷，神疲乏力，遗精早泄，月经量少，色淡，小便清长，夜尿频数，舌淡苔薄白，脉沉细。

（三）治疗原则

胫骨平台骨折的治疗目标是重建膝关节的稳定性，使关节面解剖复位，保持绝对稳定性、避免内外翻畸形，恢复关节活动度。本病早期需注意避免合并血管、神经损伤，防止发生骨 – 筋膜室综合征。

（四）刘氏骨伤经验

治疗胫骨平台骨折强调良好复位，有效稳妥地固定，早期功能锻炼，这样才有利于关节功能的恢复。良好的复位是治疗胫骨平台骨折的基础，而复位前必须明确骨折的类型和移位的机制，强调复位手法运用的技巧，并在手法整复后结合刘氏骨伤特色纸质铅丝夹板固定，使骨折处得到合理、有效地固定，持续骨牵引，不仅可以整复骨折塌陷重叠移位，还可以使骨折片上的韧带、关节囊与软组织之间有一个间接的牵拉复位作用力，使残余移位得到纠正。应用间接复位技术能维持复位后的稳定性和关节的正常轴线，为早期功能锻炼提供良好的生物力学环境，防止复位固定后的关节面被股骨髁再度压缩移位。整复后在超关节夹板固定加骨牵引的基础上进行早期非负重功能锻炼，这是日后功能恢复的关键，为此，刘氏骨伤对胫骨平台骨折患者功能锻炼的时间、次数等都做了具体规定，同时医生应做好患者及家属的思想工作，督促其保质保量地完成功能锻炼。

功能锻炼时，抬高患肢，严禁肢体外旋，如为内侧平台骨折，尽量使膝关节处于轻度外翻位，如为外侧平台骨折，尽量使其膝关节处于轻度内翻位。腘动脉损伤血管吻合术后应处于屈膝位。

密切观察患肢末梢血液循环、感觉、运动、足背动脉及胫后动脉搏动情况，观察患肢皮肤颜色、温度、肿胀情况，警惕骨折可能并发腘动脉损伤、腓总神经损伤、筋膜间隔区综合征和韧带损伤，一旦出现上述并发症，应立即报告医生，并做紧急处理。

患肢功能锻炼应本着早活动、晚负重的原则，循序渐进，始终坚持。

（五）治疗方案

1.整复和固定

一般在腰麻或局部血肿内麻醉下，患者取仰卧位屈膝 20°~30° 进行复位。

（1）单侧髁骨折：以外侧平台骨折为例，一助手握大腿下段，另一助手握小腿下段进行对抗牵引。在纵向对抗牵引下，远端助手略内收小腿使膝内翻。膝内翻时，外侧关节囊若未破裂可在紧张收缩的情况下，将骨折块拉向近、内侧，施术者站于患侧，用两手拇指按压骨折片向上、向内复位。

（2）双侧平台骨折：手法复位时，两助手分别握大腿下段及小腿下段进行对抗牵引。牵引时，要持续强有力。施术者在对抗牵引下，以两手掌合抱，将大鱼际置于胫骨内、外平台上端两侧，相向对挤，使骨折块复位。若复位过程中有阻力或不顺利，可反复用手推挤骨折块，使之复位。复位后应持续牵引。

（3）胫骨棘骨折：胫骨棘骨折又称髁间隆凸骨折，症状与十字韧带撕裂相似，抽屉试验阳性，X线摄片显示有裂折或微有移位。治疗时膝微屈20°，将长夹板放于膝后，固定4~6周，每隔7天调整夹板时轻按摩，并使膝关节做15°左右的小范围屈伸，移位超过5 mm且屈伸有明显障碍者考虑手术治疗。

（4）胫骨结节撕脱性骨折：多发于10~16岁的儿童，大多在跑步过多后发病，症见局部压痛，轻度肿胀，伸腿力减退，有单侧也有双侧同时发病者。

治疗时轻度肿胀、压痛，撕裂不明显者，局部外敷消肿膏，休息1~2周，比较严重者，取伸直位在后侧用纸质铅丝夹板固定10~15天，去除夹板后用和伤散热敷，再进行少量活动。

无移位骨折者可用超关节夹板固定4~6周。有移位骨折者在整复后，经X线检查位置满意，用超关节夹板固定。夹板固定时，单侧髁骨折先在外侧平台的前下方放好固定垫，但注意不要压伤腓总神经，双侧髁骨折则在内、外侧平台前下方各放置一个固定垫。若单侧髁骨折或双侧髁骨折骨折块移位较多，整复后骨折块仍有移位趋势，可加胫骨下端或跟骨牵引，亦可选用小腿皮肤牵引，以增强骨折复位固定的稳定性，减少继续移位。牵引一般为4周左右，重量3~5kg，夹板固定一般为6~8周。

2.药物治疗

（1）外治疗法：固定期间，在包扎或者牵引固定时外敷消肿膏，固定后局部用中药热敷治疗；解除夹板外固定后外用和伤散熏洗治疗。局部皮肤过敏者应避免使用。

（2）内服疗法：根据骨折三期辨证施治。

3.康复治疗

患者仰卧位，去枕，患腿抬高放于枕上，足尖朝向正上方，腿的位置要高于心脏，或与心脏平行，促进静脉回流，缓解肿胀，不得用枕头垫在膝下使膝关节弯曲，以免影响日后膝关节伸直角度。

（1）术后即时

①踝泵练习：患者仰卧位，患膝伸直，踝关节交替做背伸、跖屈动作，在到达关节活动度的最大角度时尽量保持10~15秒，注意无痛训练原则，20~30次/组，每次20分钟。该练习可促进下肢血液回流，预防静脉血栓，消除肿胀。

②股四头肌静力收缩：用毛巾卷或其他可支撑物垫高患者足跟处，踝背屈，膝关节伸直，股四头肌发力，下压毛巾，每次动作保持10~15秒，再松开进行

下一次动作，10~15 次 / 组，3~5 组 / 天。

（2）术后一周内

①直抬腿：患者仰卧位，健侧屈髋、屈膝 90°，患侧踝背屈，膝伸直，股四头肌、髂腰肌发力，屈髋，使患侧下肢抬离床面至最大程度，并保持至力竭，再缓慢下放，准备进行下一次动作，15 次 / 组，4~6 组 / 天。

②侧抬腿：患者侧卧位，健侧腿微微屈髋、屈膝，进行支撑。患侧腿伸直，脚尖正向前方，患侧臀中肌发力使髋外展，大腿抬离床面约 30°，角度可稍小，防止腰部肌肉过度代偿，保持 10~15 秒，再缓慢放下，15 次 / 组，4~6 组 / 天。

③后抬腿：患者俯卧位，健侧腿放松，患侧腿伸直，脚尖向下，臀大肌发力髋伸展，使大腿抬离床面，角度可稍小，防止腰部肌肉过度代偿，保持 10~15 秒，再缓慢放下为一次，15 次 / 组，4~6 组 / 天。

（3）术后 2~4 周

①屈曲坐位垂腿：患者坐位于床边，依靠重力或在踝关节处绑沙袋使膝关节屈曲，在末端保持 10 分钟，1 次 / 天。另外，医师可指导患者进行一定量的运动训练，改善患者屈伸活动范围。

②扶双拐下地行走：在医生指导下，可以借助双腋拐下地行走，但防止患腿负重。同时控制运动量，防止患处过度肿胀。

（4）术后 5~12 周

①负重练习：一般从术后 4~6 周开始负重练习。患者可用特定设备进行减重训练，也可在水中进行减重训练，患腿可从 10% 的体重负重，每周增加 5%~10%，12 周基本可全负重，注意不可增加疼痛程度。

②重心转移训练：医生辅助保护，患者先健腿全负重，再缓慢地将重心移到患腿，使之受力。重心转移的程度根据患者自身感受和骨折愈合的情况决定，1 分钟 / 次，10~15 次 / 天。

③抗阻伸膝：患者坐位于床边，医生在患者脚踝处施加阻力，使患者抗阻伸膝，并于末端保持 10~15 秒，再缓慢放回到起始位置，10~15 次 / 组，3~5 组 / 天。注意患者不可憋气，特别是老年高血压患者，合理训练呼吸。

④仰卧勾腿（腘绳肌训练）：患者俯卧位，医生在脚踝处施加阻力，可加沙袋，使患者抗阻屈膝，末端处保持 10~15 秒，再缓慢放回到开始位置。

（5）术后 3 个月

①平衡、步态以及功能性动作训练：骨折愈合后，逐渐增加患腿负重，行走时，健腿先着地，患腿再迈出。训练过程中防止跌倒，活动量适当，以不影响患者正常生活为度。

②上、下楼梯训练：上楼梯时，患腿先上，下楼梯时，患腿先下。

（六）典型医案

刘某某，女，60岁。

【初诊时间】2021年10月28日。

【主诉】左膝关节跌伤后疼痛，活动受限1周。

【病史】患者因"左膝关节跌伤后疼痛，活动受限1周"收住入院。左膝肿胀，可见皮下淤血，无异常活动，无骨擦音，左膝外侧压痛明显，左膝关节活动受限，侧方应力试验、抽屉试验不配合。X线检查可见左胫骨平台骨折，关节面基本完整（图3-49）。

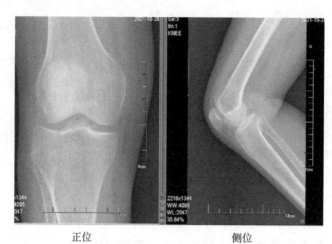

正位　　　　　　　　　　　　侧位

图3-49　初诊时左胫骨平台正、侧位X线片

【查体】左膝关节外固定在位，局部压痛，左膝关节活动受限，左足背动脉搏动存在，末梢血运可，皮肤感觉正常，舌暗红，苔薄白，脉弦涩。

【中医诊断】左胫骨平台骨折（气滞血瘀证）。

【西医诊断】左胫骨平台骨折。

【治则】接骨续筋，活血消肿。

【治法】

（1）外治疗法：予消肿膏外敷，超膝关节夹板固定。

（2）内服处方：予刘氏正骨丹I号内服。

【二诊时间】2021年11月18日。

【病史】左胫骨平台骨折保守治疗2周余。

【查体】左膝关节外固定在位，局部压痛，左膝关节活动受限，左足背动脉搏动存在，末梢血运可，皮肤感觉正常，舌暗红，苔薄白，脉弦涩。

【辅助检查】X线检查可见左胫骨平台骨折（图3-50）。

【中医诊断】左胫骨平台骨折（气滞血瘀证）。

【西医诊断】左胫骨平台骨折。

【治则】接骨续筋，活血化瘀。

【治法】

（1）外治疗法：继续支具外固定治疗。

（2）内服处方：口服刘氏正骨丹Ⅱ号。

（3）嘱患者避免患肢负重，门诊随诊。

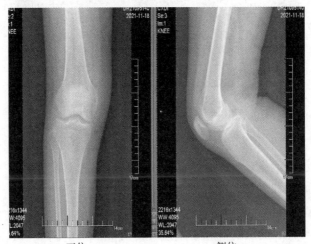

正位　　　　　　　　　　侧位

图3-50　二诊时左胫骨平台正、侧位X线片

【三诊时间】2021年12月3日。

【病史】左胫骨平台骨折保守治疗1个月余。

【查体】左膝关节外固定在位，局部压痛，左膝关节活动受限，左足背动脉搏动存在，末梢血运可，皮肤感觉正常，舌暗红，苔薄白，脉弦涩。

【辅助检查】X线检查可见左胫骨平台骨折（图3-51）。

【中医诊断】左胫骨平台骨折（瘀血凝滞证）。

【西医诊断】左胫骨平台骨折。

【治则】接骨续筋，舒筋活络。

【治法】

（1）外治疗法：继续支具外固定，外用和伤散。

（2）嘱患者避免患肢负重，门诊随诊。

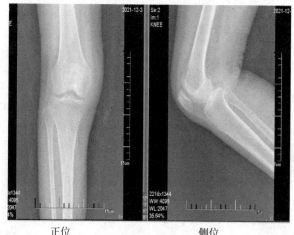

正位　　　　　　　　　　侧位

图3-51　三诊时左胫骨平台正、侧位X线片

【编者按】胫骨平台骨折是膝部关节内骨折，通常由内、外翻暴力撞击或坠落造成的压缩暴力等导致。胫骨平台是膝关节的重要负荷结构，损伤类型复杂，骨折后如不及时处理和治疗，将对膝关节功能会产生很大影响，早期应注意是否合并骨-筋膜室综合征。治疗方法上，目前多趋向于手术治疗，以恢复胫骨平台的形态和功能，为此，学术界将其划分为内侧柱、外侧柱、后侧柱，合称"膝关节三柱"，同时兼顾骨折后侧壁的完整性。切开复位既要尽可能恢复关节面的平整（复位、植骨和排钉技术）、支撑柱的稳定（Buttress钢板），又要兼顾干骺端的力线（防止内翻、外翻、过伸和过屈）。损伤的半月板尽可能修复和保留，韧带需做必要修复。稳定固定是必要的，术后患者需要系统康复训练来促进关节功能恢复，减少并发症的发生。除了治疗，预防措施也很关键，特别是老年人应加强骨质疏松症的预防和治疗，以减少胫骨平台骨折的风险。

六、胫腓骨骨折

胫腓骨骨折是长骨骨折中最常见的骨折，发病率高，各个年龄段均可发病，以10岁以下儿童及青壮年多见。胫骨干中1/3横断面呈三角形，下1/3呈四方形，中下1/3交界处最细，易发生骨折。

（一）病因病机

直接暴力或间接暴力均可造成胫腓骨骨折。直接暴力多指重物打击或挤压，暴力多来自外侧或前外侧，多见横断、短斜形骨折，亦可造成粉碎性骨折。胫腓骨骨折时，两骨折线都在同一水平，软组织损伤较严重。间接暴力多由高处坠下时的传达暴力或扭伤时的扭转暴力所致，多为斜形或螺旋形骨折。胫腓骨骨折时，腓骨的骨折线比胫骨高，软组织损伤较轻。

（二）中医证候分型

1. 血瘀气滞证

伤后1~2周。血离经脉，瘀积不散，气血不得宣通。临床常见局部瘀肿明显，疼痛较甚。

2. 瘀血凝滞证

伤后2~4周。瘀血未尽，筋骨未连。

3. 肝肾不足证

伤后4周以上。症见骨折愈合迟缓，骨痂较少，腰膝酸软，面色少华，舌淡胖，苔薄白，脉细。

（三）治疗原则

胫腓骨骨折的治疗原则主要是恢复小腿的长度和肢体的负重功能。因此，应重点处理胫骨骨折，对骨折端的成角和旋转移位，应完全纠正。无移位的骨折患者只需用夹板固定，直至骨折愈合；有移位的稳定性骨折（如横断骨折）患者，可用手法整复，夹板固定；不稳定骨折（如粉碎性骨折、斜形骨折）患者，可用手法整复，夹板固定，配合跟骨牵引。开放性骨折患者应彻底清创，尽快闭合伤口，将开放性骨折变为闭合性骨折。本病早期需注意是否合并血管、神经损伤以及骨－筋膜室综合征。

（四）刘氏骨伤经验

对于胫腓骨骨折，刘氏骨伤关注以下几个问题：一是胫腓骨骨折延迟愈合、骨不连的问题；二是下肢深静脉血栓、小腿骨－筋膜室综合征的预防与治疗；三是开放性骨折容易导致伤口感染，皮肤坏死。刘氏骨伤注重"筋骨并重"，保护骨折周围软组织、血管、神经，避免闭合性骨折进展为开放性骨折。应用刘氏骨伤正骨手法和外固定不会暴露骨折断端，避免发生感染，同时软组织、骨膜和血管也不会受到伤害。这样既能减轻患者的痛苦，又能够确保骨折断端血流畅通，有利于骨折愈合。

（五）治疗方案

1.整复和固定

患者平卧，膝关节屈曲，一助手用肘关节套住患者腘窝部，另一助手握住足部，沿胫骨长轴做对抗牵引 3~5 分钟，纠正重叠及成角畸形。若近端向前内移位，则施术者两手环抱小腿远端并向前端提，一助手将近端向后按压，使之对位。如仍有左右侧移位，可同时推挤近端向外，拉远端向内，一般都可复位。螺旋形、斜形骨折时，远端易向外移位，施术者可将拇指置于胫骨、腓骨的间隙，将远端向内侧推挤，其余四指置于近端内侧，向外用力提拉，并嘱助手将远端稍稍内旋，可完全对位。然后，在维持牵引下，施术者两手握住骨折处，嘱助手徐徐摇摆骨折远端，使骨折端紧密相插。最后用拇指和食指沿胫骨前嵴及内侧面来回触摸骨折部，检查对位、对线情况。

（1）不同部位骨折的夹板固定

根据骨折断端复位前移位的方向及其倾向性放置适当的压力垫。

①上 1/3 处骨折：膝关节屈曲 40°~80°，夹板下达内、外踝上 4cm，内、外侧夹板上端超过膝关节 10cm，胫骨前嵴两侧放置两块前侧板，外前侧板正压在分骨垫上，两块前侧板上端平胫骨内、外两侧髁，后侧板的上端超过腘窝部，在股骨下端做超膝关节固定。

②中 1/3 处骨折：外侧板下平外踝，上达胫骨外侧髁上缘，内侧板下平内踝，上达胫骨内侧髁上缘，后侧板下端抵于跟骨结节上缘，上达腘窝下 2cm，以不妨碍膝关节屈曲 90° 为宜，两前侧板下达踝上，上平胫骨结节。

③下 1/3 处骨折：内、外侧夹板上达胫骨内、外侧髁平面，下平齐足底，后侧板上达腘窝下 2cm，下抵跟骨结节上缘，两前侧板与中 1/3 处骨折相同。将夹板按部位放好后，用扎带先捆中间两道，后捆两端。

下 1/3 处骨折的内、外侧夹板在足跟下方做超踝关节捆扎固定。上 1/3 处骨折，内、外侧夹板在股骨下端做超膝关节捆扎固定，腓骨小头处用棉垫保护，避免夹板压迫腓总神经引起损伤。需配合跟骨牵引者，穿钢针时，跟骨外侧要比内侧高 1cm（相当于 15° 斜角），牵引时足跟可轻度内翻，恢复小腿的生理弧度，使骨折对位更稳定。牵引重量一般 3~5kg，牵引后 48 小时内做 X 线摄片，检查骨折对位情况。如果患肢严重肿胀或有大量水疱，则不宜采用夹板固定，以免造成压疮、感染，暂时单用跟骨牵引，待消肿后再上夹板固定。运用夹板固定时，要注意抬高患肢，下肢在中立位置，膝关节屈曲 20~30°，每天注意调整扎带的松紧度，检查夹板、纸垫有无移位，若骨折对位良好，则 4~6 周后复查 X 线，如有骨痂生长，则可解除牵引，单用夹板固定，直至骨折愈合。

（2）粉碎性骨折：半环形外固定器结合夹板外固定治疗胫腓骨骨折（图 3-52）有很好的治疗效果，其原理是在骨折的远、近端部位穿入钢针，通过小腿两侧纵向连接杆螺纹的旋转实现骨折端的纵向撑开和压缩。前方用上下半环连接实现横向稳定。骨折端侧方移位可用手法纠正并用压垫和小夹板外固定维持，共同实现骨折端稳定，患者可早期下地行走。

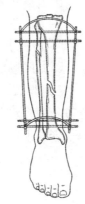

图 3-52　外固定支架图

（3）胫腓骨骨折

1）胫腓骨单骨折：腓骨单骨折常在中下段 1/3 处，症见肿胀、压痛，呈斜形或螺旋形。胫腓骨单骨折因有另一根骨作为主柱，比较稳定。斜形或螺旋形断端，复位很难满意，但只要做到轴线平直，踝关节取中立位固定，一般预后良好。活动性较大者，应包绕膝、踝两关节，因踝部内外踝隆起，故夹板需塑形，见下图 3-53。以三角架或"丁"字鞋保持小腿的中立位。穿"丁"字鞋必须用绷带将鞋绷牢，避免鞋滑移。6~8 周开始去夹板锻炼。

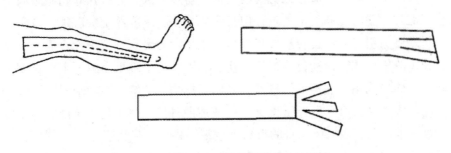

图 3-53　固定胫腓骨夹板塑形

2）胫腓骨双骨折：胫腓骨双骨折常在胫腓骨中下段，若两骨的断端在相近水平位，大都有移位、缩短、成角，伴有明显的假关节活动。若胫骨断在中下段，腓骨断在近端者，往往因腓骨断端肿胀不显著而漏诊，故单见胫骨骨折有移位者，腓骨近端有压痛，X线摄片必须包括小腿全长。两骨断端重叠者用手法很难完全复位。但操作时要求胫骨对线好，对位1/2以上。复位手法如下：①在会阴部用立柱或由助手甲将大腿固定，助手乙握持踝关节拔伸和微旋转。②医生在断端处根据病情，将隆起压平。③如无效，着重胫骨，用折顶法复位，腓骨的对位顺其自然。④外敷消肿膏，用三块短夹板分别在胫前、腓侧、腿后成三角形固定，再加后侧长夹板。⑤中上段包括膝关节，中下段包括踝关节，活动性大者包括膝、踝两关节。

胫腓骨双骨折，最易发生向前成角、外旋移位，故应做好以下工作。①后侧一块长托板要有一定的硬度，随着腓肠肌粗细和跟骨的厚宽程度塑形，使其紧密靠拢，防止压疮。②用铁丝三角架或"丁"字鞋防止外旋。③注意胫前短夹板内的棉垫和跟部的棉垫要厚，注意保护胫骨皮肤，防止压疮。如果手法整复不能完全复位或对位在1/2以下者，采用骨牵引，加短夹板，隔1~2天检查对位情况，必要时加用手法挤捺，5~7天调整绷带，5~7周去除骨牵引，改用3块短夹板固定，3~5周去除绷带。

2.药物治疗

（1）外治疗法：在包扎固定时外敷消肿膏，肿胀开始消退时局部用中药热敷治疗；解除夹板外固定后外用和伤散熏洗治疗。局部皮肤过敏者应避免使用。

（2）内服疗法：根据骨折三期辨证施治。

3.康复治疗

整复固定后，即可做膝、踝关节屈伸活动及股四头肌锻炼。跟骨牵引者，还可用健腿和两手支持体重抬起臀部。稳定性骨折患者，从第2周开始进行抬腿及屈膝关节活动，在第4周开始扶双拐做患肢不负重步行锻炼。不稳定骨折患者，在解除牵引后，仍需在床上继续功能锻炼5~7天，才可扶双拐做患肢不负重步行锻炼。此时患肢虽不负重，但足底要放平，不要用足尖着地，以免导致远骨折端受力引起骨折旋转或成角移位。锻炼后若骨折部位仍无疼痛，自觉有力，即可改用单拐，逐渐负重锻炼，在3~5周内为了维持小腿的生理弧度和避免骨折端向前成角，在床上休息时，可用两枕法。若解除跟骨牵引后，胫骨有轻度向内成角者，可令患者屈膝90°，髋屈曲外旋，将患足放于健肢的小腿上，呈盘腿姿势，利用肢体本身的重力来恢复胫骨的生理弧度。8~10周后根据X线摄片及临床检查，达到临床愈合标准即可去除外固定。

（六）典型医案

杨某某，女，50 岁。

【初诊时间】2021 年 9 月 4 日。

【主诉】摔伤致左小腿肿痛，活动受限 3 小时。

【病史】患者入院 3 小时前骑电瓶车时不慎摔伤致左小腿肿痛，活动不利，由患者家属送至医院就诊。

【查体】左小腿中下段肿胀、压痛，左膝、踝关节活动不利，左足背动脉搏动存在，末梢血运可，皮肤感觉正常，舌暗红，苔薄白，脉弦涩。

【辅助检查】X 线检查可见左胫腓骨下端骨折，少许移位（图 3-54）。

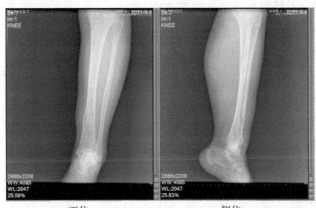

正位　　　　　　　　　侧位

图 3-54　初诊时胫腓骨正、侧位 X 线片

【中医诊断】左胫腓骨骨折（气滞血瘀证）。

【西医诊断】左胫腓骨骨折。

【治则】接骨续筋，活血消肿止痛。

【治法】

（1）外治疗法：手法整复，使用支具外固定。

（2）内服处方：刘氏正骨丹口服。

（3）嘱患者避免患肢负重，门诊随诊。

【二诊时间】2021 年 9 月 20 日。

【病史】左胫腓骨骨折保守治疗 2 周余。

【查体】左小腿中下段支具外固定在位，左膝、踝关节活动不利，左足背动脉搏动存在，末梢血运可，皮肤感觉正常，舌暗红，苔薄白，脉弦涩。

【辅助检查】X 线检查可见左胫腓骨下端骨折（图 3-55）。

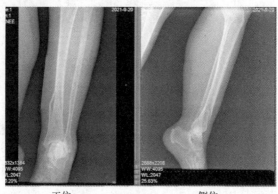

正位 　　　　　　　　　　　　　　　　　　　侧位

图 3-55　二诊时左胫腓骨正、侧位 X 线片

【中医诊断】左胫腓骨骨折（气滞血瘀证）。

【西医诊断】左胫腓骨骨折。

【治则】接骨续筋，活血消肿止痛。

【治法】

（1）继续使用支具外固定。

（2）嘱患者避免患肢负重，门诊随诊。

【三诊时间】2021 年 10 月 5 日。

【病史】左胫腓骨骨折保守治疗 1 个月余。

【查体】左小腿中下段支具外固定在位，左膝、踝关节活动不利，左足背动脉搏动存在，末梢血运可，皮肤感觉正常，舌暗红，苔薄白，脉弦涩。

【辅助检查】X 线检查可见左胫腓骨下端骨折（图 3-56）。

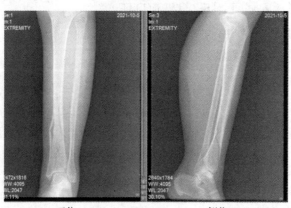

正位 　　　　　　　　　　　　　　　　　　　侧位

图 3-56　三诊时左胫腓骨正、侧位 X 线片

【中医诊断】左胫腓骨骨折（瘀血凝滞证）。

【西医诊断】左胫腓骨骨折。

【治则】接骨续筋，活血消肿止痛。

【治法】

（1）继续支具外固定。

（2）指导患者卧床时进行左膝、左踝屈伸功能锻炼。

（3）嘱患者避免患肢负重，门诊随诊。

【四诊时间】2021 年 10 月 5 日。

【病史】左胫腓骨骨折保守治疗 2 个月。

【查体】左小腿中下段支具外固定在位，左膝、踝关节活动较前好转，左足背动脉搏动存在，末梢血运可，皮肤感觉正常，舌暗红，苔薄白，脉弦涩。

【辅助检查】X 线检查可见左胫腓骨下端骨折（图 3-57）。

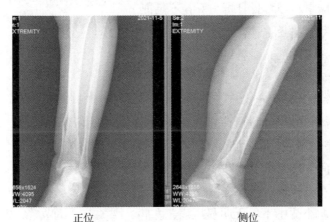

正位　　　　　　　　　　侧位

图 3-57　四诊时左胫腓骨正、侧位 X 线片

【中医诊断】左胫腓骨骨折（气血不足证）。

【西医诊断】左胫腓骨骨折。

【治则】接骨续筋，活血消肿止痛。

【治法】

（1）继续使用支具外固定。

（2）指导患者卧床时进行左膝、左踝屈伸功能锻炼。

（3）嘱患者扶双拐，患肢部分负重行走，门诊随诊。

【五诊时间】2021 年 12 月 5 日。

【病史】左胫腓骨骨折保守治疗 3 个月。

【查体】左小腿中下段支具外固定在位，左膝、踝关节活动较前好转，左足背动脉搏动存在，末梢血运可，皮肤感觉正常，舌红，苔薄白，脉弦。

【辅助检查】X线检查可见左胫腓骨下端骨折，骨折线模糊（图3-58）。

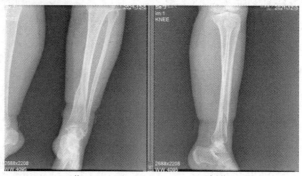

正位　　　　　　　　　　　　侧位

图3-58　五诊时左胫腓骨正、侧位X线片

【中医诊断】左胫腓骨骨折（肝肾不足证）。

【西医诊断】左胫腓骨骨折。

【治则】接骨续筋，滋补肝肾。

【治法】

（1）去除支具外固定。

（2）指导患者卧床时进行左膝、左踝屈伸功能锻炼。

（3）嘱患者患肢扶单拐负重行走，循序渐进，门诊随诊。

【六诊时间】2022年2月5日。

【病史】左胫腓骨骨折保守治疗5个月。

【查体】左小腿中下段无明显压痛，左膝、踝关节活动改善，左足背动脉搏动存在，末梢血运可，皮肤感觉正常，舌红，苔薄白，脉弦。

【辅助检查】X线检查可见左胫腓骨下端骨折，骨折线模糊（图3-59）。

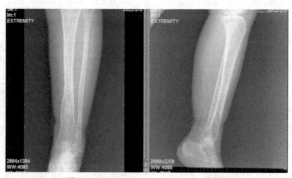

正位　　　　　　　　　　　　侧位

图3-59　六诊时左胫腓骨正、侧位X线片

【**中医诊断**】左胫腓骨骨折（肝肾不足证）。

【**西医诊断**】左胫腓骨骨折。

【**治则**】滋补肝肾，舒筋活络。

【**治法**】

（1）指导患者进行左膝、左踝屈伸功能锻炼。

（2）嘱患者患肢负重行走，循序渐进，门诊随诊。

【**七诊时间**】2022 年 3 月 5 日。

【**病史**】左胫腓骨骨折保守治疗 6 个月。

【**查体**】左膝、踝关节活动可，左足背动脉搏动存在，末梢血运可，皮肤感觉正常，舌红，苔薄白，脉弦。

【**辅助检查**】X 线检查可见左胫腓骨下端骨折，骨折线模糊（图 3–60）。

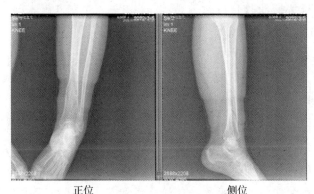

正位　　　　　　　　　　　　侧位

图 3–60　七诊时左胫腓骨正、侧位 X 线片

【**中医诊断**】左胫腓骨骨折（肝肾不足证）。

【**西医诊断**】左胫腓骨骨折。

【**治则**】滋补肝肾，舒筋活络。

【**治法**】嘱患者患肢负重行走，门诊随诊。

【**八诊时间**】2022 年 4 月 5 日。

【**病史**】左胫腓骨骨折保守治疗 7 个月。

【**查体**】左膝、踝关节活动可，左足背动脉搏动存在，末梢血运可，皮肤感觉正常，舌红，苔薄白，脉弦。

【**辅助检查**】X 线检查可见左胫腓骨下端骨折，骨折线模糊（图 3–61）。

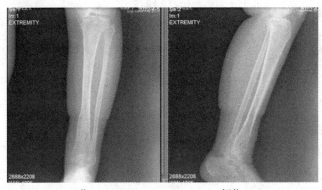

正位　　　　　　　　　　　侧位

图 3-61　八诊时左胫腓骨正、侧位 X 线片

【中医诊断】左胫腓骨骨折（气血不和证）。

【西医诊断】左胫腓骨骨折。

【治则】指导功能锻炼。

【治法】无特殊处理。

【编者按】胫腓骨是长管状骨中最常发生骨折的部位之一，约占全身骨折的 13.7%。胫腓骨骨折分为胫骨单骨折、胫腓骨双骨折和腓骨单骨折，其中以胫骨单骨折最多，胫腓骨双骨折次之，腓骨单骨折最少。胫骨是连接股骨下方支撑体重的主要骨骼，腓骨是附连小腿肌肉的重要骨骼，并承担身体 1/6 的体重。在胫腓骨骨折中，暴力作用的方向和程度对骨折的部位、类型和移位方向有着重要影响。胫腓骨骨折的治疗方法包括手术和非手术治疗两种。手术治疗通常适用于开放性骨折、粉碎性骨折等严重骨折，通过切开复位、钢板内固定、髓内钉内固定等方法来恢复骨折部位的形态和功能。开放性骨折在清创的同时采用支架外固定，用"针板协同"，即经皮穿针，用支架维持纵向长度，用手法、压垫、夹板逐步纠正成角和侧方移位，这是一种微创的治疗方式。非手术治疗则适用于稳定性骨折以及无移位骨折等，可以通过跟骨牵引结合手法复位、夹板外固定等方法进行治疗。在胫腓骨骨折的治疗过程中，需要注意预防并发症，包括骨不连、感染、血栓等。同时，患者需要进行系统的康复训练，以促进骨折愈合和恢复关节功能。康复训练包括早期的肌肉收缩和关节活动训练、中期的负重和平衡训练以及后期的全面康复训练。

七、踝关节骨折

踝关节由胫骨下端、腓骨下端和距骨组成。胫骨下端内侧向下的骨突称为内踝，其后侧向下突出者称为后踝，腓骨下端骨突构成外踝。外踝窄而长，标准侧位 X 线片上位于内踝后约 1cm、下约 0.5cm 处，内踝的三角韧带较外踝的腓距前韧带、跟腓韧带坚强，故阻止外翻的力量大，阻止内翻的力量小。内、外、后三踝构成踝穴，而距骨居于其中，称滑车关节。胫、腓骨下端之间被坚强而有弹性的下胫腓联合韧带连接在一起。距骨分体、颈、头三个部分，其体前宽后窄，上面为鞍状关节面，当背伸运动时，距骨体之宽部进入踝穴，腓骨外踝稍向外后侧分开，而踝穴较跖屈时会增宽 1.5~2mm，以容纳距骨体，当下胫腓联合韧带紧张时，关节面间紧贴，关节稳定，不易扭伤，但暴力太大仍会造成骨折。当踝关节处于跖屈位（如下楼梯或下坡）时，下胫腓联合韧带松弛，关节不稳定，容易发生扭伤。

（一）病因病机

踝部损伤原因复杂，类型很多。韧带损伤、骨折和脱位可单独或同时发生。根据受伤姿势可分为内翻、外翻、外旋、纵向挤压、侧方挤压、跖屈和背伸等损伤，其中以内翻损伤最多见，外翻损伤次之。

内翻损伤多为从高处跌下，足底外缘着地，或步行在平路上，足底内侧踏在凸处，使足突然内翻。外翻损伤多为从高处跌下，足底内缘着地，或外踝受暴力打击，引起踝关节外翻。骨折时，外踝多为斜形骨折，内踝多为横行骨折，严重时可合并后踝骨折、距骨脱位。

根据骨折、脱位的程度，损伤可分为三度：单踝骨折为一度；双踝骨折、距骨轻度脱位为二度；三踝骨折、距骨脱位为三度。

（二）中医证候分类

1.血瘀气滞证

伤后 1~2 周。血离经脉，瘀积不散，气血不得宣通。临床常见局部瘀肿明显，疼痛较甚。

2.瘀血凝滞证

伤后 2~4 周。瘀血未尽，筋骨未连。

3.肝肾不足证

伤后 4 周以上。骨折愈合迟缓，症见骨痂较少，腰膝酸软，面色少华，舌淡胖，苔薄白，脉细。

（三）治疗原则

踝关节骨折是关节内骨折，治疗的原则是恢复关节正常解剖结构，为早期活动提供可靠稳定性。

（四）刘氏骨伤经验

采用刘氏骨伤正骨手法结合夹板外固定治疗踝关节骨折可取得良好的临床疗效，相关经验如下。

①拔伸牵引：将足踝极度旋前，使内侧三角韧带处于紧张状态，借其牵张力将内踝骨折块先牵出内侧踝穴。

②逆损伤机制：将足踝外旋外翻，如加大原有畸形，欲合先离，离而复合。将足踝内旋内翻，此时足踝内翻，必须是跟骨、距骨同时内翻。

③屈曲旋转，以筋带骨复位：保持跟骨、距骨内翻位内旋，极度背伸踝关节，推挤外踝远骨折端，复位外踝，通过紧张的后关节囊使后踝复位。

④扣挤合骨：在助手维持复位状态下，施术者侧方挤压胫腓骨远端，在复位下胫腓分离，纠正距骨移位，可解决内、外踝移位。

⑤纠正残余移位：如果外踝长度不足，内踝仍有明显的骨折间隙，要恢复外踝足够的长度，可重复手法1~2次，C臂机透视了解对位情况。

⑥小夹板固定：夹板必须塑形，使外翻骨折固定在内翻位上，随时调整绷带，保持上下移动1cm的松紧度，固定期间应保持内翻、内旋位，防止骨突处发生压迫性溃疡。

⑦功能锻炼：鼓励患者活动患肢足趾关节、膝关节。老年患者易发生踝关节僵硬，更应该注意活动关节。粉碎性骨折患者易继发创伤性关节炎，应尽早进行踝关节功能锻炼，早活动，晚负重。

（五）治疗方案

1.整复和固定

按照骨折损伤机制，分析暴力损伤导致骨折移位的过程，逆损伤机制整复和固定踝关节骨折。无移位骨折患者仅将踝关节固定在90°中立位3~4周即可，有移位的骨折脱位患者应予以整复。

①整复方法：患者平卧屈膝，一助手抱住患者大腿，施术者握其足跟和足背顺势拔伸，外翻损伤使踝部内翻，内翻损伤使踝部外翻。如有下胫腓联合分离，可在内外两踝部挤压；如后踝骨折合并距骨后脱位，可用一手握住胫骨下

段向后推，另一手握前足向前提，并徐徐将踝关节背伸。利用紧张的关节囊将后踝下拉，或利用长袜套住整个下肢，下端超过足尖20cm，用绳结扎，做悬吊滑动牵引，使后踝逐渐复位。

②固定方法：先在内、外踝的上方各放一个塔形垫，下方各放一个梯形垫，用5块夹板进行固定。其中内、外、后侧夹板上平小腿上1/3，下平足跟，前内侧及前外侧夹板较窄，其长度上起胫骨结节，下至踝关节上。夹板必须塑形，使内翻骨折固定在外翻位，外翻骨折固定在内翻位。最后可加用踝关节纸质铅丝夹板，将踝关节固定于90°位置4~6周。

2. 药物治疗

（1）外治疗法：固定期间，在包扎或者牵引固定时外敷消肿膏，固定后局部中药热敷治疗；解除夹板外固定后外用和伤散熏洗治疗。局部皮肤过敏者应避免使用。

（2）内服疗法：根据骨折三期辨证施治。

3. 康复治疗

在床上主动活动足趾，做膝关节伸屈、直抬腿和股四头肌等长收缩锻炼，术后2~4天即可根据医嘱每天练习屈伸踝关节1次，每次30分钟，可扶拐下地患肢完全不负重行走。术后6周左右骨折基本愈合即可开始扶拐部分负重行走，8~12周可更换为护踝保护行走，直至术后12周过渡为完全负重行走。

（六）典型医案

周某某，女，52岁。

【**初诊时间**】2021年9月27日。

【**主诉**】右踝关节摔伤2天。

【**病史**】患者入院2天前下台阶时不慎扭伤致右踝部肿胀疼痛、活动受限，在家休息后未见明显好转，前来医院就诊。

【**查体**】右踝关节外侧肿胀、压痛，右踝关节活动受限，右足背动脉搏动存在，末梢血运可，皮肤感觉正常，舌暗红，苔薄白，脉弦涩。

【**辅助检查**】X线检查可见右踝关节骨折，断端对位可（图3-62）。

【**中医诊断**】右踝关节骨折（气滞血瘀证）。

【**西医诊断**】右踝关节骨折。

【**治则**】接骨续筋，活血消肿。

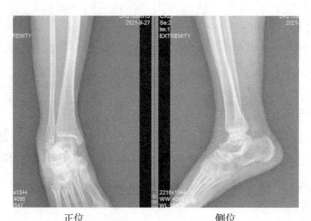

正位 　　　　　　　　　 侧位

图 3-62　初诊时右踝关节正、侧位 X 线片

【治法】

（1）外治疗法：予以手法整复，夹板外固定。

（2）内服处方：刘氏正骨丹口服。

（3）嘱患者避免患肢负重，门诊随诊。

【二诊时间】2021 年 10 月 18 日。

【查体】右足踝部肿胀、压痛，外踝部明显，活动受限，足趾末梢血运良好，舌暗红，苔薄白，脉弦涩。

【辅助检查】X 线检查可见右踝关节骨折，断端对位可（图 3-63）。

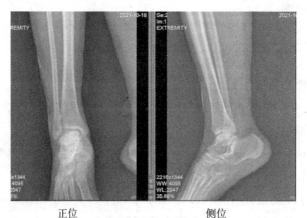

正位 　　　　　　　　　 侧位

图 3-63　二诊时右踝关节正、侧位 X 线片

【治法】继续夹板外固定，嘱患肢避免负重。

【三诊时间】2021 年 11 月 20 日。

【查体】右踝外侧肿胀较前明显好转，局部无明显压痛，右踝关节背伸活动受限，右足趾末梢血运良好，舌暗红，苔薄白，脉弦涩。

【辅助检查】X线检查右踝关节骨折，骨折断端对位可（图3-64）。

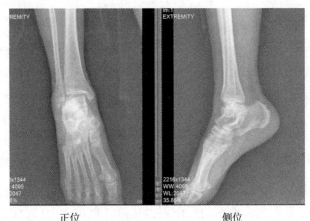

正位　　　　　　　　　　　侧位

图3-64　三诊时右踝关节正、侧位X线片

【治法】去除外固定夹板，指导患者拄拐负重行走，右踝关节屈伸功能锻炼。

【编者按】踝关节骨折是常见的关节内骨折，通常由间接暴力引起，如扭伤、摔伤等。根据暴力作用的大小、方向和受伤时足的位置，可产生不同类型和程度的骨折。踝关节骨折主要分为内、外、后踝骨折和下胫腓联合骨折。内踝骨折主要分为无移位骨折和移位骨折，无移位骨折一般采用石膏固定或夹板外固定治疗，移位骨折应采取手术治疗。根据外力作用的方向和受伤时足的位置可分为旋后内收型、旋后外旋型、旋前外展型、旋前外旋型4类，临床上根据骨折AO分类法将其分为A、B、C三型，尤其要注意特殊类型踝关节损伤的诊断和治疗，建议拍摄患侧下肢全长X线正侧位片。下胫腓联合骨折可根据损伤部位分为下胫腓联合水平以下损伤、经下胫腓联合的腓骨骨折和下胫腓联合以上损伤。手术治疗是踝关节骨折的主要治疗方法，手术方法包括切开复位、螺钉内固定、钢板内固定等，目的在于恢复踝关节面的形态（内、外、前、后）以及纠正胫距关节的脱位及趋势。在手术治疗过程中，需要注意保护韧带和软组织，避免对骨膜和软骨造成进一步损伤。同时，在术后需要进行系统的康复训练，促进骨折愈合，恢复关节功能。在日常生活中，预防踝关节骨折需要注意加强足部肌肉力量锻炼，增强踝关节的稳定性。选择合适的鞋子和场地，避免在不平整的场地运动，防止摔倒，避免意外伤害等。

八、跟骨骨折

正常人足底是三点负重，在跟骨、第 1 跖骨头和第 5 跖骨头三点组成的负重面上，跟骨和距骨组成纵弓的后臂，负担人体 60% 的体重。通过距跟关节可使足内收、内翻、外展、外翻，以适应在凹凸不平的道路上行走。跟骨结节为跟腱附着处，腓肠肌、比目鱼肌收缩，会产生强有力的跖屈动作，跟骨结节上缘与跟距关节面形成 30°~45° 的结节关节角，为距跟关节的主要标志之一。

（一）病因病机

跟骨骨折多由传达暴力造成。从高处坠下或跳下时，足跟部先着地，身体重力从距骨下传至跟骨，地面的反作用力从跟骨负重点上传至跟骨体，使跟骨被压缩或劈开，亦有少数患者因跟腱牵拉导致撕脱性骨折。跟骨骨折后常伴有足纵弓塌陷，结节关节角减小、消失或成负角，影响足弓后臂，从而减弱跖屈的力量及足纵弓的弹簧作用。根据骨折线的走向可分为不波及距跟关节面骨折和波及距跟关节面骨折两类。前者预后较好，后者预后较差。

（二）中医证候分型

1. 骨断筋伤，气滞血瘀证

骨折早期，伤后 12 周。血离经脉，瘀积不散，气血不得宣通。症见局部瘀肿明显，疼痛较甚。

2. 瘀血未尽，筋骨未愈证

骨折中期，伤后 3~5 周。瘀血未尽，筋骨未愈。症见瘀肿渐退，筋骨不舒。

3. 肝肾不足，气血亏虚证

骨折后期，伤后 5 周以上。筋骨未坚，肝肾不足。症见瘀肿已消，筋骨不舒，并伴体倦乏力，腰膝酸软等。

（三）治疗原则

跟骨骨折治疗的重点是恢复距跟关节的对位关系和结节关节角，纠正跟骨体增宽。

（四）刘氏骨伤经验

刘氏骨伤手法复位时根据骨折发生机制（原则上采用逆损伤机制方式），分别采用牵引、摇晃、内翻、夹挤、折顶、屈伸手法纠正并恢复跟骨的长度、宽度、轴位角、高度以及距下关节面平整。距下关节为微动关节，复位时利用距下关节周围的关节囊在屈伸动态磨塑中恢复距下关节面平整，并用内外侧平垫、足弓垫维持复位后跟骨宽度及足纵弓高度，绷带内翻位缠绕，有利于维持复位后跟骨轴位角。跟骨内外侧挤压复位以及皮肤牵引见图3-65。

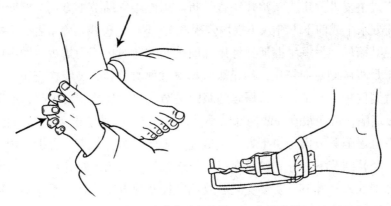

图 3-65　跟骨内外侧挤压以及皮肤牵引

（五）治疗方案

1. 整复和固定

（1）不波及距跟关节面的跟骨骨折：跟骨结节纵形骨折时，骨折块一般移位不大，予以挤按对位即可。跟骨结节横行骨折是一种撕脱性骨折，若骨折块大且向上移位者，可在适当麻醉下，患者取俯卧位，屈膝，助手尽量使患者足跖屈，施术者以两手拇指在跟腱两侧用力推挤骨折块，使其复位。

（2）骨折线不通过关节面的跟骨骨折：若跟骨体后部同跟骨结节向后、向上移位，应该充分纠正。复位时患者取仰卧位，屈膝90°，助手固定其小腿，施术者两手指相交叉于足底，手掌紧扣跟骨两侧，用力纠正骨折侧方移位和跟骨体增宽，同时尽量向下牵引以恢复正常的结节关节角。

（3）波及距跟关节面的跟骨骨折：对于有关节面塌陷、粉碎且移位较多者，施术者可用手掌扣挤足跟，尽量纠正跟骨体增宽，手法宜稳，在摇晃足跟时，同时向下用力，尽可能纠正结节关节角。

对于难以复位且波及距跟关节的跟骨骨折，有时手法复位很难取得成功，可在X线检查下，用骨圆针撬拨复位。如中部压缩塌陷，可用骨圆针穿入塌陷下方，将其撬起，把骨折块与距骨贯穿固定。如骨折块连于后部，则自后方沿跟骨纵轴穿针，利用杠杆作用将骨折块抬起，并向跟骨前部贯穿固定。

（4）跟骨结节骨骺分离：对于骨折片明显上移或跟骨体部冠状位骨折伴后骨折段向上移位者，在常规无菌操作下，用一个骨圆针，在跟骨结节部的后上方穿入，做向后、向下的牵引，使向上移位的跟骨结节得到复位，恢复跟骨结节关节角下部的正常位置。牵引时间 3~4 周，并尽早进行功能锻炼。

调节式整复外固定支架治疗跟骨骨折。患侧跟骨结节下方用 2 枚斯氏针自轴位向前方水平或前下方穿入（视塌陷程度），不过骨折线，施术者一手握住前足尽量使其跖屈，另一手握斯氏针尾部向足底方向对抗用力撬拨，助手两手掌分别置于足跟两侧对向挤压，纠正跟骨增宽和侧方移位，X 线检查正、侧、轴位，此时侧位片可见绝大部分塌陷的跟距关节经复位后能恢复平整，如关节面仍有明显塌陷，可在跟骨外侧局部做小横切口 3~5cm，掀开外侧凸起的骨皮质，在直视下自塌陷关节面骨块下方直接撬起，必要时植骨，完成骨折复位。在跟骨结节、胫骨结节下方分别横行穿过一枚斯氏针，在第 5 跖骨基底部内侧第一楔骨处分别拧入杆螺钉，安装支架后放调节杆及前方支撑杆，通过调节杆进一步纠正移位，二者之间以稳定杆连接固定。

使用外固定支架时软组织损伤小，可经撬拨或小切口等方法复位骨折，便于创面处理，尤其适用于局部软组织条件较差的患者。调节式整复外固定支架，使用时采用撬拨和手法复位重建 Böhler 角，整复关节面并恢复跟骨的形态，利用胫骨结节、跟骨结节及第一楔骨（内侧）或第 5 跖骨基底部（外侧）安装固定支架，三杆固定，利用三角形的稳定性能很好地维持复位效果，避免手术治疗产生的损伤。选用超踝关节外固定支架固定能防止跟腱挛缩，有利于足弓的稳定，术后可根据病情采用撑开或放松支架旋钮调节固定效果。

无移位骨折一般不固定。对于有移位的跟骨结节横断骨折、接近距跟关节骨折和波及距跟关节面未用钢针固定者，可用夹板固定。即在跟骨两侧各放置一个棒形压垫，用小腿两侧弧形夹板做超踝关节固定，前面用一个弓形夹板维持患足于跖屈位，小腿后侧弓形板下端抵于跟骨结节上缘，足底放一个平足垫，维持膝关节屈曲30°位，一般固定 6~8 周。

2. 药物治疗

（1）外治疗法：固定期间，在包扎或者牵引固定时外敷消肿膏，固定后局部用中药热敷治疗；解除夹板外固定后外用和伤散熏洗治疗。局部皮肤过敏者应避免使用。

（2）内服疗法：根据骨折三期辨证施治。

3.康复治疗

做踝关节屈伸活动，每天活动 80~100 次，分 2 个阶段完成，上午、下午各训练 1 个阶段。踝关节屈伸以主动锻炼为主，被动锻炼为辅。锻炼时切勿用力过大，防止发生运动损伤。

术后第 3~4 天，开始进行踝关节持续被动屈伸功能训练。首先从无痛或微痛角度开始，运动范围根据患者对疼痛耐受程度而定，一般活动范围在 -25°~0°（0° 为中立位，背伸为正值，跖屈为负值）之间。整个被动运动过程缓慢进行，每天训练 1 次，每次训练 1 小时，训练结束后，嘱患者将患肢平放于床上，将患足稍垫高，并即刻冰敷踝关节 20~30 分钟。

术后第 5~6 天，活动范围每天增加，每天活动 2 次，每次 30~60 分钟，持续 3 周。在患肢无明显肿胀情况下，对患者施行轻柔、缓慢的踝部按摩，防止踝关节软组织粘连，同时进行足部抗阻力训练以增强踝关节各肌群肌力，利用弹力带进行踝关节抗阻力训练。

术后 2~4 周，患者开始挂双拐、穿充气式保护靴进行部分负重下地行走训练，每天 2~3 次，每次 30 分钟。

术后 6~8 周，患者开始在姿势镜前进行平衡功能训练，待患者能自行保持平衡后鼓励其正常行走。患者在行走训练过程中，严格遵循无负荷主动运动、部分抗阻力练习、完全负重主动运动练习过渡原则，同时还穿插屈髋、屈膝、踢腿、上下楼梯等训练。

（六）典型医案

凌某某，男，55 岁。

【**初诊时间**】2021 年 9 月 27 日。

【**主诉**】摔伤致左足跟肿痛畸形，活动受限 2 小时余。

【**病史**】患者入院前 2 小时不慎摔伤致左足跟部肿痛、活动受限。

【**查体**】左足跟部肿胀畸形明显，跟骨周围压痛明显，可触及骨擦感。踝关节周围肌力检查不配合，其余部位肌力正常。患肢皮肤感觉正常，各趾运动正常，末梢血运正常，舌暗红，苔薄白，脉弦涩。

【**辅助检查**】X 线片检查可见左跟骨骨折，断端稍分离、移位。

【**中医诊断**】左跟骨骨折（气滞血瘀证）。

【**西医诊断**】左跟骨骨折。

【**治法**】

（1）外治疗法：按照跟骨骨折复位法给予整复，当足跟部畸形消失，在双踝下方各放置一个马蹄垫，外盖跟骨夹板，用宽胶布固定，外敷消肿膏，练习踝背伸及股四头肌收缩活动。

（2）内服处方：内服刘氏正骨丹Ⅰ号。

【二诊时间】2021年10月4日。

【主诉】外伤致左足跟肿痛1周。

【查体】左足跟肿胀，压痛，舌暗红，苔薄白，脉弦涩。

【辅助检查】X线检查可见左侧跟骨骨皮质不连，断端对位可，邻近关节在位（图3-66）。

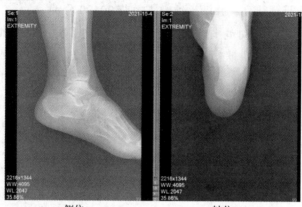

侧位　　　　　　　　　　轴位

图3-66　二诊时左跟骨侧、轴位X线片

【中医诊断】左跟骨骨折（气滞血瘀证）。

【西医诊断】左跟骨骨折。

【治则】接骨续筋，活血消肿。

【治法】

（1）内服处方：刘氏正骨丹口服。

（2）嘱患者避免患肢负重，门诊随诊。

【三诊时间】2021年11月12日。

【主诉】左跟骨骨折保守治疗5周余。

【查体】左足跟局部轻压痛，跖趾、踝关节屈伸尚可，末梢感觉、血运无异常，舌暗红，苔薄白，脉弦涩。

【辅助检查】X线检查可见左跟骨骨折，断端对位可，左足、踝骨质密度降低，左足、踝骨质疏松改变（图3-67）。

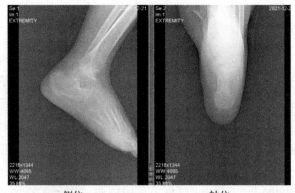

側位　　　　　　　　　　　　軸位

图 3-67　三诊时左跟骨侧、轴位 X 线片

【治法】

（1）外治疗法：去除外固定夹板，嘱患者扶拐患肢部分负重行走，循序渐进。

（2）内服处方：碳酸钙口服补钙。

【编者按】跟骨骨折是足部常见的骨折之一，通常由高处坠下或挤压导致，多发于青壮年人群。跟骨骨折的主要症状包括足跟部剧烈疼痛、跟骨压痛、足跟不能着地、足跟部肿胀、活动受限等。跟骨骨折的治疗方法包括保守治疗和手术治疗。轻度跟骨骨折可以选择保守治疗，包括手法复位、石膏固定等。对于严重粉碎性跟骨骨折，必要时进行手术治疗，可以通过切开复位钢板内固定来恢复骨折部位的形态和功能。有研究提示跟骨骨折手术或保守治疗后，随访 2 年，患足功能对照差异无统计学意义。手术治疗时的常见并发症包括切口延期愈合及皮瓣坏死，操作时应注意保护。跟骨骨折的并发症包括足部骨-筋膜室综合征。若发生严重粉碎性跟骨骨折，还可能出现距下关节创伤性关节炎、负重或行走时足跟疼痛、足跟外侧疼痛及足部畸形等后遗症。

九、距骨骨折

足部由 28 块小骨组成，包括 7 块跗骨、5 块跖骨、14 块趾骨、2 块固定的籽骨，经韧带与肌肉相连，构成 3 个主要足弓即内侧纵弓、外侧纵弓、跖骨间的横弓。足弓有负重、行走和吸收人体震荡的功能。距骨是足弓的顶，上与胫骨下端相连，下接跟骨与舟状骨。

（一）病因病机

多因踝背伸外翻暴力所致，如机动车驾驶员足踩刹车时撞车，足踝强烈背伸，胫骨下端前缘像凿子一样插入距骨颈、体之间，将距骨劈成前后两段。如暴力继续作用，则合并距跟关节脱位，跟骨、距骨头连同足向前上方移位。待暴力消失时，因跟腱与周围肌腱的弹性，足向后回缩，跟骨的载距突常钩住距骨体下面的内侧结节，使整个骨折的距骨体随之向后移位，脱位于胫腓踝穴的后方，距骨体向外旋转，骨折面朝向外上方，甚至合并内踝骨折。踝跖屈内翻暴力可引起距骨前脱位，单纯跖屈暴力可因胫骨后踝与距骨后唇猛烈顶压，引起距骨后唇骨折，临床较为少见。

距骨表面 3/5 为软骨面，故发生骨折时，骨折线多经过关节面，发生创伤性关节炎的概率较大。距骨的主要血液供应自距骨颈部进入，距骨颈骨折时，常损伤足背动脉，影响距骨的血液供应，所以距骨体很容易发生缺血性坏死。

（二）中医证候分型

1. 骨断筋伤，气滞血瘀证

骨折早期，伤后 1~2 周。血离经脉，瘀积不散，气血不得宣通。症见局部瘀肿明显，疼痛较甚。

2. 瘀血未尽，筋骨未愈证

骨折中期，伤后 3~5 周。瘀血未尽，筋骨未愈。症见瘀肿渐退，筋骨不舒。

3. 肝肾不足，气血亏虚证

骨折后期，伤后 5 周以上。筋骨未坚，肝肾不足。症见瘀肿已消，筋骨不舒，可伴见体倦乏力，腰膝酸软等。

（三）治疗原则

距骨骨折治疗的原则是尽早解剖复位以恢复踝关节、距下关节的对合关系，减少距骨坏死的风险，可靠地固定和关节稳定，能保护血液供应。

（四）刘氏骨伤经验

距骨与跟骨、腓骨、胫骨共同参与距骨活动，是传导力量及支撑体重不可缺少的构成骨。近年来，随着生活方式的不断改变，距骨骨折发生率日益增高，严重影响患者的足部功能。由于距骨关节面较多，生理结构较为特殊，距骨表面除韧带、关节囊、滑膜等组织外并无肌肉组织，且血供较少，外伤后容易发生缺血性坏死。因此，在复位和固定距骨过程中避免再次损伤血运具有重要意义。

利用刘氏正骨手法，通过推、挤、拿、撬拨等方法复位骨折，纠正距骨短缩移位，在透视机下使用克氏针行交叉固定，并采用石膏外固定，从而达到治疗效果。

（五）治疗方案

1. 整复和固定

单纯距骨颈骨折时，患肢膝关节屈曲至90°，施术者一手握住患肢前足，在轻度外翻后，向下向后推压，另一手握住胫骨下端后侧向前端提，使距骨头与距骨体两骨折块对合。合并距骨体后脱位时，应先增加畸形，即将踝关节极度背伸，稍向外翻，以解除载距突与距骨体之间的交锁，并将距骨体向前上方推压，使其回到踝穴，然后用拇指向前顶住距骨体，踝关节稍跖屈，使两骨折块对合。距骨后唇骨折伴有距骨前脱位时，先将踝关节极度跖屈内翻，用拇指压住距骨体的外上方，用力向内后方将其推入踝穴。距骨脱位复位后，往往其后唇骨折片亦随之复位。新鲜距骨骨折手法整复失败，可切开整复。距骨体缺血性坏死、距骨粉碎性骨折、距骨体陈旧性脱位、并发踝关节严重创伤性关节炎者，应行关节融合术。

距骨颈骨折整复后，应将踝关节固定在跖屈稍外翻位8周。距骨后唇骨折伴有距骨前脱位者，应固定在功能位4~6周。切开整复内固定或施行关节融合术者，应用管形石膏固定踝关节在功能位3个月。

2. 药物治疗

（1）外治疗法：固定期间，在包扎或者牵引固定时外敷消肿膏，固定后局部用中药热敷治疗，解除夹板外固定后外用和伤散熏洗治疗。局部皮肤过敏者应避免使用。

（2）内服疗法：根据骨折三期辨证施治。

3. 康复治疗

固定期间应做足趾、膝关节屈伸锻炼，解除固定前3周，应开始扶拐逐渐负重步行锻炼。解除固定后应施行局部按摩，配合中药熏洗，并进行踝关节屈伸、内翻、外翻活动锻炼。施行关节融合术者，扶拐锻炼时间要稍长。

（六）典型医案

陈某某，女，60岁。

【初诊时间】2022年2月10日。

【主诉】外伤致左足部肿痛活动受限2周余。

【病史】2周前左踝部扭伤疼痛。

【查体】左踝关节周围压痛明显，屈伸活动受限，患肢皮肤感觉正常，各趾运动正常，末梢血运正常，舌暗红，苔薄白，脉弦涩。

【辅助检查】CT检查可见左距骨骨折（图3-68）。

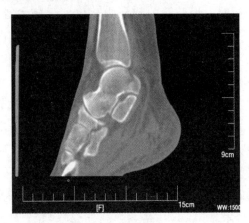

图3-68 初诊时左距骨侧位CT片

【中医诊断】左距骨骨折（气滞血瘀证）。

【西医诊断】左距骨骨折，骨质疏松。

【治则】接骨续筋，活血消肿。

【治法】

（1）外治疗法：按距骨骨折复位法给予整复，当足跟部畸形消失后，外敷消肿膏，予以纸质铅丝夹板塑形后用绑带固定，练习踝背伸及股四头肌收缩活动。

（2）内服处方：内服刘氏正骨丹I号。

【二诊时间】2022年3月24日。

【主诉】距骨骨折保守治疗2个月余。

【查体】左足局部轻压痛，踝关节屈伸受限，末梢感觉、血运无异常，舌暗红，苔薄白，脉弦涩。

【辅助检查】CT检查可见距骨骨折，断端对位可（图3-69）。

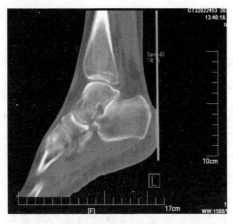

图 3-69　二诊时左距骨侧位 CT 片

【治则】接骨续筋，活血消肿。

【治法】

（1）外治疗法：去除外固定夹板。

（2）内服处方：刘氏正骨丹口服

（3）嘱患者患肢部分负重，扶拐行走，门诊随诊。

【三诊时间】2022 年 4 月 21 日。

【主诉】距骨骨折保守治疗 3 个月余。

【查体】左足部肿胀较前明显减轻，踝关节屈伸尚可，末梢感觉、血运无异常，舌暗红，苔薄白，脉弦涩。

【辅助检查】CT 检查可见距骨骨折，现断端对位可（图 3-70）。

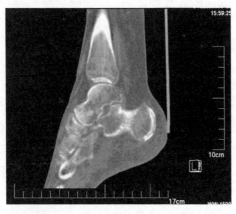

图 3-70　三诊时左距骨侧位 CT 片

【治则】舒筋活络，功能锻炼。

【治法】

（1）外治疗法：和伤散外敷。

（2）指导患肢功能锻炼。

【编者按】距骨骨折是一种少见的骨折，通常由直接暴力或高处坠落间接挤压导致。距骨骨折的保守治疗包括手法复位、夹板或石膏固定和制动。手法复位通常在伤后1~2天内进行，复位后，患者需要用夹板或石膏固定，以维持骨折部位的稳定。制动则是指患者需要限制活动，避免骨折部位再次受伤。对于严重的距骨骨折，手术治疗是必要的。手术方式包括切开复位内固定、关节镜手术和植骨融合术等。切开复位时一般采取螺钉内固定。关节镜手术则是在关节镜下对骨折部位进行复位和固定，这样可以减少手术创伤。植骨融合术则是在骨折部位植入自体骨或异体骨，促进骨折愈合，常见并发症是距骨坏死。

十、跖骨骨折

第1跖骨头与第5跖骨头是构成足内外侧纵弓前方的负重点，与后方的足跟形成整个足部主要的3个负重点。五块跖骨之间构成足的横弓，跖骨骨折后必须恢复上述关系。跖骨骨折是足部最常见的骨折。

（一）病因病机

跖骨骨折多因直接暴力，如压砸或重物打击等，以第2~4跖骨较多见，可几根跖骨同时骨折。间接暴力如扭伤等，亦可引起跖骨骨折。长途跋涉或行军也可能引起跖骨疲劳骨折。骨折的部位可发生于基底部、骨干部及颈部。

（二）中医证候分型

1.骨断筋伤，气滞血瘀证

骨折早期，伤后1~2周。血离经脉，瘀积不散，气血不得宣通。症见局部瘀肿明显，疼痛较甚。

2.瘀血未尽，筋骨未愈证

骨折中期，伤后3~5周。瘀血未尽，筋骨未愈。症见瘀肿渐退，筋骨不舒。

3.肝肾不足，气血亏虚证

骨折后期，伤后5周以上。筋骨未坚，肝肾不足。症见瘀肿已消，筋骨不舒，可伴见体倦乏力，腰膝酸软等。

（三）治疗原则

恢复跖骨力线，重建足弓。

（四）刘氏骨伤经验

跖骨是前足的主要组成部分，它构成了足纵弓和横弓。人体正常的负重功能和行走步态依赖完整的足弓，其中又以第1跖骨和第5跖骨最为重要，第1跖骨与内侧楔骨、足舟骨、距骨、跟骨共同组成内侧纵弓，第5跖骨与骰骨、跟骨共同组成外侧纵弓。跖骨骨折若对位、对线不佳，会影响足弓和足的负重功能。跖骨骨折是足部最常见的骨折，多因扭伤、车轧伤或重物打击足部所致。可分为基底部、骨干部及颈部骨折三种，其中以基底部骨折最多见，骨干部次之，颈部最少。骨折形态有斜形、横断及粉碎性三种。多数骨折可通过非手术方法取得满意的疗效。其中第1跖骨由于比较粗大很难骨折，一旦发生骨折就应积极处理以尽快恢复足的负重功能。跖骨骨折通常是完全关节内骨折，跖骨头无关节囊附着，向跖侧及外侧成角，手术时可应用细克氏针固定。对于第5跖骨基底部骨折，根据损伤具体的类型可以采用加压包扎、夹板或石膏固定治疗，若发生不愈合可应用切开复位螺钉内固定治疗。对骨折严重重叠移位、皮肤肿胀严重出现张力性水疱、开放性损伤伤口不宜清创缝合者，可考虑用外固定支架固定的方法治疗。

（五）治疗方案

1. 整复和固定

（1）有移位的跖骨干骨折、脱位以及多发性骨折：可采用手法整复。在适当麻醉下施术者先牵引骨折部位对应的足趾，以纠正其重叠及成角畸形，另一手拇指从足底部推压断端，使其复位。如仍有残留的侧方移位，则继续在牵引下，从跖骨之间以拇、食指用夹挤分骨法使其复位。最后将分骨垫放置于背侧跖骨间隙之间，上方再以压力垫加压包扎于足托板上。跖骨骨折上下重叠移位或向足底突起成角必须纠正，否则会妨碍足的行走功能，而侧方移位则对行走功能妨碍较小。

（2）第5跖骨基底骨折、行军骨折、无移位的跖骨干骨折：可局部敷药，外用夹板或胶布固定6周，之后外用药物熏洗并开始行走锻炼。第5跖骨基底骨折常嵌入软组织，骨折线消失时间一般比较长，只要症状消失，即可负重行走，不必待X线检查提示有骨性愈合时才负重行走。

开放性骨折或闭合性骨折在手法复位失败后，可采用切开复位内固定术治疗。对于陈旧性跖骨颈骨折，若跖骨头向足底移位影响走路，可施行跖骨头切除术。

2. 药物治疗

（1）外治疗法：固定期间，在包扎或者牵引固定时外敷消肿膏，固定后局部用中药热敷治疗，解除夹板外固定后外用和伤散熏洗治疗。局部皮肤过敏者应避免使用。

（2）内服疗法：根据骨折三期辨证施治。

3. 康复治疗

跖骨骨折患者可以较早进行足趾伸屈活动，但不宜过早负重，以免骨折移位。

（六）典型医案

李某，男，37岁。

【初诊时间】2022年1月20日。

【主诉】扭伤致左足肿痛活动受限6小时。

【病史】患者6小时前行走时扭伤致左足肿痛，活动受限。

【查体】左足背肿胀、压痛，踝关节活动正常，舌暗红，苔薄白，脉弦涩。

【辅助检查】X线检查可见左足第5跖骨基底骨折（图3-71）。

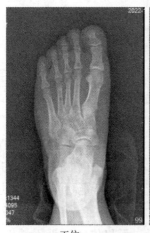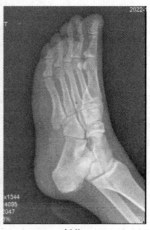

正位　　　　　　　　　　斜位

图3-71　初诊时左侧足正、斜位X线片

【中医诊断】左足第5跖骨基底骨折（气滞血瘀证）。

【西医诊断】左足第5跖骨基底骨折。

【治则】接骨续筋，活血消肿。

【治法】

（1）外治疗法：予以手法整复，夹板外固定。

（2）内服处方：刘氏正骨丹口服。

（3）嘱患者避免患肢负重，门诊随诊。

【二诊时间】2022年1月25日。

【主诉】左足第5跖骨基底骨折保守治疗5天。

【查体】左足稍肿胀，局部压痛。趾、踝关节屈伸尚可，末梢感觉、血运无异常，舌暗红，苔薄白，脉弦涩。

【辅助检查】X线检查可见左侧第5跖骨基底骨折，现断端对位可（图3-72）。

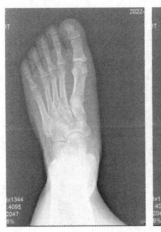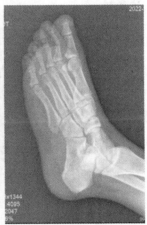

正位　　　　　　　　　　　斜位

图3-72　二诊时左侧足正、斜位X线片

【治则】接骨续筋，活血消肿。

【治法】

（1）外治疗法：继续夹板外固定。

（2）内服处方：刘氏正骨丹口服。

（3）嘱患者避免患肢负重，门诊随诊。

【编者按】跖骨骨折是一种常见的骨科疾病，多因重物击打足背或足内翻扭伤引起。跖骨干骨折时，因相邻跖骨的支持，一般移位不大，而跖骨颈骨折后，跖骨头易跖屈并向跖侧移位。第2、第3跖骨颈部易发生应力骨折（疲劳骨折），而第5跖骨基底骨折多因足突然内翻，腓骨短肌猛烈收缩撕脱造成，很少移位，需与该部位未闭合的骨骺相鉴别。跖骨骨折的主要病因是直接暴力和间接暴力，多发人群是军人、长跑运动员及重体力劳动者，主要表现为疼痛、肿胀、瘀斑以及行走受限等症状，严重者可导致骨折不愈合、骨折畸形愈合和关节疼痛等并发症。治疗跖骨骨折需要正规治疗，包括手法复位、夹板或石膏固定、药物治疗等。同时，根据患者的具体情况，辅助进行功能锻炼和康复护理，以达到更好的治疗效果。第1、第2、第3跖骨基底部位骨折，需注意观察是否合并跗跖关节损伤。

十一、趾骨骨折

足趾具有增强足附着力的作用，可以防止人在行走中滑倒，还有辅助足推进与弹跳的作用。故治疗趾骨骨折，要求维持跖趾关节活动的灵活性，使足趾跖面没有骨折断端突起。

（一）病因病机

趾骨骨折的发生率占足部骨折的第2位，多因重物砸伤或踢碰硬物所致。前者多为粉碎性或纵裂骨折，后者多为横断或斜形骨折，且常合并皮肤和甲床损伤。第5趾骨发生踢碰外伤的概率大，因此骨折较常见。第2~4趾骨骨折较少发生。第1趾骨较粗大，其功能也较重要，第1趾骨近端骨折亦较常见，远端多为粉碎性骨折。

趾骨骨折后，伤趾疼痛、肿胀、有青紫瘀斑。有移位者外观可有畸形，合并皮肤和甲床损伤者，局部容易感染。

（二）中医证候分型

1. 骨断筋伤，气滞血瘀证

骨折早期，伤后1~2周。血离经脉，瘀积不散，气血不得宣通。症见局部瘀肿明显，疼痛较甚。

2. 瘀血未尽，筋骨未愈证

骨折中期，伤后3~5周。瘀血未尽，筋骨未愈。症见瘀肿渐退，筋骨不舒。

3. 肝肾不足，气血亏虚证

骨折后期，伤后5周以上。筋骨未坚，肝肾不足。症见瘀肿已消，筋骨不舒，可伴体倦乏力，腰膝酸软等。

（三）治疗原则

治疗趾骨骨折时需关注两个方面。①复位固定：整复骨折，然后根据实际情况用石膏或者夹板固定。②功能锻炼：根据患者康复的情况，锻炼应该循序渐进，活动量由小到大，次数逐步增加，不做不利于骨骼稳定的活动，运动以不感到疼痛为宜，如果运动后疼痛剧烈或出现水肿，就是运动过量。

（四）刘氏骨伤经验

足部骨折在临床上发病率较高，多因间接暴力经扭转及杠杆等作用所致，比如车祸、高空摔跌及重物砸伤等，可采用手法复位加外固定或内固定进行治疗。由于足部结构比较复杂，因此骨折后的处理会对足部功能产生直接影响。趾骨骨折在临床上比较常见，其受伤原因通常为直接或间接暴力所致，受伤后，人体足部正常功能受到影响，足部力学分布异常，应采取积极有效的治疗措施，恢复骨折处的解剖结构，促使足部功能尽快恢复。有移位者，手法复位后，采用邻趾固定法固定 3~4 周。

（五）治疗方案

1. 整复和固定

对于无移位的趾骨骨折，可用消肿膏外敷，3~4 周即可痊愈，并鼓励患者早期进行功能锻炼。有移位的趾骨骨折，应手法复位。患者正坐，施术者用一手拇、食两指捏住患趾近端的内外侧，另一手拇、食两指捏住患趾远端的上下侧，在牵引下，将远骨折端向近骨折端推挤捺正，用竹片小夹板或邻趾固定法固定，3~4 周即可去除固定。若复位不稳定，或伴有趾骨脱位，可行手术切开复位、小钢针内固定治疗。钢针经髓腔穿进近节趾骨，也可进入跖骨，固定 3~4 周即可。有甲下血肿者，可在趾甲上开小窗引出。开放性骨折，清创时拔去趾甲，清除小碎骨，用跖侧皮瓣闭合创口，视情况可同时用小钢针内固定。

2. 药物治疗

（1）外治疗法：固定期间，在包扎或者牵引固定时外敷消肿膏，固定后局部用中药热敷治疗，解除夹板外固定后外用和伤散熏洗治疗。局部皮肤过敏者应避免使用。

（2）内服疗法：根据骨折三期辨证施治。

3. 康复治疗

锻炼应循序渐进，功能锻炼时，不应急于施行手法牵拉和按摩骨折部位，任何锻炼都不应该引起剧痛，有时锻炼会产生轻微疼痛，但在停止锻炼后，疼痛应消失，锻炼不应让患者感到疲劳，如运动后疼痛剧烈，甚至出现水肿，表示运动过量。

（六）典型医案

强某某，女，12岁。

【初诊时间】2022年1月27日。

【主诉】扭伤致右足部肿痛，活动受限1天。

【病史】1天前下台阶时不慎扭伤致右足部肿痛，活动受限。

【查体】右足稍肿，右足第5趾肿胀，局部压痛，活动受限，可触及骨擦音，舌暗红，苔薄白，脉弦涩。

【辅助检查】X线检查可见右足第5趾近节趾骨骨折（图3-73）。

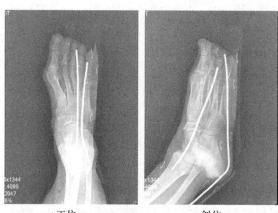

正位　　　　　　　　　　　斜位

图3-73　初诊时右足正、斜位X线片

【中医诊断】右足第5趾骨骨折（气滞血瘀证）。

【西医诊断】右足第5趾骨骨折。

【治则】接骨续筋，活血消肿。

【治法】

（1）外治疗法：予以手法整复，使用纸质铅丝夹板外固定。

（2）内服处方：刘氏正骨丹口服。

（3）嘱患者避免患肢负重，门诊随诊。

【二诊时间】2022年2月3日。

【主诉】扭伤致右足部肿痛，活动受限1周。

【查体】右足部纸质铅丝夹板外固定在位，局部压痛，末梢血运可，舌暗红，苔薄白，脉弦涩。

【辅助检查】X线检查可见右足第5趾近节趾骨骨折，目前断端对位可（图3-74）。

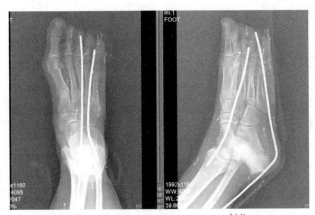

正位   斜位

图 3-74   二诊时右足正、斜位 X 线片

【治则】接骨续筋，活血消肿。

【治法】

（1）外治疗法：继续使用纸质铅丝夹板外固定，避免患肢负重。

（2）门诊随诊，进行功能锻炼。

【编者按】趾骨骨折是由于直接外力或传导外力引起的趾骨断折，如重物压砸足背、足趾撞触硬物等，以第1趾和第5趾为好发部位，远侧趾骨较近侧趾骨骨折概率大，可为横行骨折、斜形骨折、纵行骨折或粉碎性骨折，常表现为足部肿胀、疼痛、活动受限、畸形等。发现骨折后应及时治疗，一般预后良好。趾骨骨折可能由单个或多个方向的暴力造成，包括直接暴力和间接暴力。过度跖屈、背伸、内收、外展都是本病的常见原因，本病好发于骨质疏松和经常运动的人群。趾骨骨折的诊断很容易，X线片上可以清楚地见到骨折部位。多数趾骨骨折可以非手术治疗，如手法复位、纵向重力牵引、穿硬底鞋、邻趾固定、夹板或石膏固定等。对于第1趾近节趾骨骨折、不稳定骨折和关节内明显移位的骨折可用手术穿针固定或应用空心钉固定，一般预后良好。

第三节　关节疾病

一、膝关节骨性关节炎

膝痹病主要指膝关节骨性关节炎，在无锡地区称为"老寒腿"，是骨科的常见病、多发病，病因复杂，病变不一。其发病率随年龄的增加而增高，是中老年人中较难治疗的一种骨关节病。中医学认为膝关节骨性关节炎属于"痹证""骨痹"范畴，刘氏骨伤认为膝痹病不是单纯的寒痹证，治疗时强调从虚论治，膝痹因"虚"致病，肝肾亏虚、气血亏损是其根本病因病机，风寒湿邪侵袭是其发病诱因。

（一）病因病机

膝痹病好发于中老年人，因中年以后肝肾渐亏，精血亏损，不能濡养筋骨，故筋萎骨疲，骨质增生，屈伸不利。《素问·上古天真论》中说："丈夫……七八肝气衰，筋不能动。"《张氏医通》中云："膝为筋之府，膝痛无有不因肝肾虚者，虚则风寒湿气袭之。"所以正气虚是膝痹病的发病基础，在此基础上才易感受风寒湿邪，正所谓"邪之所凑，其气必虚""正气内存，邪不可干"。刘氏骨伤认为膝痹病根于虚，肝肾亏虚是其本，经脉不通是其标，而风寒湿邪侵袭为诱发因素，并非疾病发生的根本原因。其治疗当从虚论治，以滋补肝肾为主，再根据外邪性质不同，应用相应的祛风、散寒、除湿、清热、化痰、活血等治法。

（二）中医辨证分型

在刘氏骨伤临床辨证施治过程中，根据骨折不同时期，感受外邪性质不同，分别采取不同的辨证分型思路。

1.肝肾亏虚，风寒湿痹证

肢体关节酸楚疼痛，痛处固定，如刀割，或有明显重着感和肿胀感，关节活动欠灵活，畏风寒，得热则舒，舌质淡，苔白腻，脉紧或濡。

2.肝肾亏虚，风湿热痹证

起病较急，病变关节红肿、灼热、疼痛，甚至痛不可触，得冷则舒，可伴有全身发热，或皮肤红斑、硬结，舌质红，苔黄，脉滑数。

3. 肝肾亏虚，气滞血瘀证

患者疼痛较著，肿胀，活动欠利，舌红苔腻，脉弦。

（三）刘氏骨伤经验

刘氏骨伤在传统诊疗基础上创新总结出一套规范化综合治疗方案，包括中医辨证施治、内外用药、手法按摩等方法，以强筋壮骨、祛风除湿、疏经通络，疗效显著。

1. 中医辨证施治

刘氏骨伤临床辨证施治过程中，以补肝肾、强筋骨贯穿始终，结合不同时期，感受外邪性质不同，分别采取不同的辨治思路。

（1）肝肾亏虚，风寒湿痹证：治宜祛风散寒，除湿止痛。方用防风、防己、黄芪、羌活、独活、桂枝、秦艽、当归、川芎、木香、乳香、甘草等加减。

（2）肝肾亏虚，风湿热痹证：治宜清热疏风，除湿止痛。方用秦艽、当归、甘草、羌活、防风、白芷、熟地黄、茯苓、石膏、川芎、白芍、独活、黄芩、生地黄、白术、细辛等加减。

（3）肝肾亏虚，气滞血瘀证：治宜活血化瘀，舒筋止痛。方用鸡血藤、当归、丹参、三七、桃仁、红花、当归、地龙、川芎、没药、香附、羌活、秦艽、牛膝、甘草等加减。

2. 中医外治法

对于起病较急，膝关节肿胀明显，伴灼热、疼痛，甚至痛不可触，肤温偏高，得冷则舒，甚至发热寒战者，刘氏骨伤使用祖传制剂消肿膏局部敷贴，以散热消炎，行气止痛。根据患处肿胀的消退程度以及天气的冷热决定换药时间，一般2~4天1次。

针对膝关节酸楚冷痛，沉重酸困，疼痛缠绵，阴天下雨及寒湿环境下加重，畏风寒者。刘氏骨伤使用祛风通络散热敷，以温经活血、通络止痛。

膝关节骨性关节炎患者由于长期行走、负重，或者劳累后复感风寒，以致局部或关节间出现酸痛、功能障碍，伴有明显压痛，刘氏骨伤常常采用三指按摩法对膝关节进行推拿松解，起到按摩生热的作用，达到热至则痛止寒消之效，起到舒筋活血、理气止痛之功。可促进炎症吸收、消除肿胀，有镇痛、缓解症状的作用。

臭氧或富血小板血浆治疗适用于症状较重，关节活动功能明显受限的膝关节骨性关节炎患者。可以缓解症状，改善关节功能，解除关节疼痛，避免或减少畸形，有利于受损关节的修复。

（四）典型医案

张某，女，65 岁。

【初诊时间】2022 年 3 月 10 日。

【主诉】双膝关节肿痛伴双下肢酸胀 2 年，加重 1 个月。

【病史】约 2 年前，患者出现双膝关节肿痛，夜间尤甚，以膝关节内侧间隙处疼痛最明显，伴双下肢酸胀无力，下蹲后无法站起，每遇劳累则症状加重，休息后可好转，曾多次服用药物治疗，疗效不佳。近 1 个月以来，疼痛肿胀加重，以右侧为著，休息后症状不能缓解，不能长时间走路。

【查体】双膝关节肿痛，内侧关节间隙处压痛明显，膝关节屈伸活动不利，双下肢行走无力，双小腿有凹陷性水肿，静脉轻度迂曲，患者面色晦暗，舌体胖，舌质紫暗，舌苔腻，脉濡细。

【辅助检查】X 线检查可见双膝关节骨质增生，内侧间隙略变窄。

【中医诊断】膝痹病（肝肾亏虚，气滞血瘀证）。

【西医诊断】膝关节骨性关节炎。

【治则】滋补肝肾，化痰祛瘀。

【治法】内服处方为鸡血藤 12g，当归 10g，丹参 15g，三七 6g（冲服），淫羊藿 12g，牛膝 12g，杜仲 12g，制天南星 12g，地龙 10g，羌活 10g，炒白术 10g，薏苡仁 15g，白茯苓 12g，生甘草 10g。水煎服。方中鸡血藤、当归、丹参、三七活血祛瘀，消肿止痛；淫羊藿、牛膝、杜仲滋补肝肾，强筋健骨；炒白术补气健脾；制天南星燥湿化痰；地龙性寒清热，又通利经络；羌活、薏苡仁、白茯苓除湿消肿，疏筋通络；甘草调和诸药。服药 10 剂后，患者复诊，见膝关节肿痛改善，小腿水肿好转。二诊时上方去羌活、地龙，加熟地黄滋补阴血，黄芪补气行血，取"气为血之帅""气行则血行"之义。服药 10 剂，膝关节及小腿肿胀消失，疼痛好转，活动较前自如。改用尪痹片（补肝肾、强筋骨、祛风湿、通经络）继服，半年后随访，关节不肿，疼痛轻微，活动自如。

【编者按】膝关节骨性关节炎是一种常见的关节疾病，主要涉及关节软骨、骨质、半月板、十字韧带、滑膜等多个部位病变。关节软骨是位于关节表面的一层透明组织，具有减少关节摩擦、保护关节的作用。膝关节骨性关节炎患者往往会出现关节软骨变性，其主要原因有长期慢性磨损、老化、激素水平变化等。软骨变性的病理生理机制主要包括软骨细胞凋亡、基质破坏、水分丢失等。关节软骨变性的临床表现主要包括关节有摩擦感、关节疼痛、关节活动受限等。骨质增生是膝关节骨性关节炎常见的病理表现之一，主要涉及的部位是关节边缘和软骨下骨。骨质增生的原因主要包括年龄、性别、职业、遗传、创伤等。骨质增生的病理生理机制主要包括骨基质代谢紊乱、成骨细胞过度活跃等。骨质增生的临床表现主要包括局部疼痛、关节肿胀、活动受限等。半月板是膝关节内部的一对半月形软骨，其主要作用是稳定膝关节、分散压力。半月板损伤是膝关节骨性关节炎常见的并发症之一，主要由外伤引起。半月板损伤的病理生理机制主要包括半月板撕裂、血供不足等。半月板损伤的临床表现主要包括膝关节疼痛、关节肿胀、活动受限等。十字韧带是膝关节内部的交叉韧带，主要作用是维持膝关节的稳定性。十字韧带损伤也是膝关节骨性关节炎常见的并发症之一，主要由外伤引起。十字韧带损伤的病理生理机制主要包括韧带撕裂、血供不足等。十字韧带损伤的临床表现主要包括膝关节疼痛、肿胀、活动受限等。滑膜是包绕在关节周围的一层薄膜，其主要作用是分泌滑液、润滑关节。在膝关节骨性关节炎中，滑膜往往会出现炎症，导致关节内滑液分泌增多，引起关节肿胀、疼痛等症状。滑膜炎症的主要原因是关节内的刺激，如软骨磨损、骨质增生等。滑膜炎症的病理生理机制主要包括滑膜细胞炎症反应、血管翳形成等。骨质疏松是膝关节骨性关节炎常见的并发症之一，主要是由于年龄、性别、激素水平等多种因素导致骨质量下降。骨质疏松的病理生理机制主要包括骨细胞凋亡、成骨细胞和破骨细胞失衡等。骨质疏松的临床表现主要包括骨痛、骨折等。膝关节骨性关节炎患者往往会出现明显的疼痛和功能受限。疼痛的主要原因是炎症和神经受压，功能受限的主要原因是关节结构的破坏和肌肉力量的下降。疼痛和功能受限不仅影响患者的生活质量，还可能加重病情，形成恶性循环。膝关节骨性关节炎患者往往合并其他全身疾病，如心血管疾病、糖尿病等。这些疾病与膝关节骨性关节炎相互影响，加重病情。对于这类患者，需要综合考虑多种疾病的治疗和管理。总之，膝关节骨性关节炎是一种复杂的疾病，其治疗需要综合考虑多个方面的因素。对于患者来说，充分了解自己的病情，采取科学合理的治疗方法是非常重要的。

二、肩周炎

肩周炎是肩周软组织病变引起的以肩关节疼痛和功能障碍为特征的疾病。本病发病缓慢，无明显外伤史，或曾有轻微外伤、骨折、脱位，开始时先为肱二头肌长头肌腱处或三角肌止点处有压痛、举臂痛，逐渐发展到肩部各种活动明显受限，特别是后伸痛，摸脊试验很难达到第3腰椎以上，穿、脱衣袖需他人帮助，病情长期发展后，少数患者可能会出现肩部肌肉萎缩，本病比较常见，急性炎症发作时，剧痛不能入睡，不能向患侧卧位，病程可1个月至1年，有自愈倾向。一般发病后出现肩关节活动受限，这属于因病怕痛而表现的保护性反应，病程延长才会有炎性粘连，故不要过多、过早地做松解手法或自我强制性锻炼。

（一）病因病机

中医学称肩周炎为漏肩风、五十肩、冻结肩、肩凝、肩痹。从年龄来说，多发生在50岁以上的中老年人，故称老年肩；从功能来说，有关节活动受限，故称冻结肩、肩凝；从病因来说，与受风寒有关，故称漏肩风。本病的病因病机一是年老气血亏虚，二是风邪致痹，三是筋脉拘急。从病因上来说，风为百病之长，六淫侵袭，风为先导，或年老体虚，卫阳不固，风邪客之，此为外风；脾虚生痰，或夹肝风上扰，风痰流筋，或肝血亏虚，血不濡筋，虚风内动，此为内风。从病位上来说，肩为上为外属阳，风性向上向外升散，正所谓"伤于风者，上先受之"。刘氏骨伤认为肩关节是风邪好犯之所。从症状上来说，肩周炎常表现为放射痛、拘急痛，具有风的特点。肩关节活动受限因风邪致痉，筋脉挛缩，或血虚生风，筋脉枯萎，或肝风夹痰，筋脉凝涩所致。总之，风是肩周炎发病的重要因素，并贯穿本病病理演变的全过程。

（二）中医辨证分型

1. 风寒湿痹证

肩关节疼痛较剧，进展较快，多为抽掣痛，夜重昼轻，得温痛减，肌肉僵硬，舌质淡，苔薄白或腻，脉弦滑或弦紧。

2. 风湿热痹证

肩关节疼痛较剧，进展较快，多为放射痛或刀割样痛，压痛明显，拒按，肌肉紧张，舌苔白或薄黄，脉数滑。

3. 血虚生风证

肩痛日久，缠绵隐痛，活动引痛，肌肉萎缩，麻木不仁，关节松弛或僵硬，舌质淡，苔少或白，脉细弱或沉。

4. 劳伤瘀滞证

肩痛因强力或劳累而发，活动引痛，压痛明显且固定，或见关节肿胀，舌暗红，脉弦滑。

（三）刘氏骨伤经验

1. 中医辨证施治

在肩周炎的辨证施治和遣方用药上，刘氏骨伤有独到的经验，认为急性期以风热型多见，风急热盛，须用寒凉重剂方能胜功于一役。粘连期以痰湿兼夹风寒热多见，湿邪为病，有内外之分，有寒热之变，南方气候特点，反映在本病上则见外湿、湿热。"祛风活络汤"是在"除湿肩痛汤"（苍术、白术、茯苓、羌活、陈皮、竹沥）的基础上化裁而成，融入祛风、固表、清热之法，可除外湿、清湿热。缓解期虚实寒热错杂。此外，劳伤瘀滞也是肩周炎的另一个重要病因，"通则不痛"是治疗肩周炎的重要法则。在各型证候中，均加用活血通络药如三七、延胡索、牛膝、王不留行、鳖甲、当归、续断、全蝎、地龙、僵蚕等。肩周炎之为病，本为血虚，标为风盛。治疗时除表实热盛证外，均重用黄芪。黄芪具有固表、补气升阳、通经络、去肌热、壮筋骨等多种功效。

肩周炎急性期的患者根据不同症状予以中医辨证治疗，联合手法推拿、体针治疗可缓解疼痛，改善关节功能。疼痛严重者可适当口服或关节腔注射非甾体抗炎药治疗。

肩周炎慢性期的患者肩关节功能障碍，应尽早开始功能锻炼，配合推拿手法松解关节。联合中药熏蒸、膏药外敷、体针治疗、拔罐等治疗方法可疏经通络，改善关节功能。

治疗无效的肩周炎患者，可选择麻醉下手法松解、关节镜下松解术。围手术期可用中药内服、中药熏药等中医外治法，可有效缓解局部症状，促进损伤恢复，缩短康复时间。

2. 特色治疗

（1）手法治疗：手法治疗对缓解疼痛及改善功能具有重要作用，也是其他疗法的重要辅助手段。通过擦、揉、推、拿、扳等手法，可以行气活血、温经通络、散寒止痛，手法治疗直接作用于患处，能促进损伤修复。手法或自我功能锻炼，宜轻柔缓慢进行，切忌粗暴，欲速则不达。急性期和慢性期肩周炎患者治疗方法见表4。

表4 肩周炎的治疗方法

分期	药物	手法	功能锻炼
急性期	局部敷消肿膏，内服布洛芬或小活络丸	肩关节周围轻按摩	颈悬吊前后摆动
慢性期	局部敷伤膏散，用祛风通络散热敷	①在外展、前屈、后伸等方位，用按摩加点压法。②用松解粘连手法	自主活动、摇转、摆动，每天 3~5 次，每次 10 分钟左右

当关节自主活动明显受限，或施术者帮助患肢外展，但不能达到 90°，在抬肘时，由肩胛骨前移代偿，这时可采取粘连松解法。以右臂为例，医生站立在患肩右侧外后方，用右手从肩后腋下穿向胸前，患臂上抬，医生右手掌按压在肩峰部，以肘托住患臂，然后医患协同将患臂缓慢抬起，以患者有酸痛感但能忍受为度，此时保持这一角度，左手在肩部诸肌腱和滑囊处按摩，同时用右手托持患臂前后摆动 30~60 秒，缓慢放下，在肩周围按摩，30~60 秒后再抬起，如此反复 3~5 次，每隔 3 天再继续做 2~3 次，每次从外展到高举的角度，逐步增加，要找新痛点，约半个月为 1 个疗程。

（2）中药外治

①消肿膏局部敷贴：药为生川乌、生草乌、生天南星、白芷、仙鹤草、地骨皮、血见愁、五加皮、石菖蒲、威灵仙、海桐皮、生半夏、皂角刺、芒硝等。功能行气活血、通络止痛。主治关节肿胀、疼痛、僵硬、活动受限。消肿膏在使用时，先摊在棉垫上，厚薄均匀，上叠一张极薄的棉纸，敷于患处。根据患处肿胀的消退程度及天气的冷热决定换药时间，一般 2~4 天 1 次。

②中药熏药治疗：药为鸡血藤、川牛膝、沉香、细辛、当归、制草乌、制川乌、桂枝、威灵仙、防风、川芎、公丁香、木香、藿香。功能温经活血、通络止痛。主治关节肿胀、疼痛、僵硬、活动受限。将中药包放在医用多功能治疗仪上，贴于患处，待机器开始工作生热后即可发挥中药熏药作用。

3. 调摄

饮食结构合理，平时生活调摄，医生鼓励患者树立信心，保持心理健康。注意休息，加强自主功能锻炼，可增强疗效，促进康复。平时应注意肩部保暖，勿受风寒湿邪侵袭，坚持合理的运动，增强肩关节周围肌肉强度。

（四）典型医案

陈某，女，52 岁。

【初诊时间】2021 年 9 月 10 日。

【主诉】左肩疼痛，活动受限 3 个月。

【病史】左肩疼痛 3 个月余，近日痛增，夜间尤甚，不敢活动，动则痛剧，否认外伤史，遇寒加重，得温则缓，舌质淡，苔白腻，脉弦滑。1 周前于外院行封闭治疗，肩痛未减。

【中医辨证】痹证（风寒湿痹证）。

【西医辨证】肩周炎。

【治则】温阳祛寒，活血止痛。

【治法】

（1）外治疗法：外敷消肿膏，配合熏洗、推拿治疗。

（2）内服处方：拟黄芪桂枝五物汤加葛根、白芍、威灵仙、防风、姜黄、当归、川芎、茯苓各 10g，甘草 6g。7 剂，每日 1 剂，水煎分 2 次温服。

【二诊时间】2021 年 9 月 25 日。

【病史】患者左肩部疼痛较前明显减轻，夜寐安，诸症均较前明显改善。

【治法】

（1）外治疗法：外敷消肿膏，配合熏洗、推拿治疗。

（2）内服处方：继续服用黄芪桂枝五物汤加葛根、白芍、威灵仙、防风、姜黄、当归各 10g，甘草 6g。14 剂，每日 1 剂，水煎分 2 次温服。

（3）嘱患者加强功能锻炼，行钟摆运动、手指爬墙等主动锻炼。

1 个月后复诊患者诉左肩无明显疼痛，患者自觉症状完全消失，左肩活动完全正常。随访一年未复发。

【编者按】肩周炎是一种常见的肩部疾病。它是一种慢性特异性炎症，常常影响肩关节及周围韧带、肌腱和滑囊。肩周炎的发病年龄多在 50 岁左右，女性发病率略高于男性，多见于重体力劳动者。肩周炎的主要症状包括肩部疼痛和肩关节活动受限。疼痛常在夜间加重，且逐渐加剧，达到某种程度后会逐渐缓解，直至完全复原。肩关节的活动功能也会随之逐渐受限，严重时可能无法完成日常活动。此外，患者可能会出现怕冷、压痛、肌肉痉挛、萎缩等症状。肩周炎的发病机制目前尚未完全明确，但可能与肌腱和滑囊病变有关。肩周炎可以分为三个阶段，即急性期、慢性期和功能康复期。每个阶段的持续时间因人而异，可能会经历数周至数月不等。肩周炎的诊断，通常可以通过病史、体格检查和影像学检查等方法进行。非手术治疗是肩周炎的常见治疗方法，包括口服非甾体抗炎药、物理治疗和关节活动度训练等。如果非手术治疗无效，可以考虑手术治疗，如肱二头肌长头腱固定或移位术等。需要注意的是，肩周炎有一定的自愈倾向，如果不及时治疗，可能会严重影响肩关节的功能活动。因此，早期发现并采取有效的治疗方法对肩周炎的治疗至关重要。同时，患者应该保暖肩关节，避免过度使用肩关节并减轻体重等，预防发生肩周炎。

三、股骨头坏死

股骨头坏死是一种常见病，西医学认为，股骨头坏死是一种原因不明的病证，髋关节创伤、先天性骨发育不良、激素、辐射、气压病、酒精中毒、癫痫、胰腺炎、脂肪肝、糖尿病、结缔组织疾病等多系统疾病和因素均可能引起股骨头坏死。

（一）病因病机

本病属中医学中"骨蚀"范畴，其病因有以下3个方面：①肾虚。先天不足，筋骨不强；后天营养失调，肾气亏虚，筋骨失养。②劳伤。本病多发生在20~30岁患者之间，尤其是特发性坏死，此年龄段患者活动量大。反复劳伤，可导致股骨头内血管损伤，且因为解剖结构的特殊性，股骨颈干角，容易受到损伤。从发病年龄和局部解剖结构来看，劳损是不可避免的。③饮食因素。膏粱厚味，导致湿热积聚，痰浊郁结，阻塞经络，血行不畅，临床可见大部分患者血脂以及血液流变学异常。目前大多数学者认为大剂量使用激素和酗酒可能会引起股骨头坏死。但也与局部损伤有关。刘氏骨伤认为"骨蚀"病机可概括为两点，一是血瘀，二是肾虚。不论什么原因引起股骨头坏死，其病机核心是瘀血阻络，筋骨失养，血瘀贯穿本病的全过程。气血滋养骨骼是骨骼维持正常形态和功能的关键，一旦瘀血阻滞，脉络不通，股骨头失去气血滋养，必然坏死。由于瘀血阻络，"不通则痛"，会导致髋痛、跛行、功能障碍等症状。

（二）中医辨证分型

1.气滞血瘀证

髋部有外伤史，髋部疼痛，或有肿胀瘀斑，夜间尤甚，痛有定处，痛处拒按，或有跛行及髋关节功能障碍，舌质紫暗，脉沉涩。

2. 肝肾亏损证

髋部疼痛，持续不减，病程已久，髋关节屈伸不利，腰膝酸软，舌苔薄白，脉沉细。

3. 痰瘀阻络证

久痹不愈，关节肿大，甚至强直畸形，舌有瘀点或瘀斑，苔腻，脉涩。

4. 寒湿痹阻证

寒邪盛者，髋部冷痛，痛处不移，肢体发冷，得热痛减，入夜痛甚，舌质淡，苔薄白，脉沉弦。湿邪盛者，髋部重着钝痛，肢体困重，舌质淡，苔白腻，脉沉或濡。

（三）刘氏骨伤经验

1. 中医辨证施治

"骨蚀"早期主要表现为局部僵痛不适，继而疼痛加重、活动受限、肌肉萎缩。早期主要为骨痹，后期则痹证日久，发为痿痹。其原因有创伤、内伤劳损和外邪侵袭。"骨蚀"的治疗原则应为通痹化瘀，补肾健骨。对于早期僵痛，活动不适，应以通痹化瘀为主；对于萎弱失用者，应以补肾健骨为主。

（1）气滞血瘀证：治宜理气活血，通筋活络，消肿止痛。方用理筋丸。药为川芎2g，醋延胡索6g，醋香附4g，醋乳香4g，当归4g，生地黄6g，炒白芍4g，牛膝6g，姜黄4g，炒桑枝6g，制川乌1g，五加皮4g，茯苓6g，炒白术6g，砂仁1g，海马1g。

（2）肝肾亏损证：治宜补益肝肾，舒筋通络。方用壮筋丸。药为熟地黄2g，酒山茱萸2g，桑寄生2g，盐杜仲2g，盐补骨脂2g，枸杞子2g，牛膝3g，茯苓2g，党参3g，炒白术2g，山药3g，川芎2g，当归3g，炒白芍2g，炒桑枝3g，络石藤3g，醋延胡索2g，木香1g，陈皮1g，甘草1g，海马1g。

（3）痰瘀阻络证：治宜理气豁痰，消肿止痛。方用愈伤丸。药为当归3g，土鳖虫2g，制乳香2g，制没药2g，骨碎补3g，丹参2g，桃仁2g，红花2g，郁金2g，降香1g，炒芥子2g，焦稻芽3g，焦麦芽3g，旋覆花2g，醋延胡索3g，炒青皮2g，茯苓3g，海马1g。

（4）寒湿痹阻证：治宜祛风除湿，散寒止痛，通调气血。方用通筋丸。药为羌活2g，独活2g，制草乌1g，威灵仙2g，五加皮2g，防己2g，木瓜2g，醋延胡索3g，炒川楝子2g，炒桑枝3g，络石藤3g，防风2g，秦艽2g，黄芪3g，炒白术2g，当归2g，牡丹皮2g，牛膝3g，肉桂1g，甘草1g，赤芍2g，海马1g。

2. 中医外治法

（1）消肿膏局部敷贴：消肿膏主要成分为生川乌、生草乌、生天南星、白芷、仙鹤草、地骨皮、血见愁、五加皮、石菖蒲、威灵仙、海桐皮、生半夏、皂角刺、芒硝等。功能行气活血、通络止痛。主治关节肿胀、疼痛、僵硬、活动受限。在使用消肿膏时，先摊在棉垫上，厚薄均匀，上叠一张极薄的棉纸，敷于患处。根据患处肿胀的消退程度及天气的冷热决定换药时间，一般2~4天1次。

（2）中药熏药治疗：主要成分为鸡血藤、川牛膝、沉香、细辛、当归、制草乌、制川乌、桂枝、威灵仙、防风、川芎、公丁香、木香、藿香。功能温经活血、通络止痛。主治关节肿胀、疼痛、僵硬、活动受限。将中药包放在医用多功能治疗仪上，贴于患处，待机器开始工作生热后即可发挥中药熏药作用。

（四）典型医案

李某，男，54岁。

【初诊时间】2021年12月7日。

【主诉】右髋部疼痛，活动受限6年。

【病史】患者在2014年因车祸导致右股骨头骨折，行手术治疗后1年出现右髋部及右腹股沟处疼痛，行走不便，跛行，久站后疼痛加重，影响工作、生活。

【查体】右侧髋关节屈曲、内旋、外旋严重受限，右侧大转子叩击痛（＋），右侧腹股沟中点压痛（＋），右髋"4"字试验（＋），双足跟叩击痛（－），舌质紫暗，舌底脉络迂曲青紫，脉沉涩。

【辅助检查】右髋关节MRI检查提示右侧股骨头缺血性坏死。

【中医诊断】骨痹（气血瘀滞证）。

【西医诊断】右侧股骨头缺血性坏死。

【治则】理气活血，舒筋通络。

【治疗】

（1）外治疗法：消肿膏外敷。

（1）内服处方：理筋汤加三棱、鸡血藤、黄芪、当归等。

服7剂药后疼痛缓解，服药15剂后，疼痛明显改善，右髋关节活动明显好转。

【编者按】股骨头坏死是病理演变的过程，初始发生在股骨头的负重区，在应力作用下坏死骨小梁结构发生损伤，即显微骨折。造成骨坏死的原因不消除，修复不完善，损伤和修复的过程继续发展，会导致股骨头结构改变、股骨头塌陷和变形、关节炎症、关节功能障碍。股骨头坏死的症状和体征包括髋关节疼痛、活动受限、跛行等，严重时可导致行走困难和下肢短缩畸形。诊断股骨头坏死的方法包括体格检查、X线检查、CT扫描和MRI检查等。引起股骨头坏死的病因较多，可大致分为创伤性股骨头坏死和非创伤性股骨头坏死两大类。创伤性股骨头坏死如股骨头颈骨折、髋关节脱位及髋部严重扭伤和挫伤等，均可引起股骨头坏死。非创伤性股骨头坏死包括激素性股骨头坏死、酒精性股骨头坏死、减压病、镰状细胞贫血等，均可能导致股骨头坏死。此外，还有一些少见原因不明的特发性股骨头坏死。对于股骨头坏死的治疗，可采取保守治疗、手术治疗等方式。其中，保守治疗包括避免负重、药物治疗和物理治疗等，手术治疗包括髓芯减压术、带血管蒂骨移植术、人工髋关节置换术等。人工髋关节置换术可以恢复患者的步行能力。总之，股骨头坏死是一种由多种因素引起的疾病，早期发现并采取相应的治疗措施可以减轻症状、改善预后。

四、关节脱位

骨与骨之间组成的关节，其周围有关节囊、韧带、肌肉等软组织，由于外界暴力冲撞关节，使关节结构受损，关节面失去正常的对合关系，表现为关节外形异常、剧烈疼痛、活动受限等症状，称为关节脱位。

（一）典型症状

1. 关节变形

关节脱位后，会引起患侧关节结构变化，与另一侧关节外形比较，存在异常，可能会出现凹陷或凸起。

2. 剧烈疼痛

关节脱位发生时，往往伴随关节剧烈疼痛，活动时更加明显。

3. 肿胀与淤血

关节脱位后，在关节腔内可形成血肿，使关节肿胀，皮下可能出现淤血。

4. 麻木或刺痛感

关节脱位可能会造成骨头周围神经损伤，出现神经支配区域麻木或有刺痛感。

5. 关节活动受限

正常关节具有一定的活动度，发生关节脱位后，关节活动范围明显受限。

（二）关节整复手法的注意事项

1. 切忌粗暴和反复多次

一两次整复失败后应从以下两个方面考虑原因：一是手法不当，二是软组织或骨折片嵌入。可更换手法争取成功，如无效应考虑手术治疗。

2. 注意恢复功能

关节脱位时，必然有不同程度的软组织损伤，故关节复位后，需要适当休息，有利于修复，避免过早活动导致修复不全而失去关节应有的稳定性。对于体弱者，病后肝肾亏虚，不能固摄，关节松弛，以致稍加外力，都会发生脱位，导致习惯性脱位。当然也要防止过长时间的绝对休息，形成关节强直。因此脱位复位后的功能恢复，应在不痛或微痛的情况下做好以下几点：一是自主活动由轻缓柔和到逐渐扩大；二是被动活动要按摩推拿；三是用通筋舒络的药物熏洗。

五、肩关节脱位

肩关节脱位是较为常见的肩关节损伤，占所有关节脱位的50%左右。其中，肩关节前脱位占96%，肩关节后脱位较少见。肩关节前脱位在大部分情况下可通过手法复位，但一些患者常合并肱骨大结节骨折、肱骨头骨折、肩袖损伤、神经损伤、腋动脉损伤等并发症。如果未能正确判断伤情，手法复位粗暴，会加重原来的损伤，导致医源性肱骨近端骨折和神经血管损伤。

（一）主要特征

本病好发于青壮年，男性居多，占全身关节脱位的50%。肩关节脱位与肩关节的解剖和生理特点有关，因肱骨头大，关节盂浅而小，关节囊松弛，其前下方组织薄弱，关节活动范围大，受到损伤的概率大。

（二）整复手法

患者仰卧于整复床，患肢外展，上立柱，施术者一手握持患者手腕，另一手握持肘关节，或两手合抱，将患臂取外展30°拔伸，力量由轻到重，持续1~2分钟，若未感到肱骨头滑动入臼感，就增加以下步骤：①增强拔伸力。②适当调整患臂外展幅度，放大或缩小20°~40°。③做轻微的内外旋转，以内旋为主。④将患臂向前向后做5°~10°的摇动，直到肱骨头滑入臼内。⑤施术者一手在前，一手在后，伸向腋下合抱肱骨近端向外上方端托入臼时可听到或感到润滑钝性的"咯嗒"复位音，并可见肩峰下的凹陷处充满。复位成功后，局部敷消肿膏，用肩部夹板进行超关节固定，取三角巾予以颈部悬吊 2~3 周。若肱骨头未能到位，在外展位用三角架行皮肤牵引，每天早中晚各 1 次，在腋下将肱骨头向上端托。3~5 天后行 X 线摄片复查，如已复位，改用超关节夹板固定。

肩关节脱位在骨科急诊较为常见，通过"手牵足蹬法"，大部分患者可以顺利复位。少部分医师在肩关节脱位手法复位中积累了一定的经验，因此常常盲目相信自己，在没有认真阅读影像资料的情况下常徒手复位。一人复位不行，借助多人帮助暴力复位，常常造成医源性损伤，导致医疗纠纷。多人复位容易出现用力不均，出现应力点错移，导致复位失败，甚至出现应力点骨折，应力点经常出现的地方是肱骨解剖颈处，所以肩关节脱位出现整复性骨折者常为肱骨解剖颈骨折。刘氏骨伤认为，对于青壮年或体力劳动者，因上肢肌肉发达，在仔细阅读影像资料的情况下，一人无法复位的时候，可借助多人进行复位，但复位过程中需循序渐进，避免暴力，特别是对于老年人。当手法复位失败时，切忌暴力复位，高质量的 X 线片可帮助骨科医师避免漏诊、误诊。遇到可疑情况时，必须重新拍片或者行 CT 检查，及时调整治疗方案，通常可在静脉麻醉下手法复位，效果确切。

肩关节脱位并发症较多，常合并肱骨大结节骨折、肱骨头骨折、肩袖损伤、腋神经损伤、臂丛神经损伤、腋动脉损伤等。其中肩关节脱位合并肱骨大结节骨折的发生率为 15%~30%。当肱骨大结节移位超过 5mm 或者从事上臂运动的运动员、重体力劳动者移位超过 3mm 时需进行手术治疗。肩关节脱位几乎都会合并肩袖损伤，由于脱位复位后上肢制动不能早期发现肩袖损伤，因此晚期出现上肢外展无力、肩关节反复疼痛时，可考虑肩袖损伤，及时行关节镜或开放手法探查并修复肩袖损伤。肩关节脱位是腋神经损伤的常见原因。因肩关节脱位引起的腋神经损伤为神经牵拉伤，损伤常位于四边孔间隙。肩关节复位后，对腋神经损伤可先行保守治疗，如保守治疗无效，经临床及肌电图检查无恢复迹象时，应及时行手术探查。臂丛神经损伤往往是肩关节脱位牵拉引起，临床上比较少见，以保守治疗为主，年轻人比老年人恢复快。当肩关节脱位出现上肢血肿、苍白、脉搏减弱、麻痹、体温降低时要高度怀疑腋动脉损伤，即刻行动脉造影检查，及时手术探查。

（三）典型医案

患者，女，68岁，因"摔伤致右肩关节疼痛、活动受限半小时"入院。查体见神志清楚，表情痛苦，右上臂上举、屈肘，方肩畸形，右肩关节弹性固定，关节盂空虚，腋窝下方可触及脱出的肱骨头，肩关节压痛（+）。右肩关节DR片提示右侧肱骨头完全脱出于关节盂下方，肱骨头朝下，肱骨干与躯干呈135°夹角，进一步行右肩关节CT及三维重建，未见骨折征象。诊断为右肩关节脱位。采用手法复位，施术者沿上臂畸形方向向外上方牵引患肢，一助手自腋窝下方向关节盂方向推挤肱骨头，施术者一边牵引一边内收上臂复位。成功复位后肩关节被动活动正常，关节盂饱满，方肩畸形消失，杜加斯征（−），复查右肩关节X线片见肩关节在位，关节间隙正常，未见肩关节周围骨折征象（见图3-75），予纸质铅丝夹板进行超关节固定，嘱患者右肩部用三角巾悬吊制动3周。

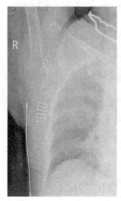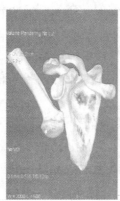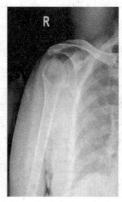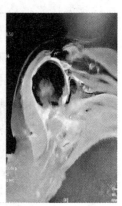

图3-75　肩关节脱位以及复位后影像学检查

【编者按】肩关节脱位是最常见的关节脱位之一，约占全身关节脱位的50%。这主要是因为肩关节的解剖和生理特点，如肱骨头大、关节盂浅而小、关节囊松弛、软组织薄弱、关节活动范围大、遭受外力的概率大等。肩关节脱位主要分为前脱位、后脱位、上脱位以及下脱位4型，以前脱位多见。脱位时表现为肩锁关节处疼痛、肿胀，活动时疼痛加重，患者常表现为被迫体位（用未脱位一侧手托住患侧的前臂且头向关节脱位一侧倾斜）。治疗肩关节脱位首选手法复位，必要时手术治疗。需要注意的是，肩关节脱位有一定的复发率，因此患者在日常生活中注意保护肩关节，避免过度用力或外伤。

六、髋关节脱位

髋关节的髋臼比较深，关节囊前面有强大的韧带，故关节的稳定性比较高，股骨近端骨折的发病率大大高于髋关节脱位。髋关节脱位分为前脱位、后脱位和中心脱位3种。

（一）主要特征

外伤后患髋部肿痛，活动受限。髋关节后脱位时，可见患髋屈曲、内收、内旋、短缩畸形等，"黏膝征"阳性；髋关节前脱位较髋关节后脱位少见，由于前方有韧带保护，因而不易合并骨折，髋关节前脱位时患髋呈伸直外旋畸形，"黏膝征"阴性；髋关节中心脱位时患肢短缩畸形，髋部活动受限。主要症状有以下几个方面。

1. 坐骨神经损伤

髋关节后脱位后，由于髋关节后侧组织的解剖特点，可引起坐骨神经损伤，腓总神经麻痹，表现为足下垂、背伸无力，经休养1~3个月可以恢复。

2. 髋臼撞击症状

所谓髋关节中心脱位，实质是因外力作用，使股骨头撞击髋臼，造成髋臼骨折。严重者，股骨头嵌入髋臼，导致髋关节解剖关系失常。

（二）整复手法

1. 髋关节后脱位

患者仰卧位，助手压紧髂嵴，固定骨盆。施术者站在健侧，或两脚分开，跨在患者两脚外侧，弯腰用手穿过患腿，使肘窝与患者腘窝成十字形对合。另一手握持患腿踝关节，先将患腿屈髋、屈膝提起，取内收、内旋位顺势拔伸，力量逐渐加大，稍做外展、外旋，直到股骨头滑入髋臼。如果经1~2分钟操作后未滑入髋臼内，再加大拔伸力量，并让大腿做内旋、外旋动作。同时，另一助手将股骨头向前下方推挤，复位时能听到或感到复位音，然后略加拔伸，使患腿缓慢伸直，两腿等长。

2. 髋关节前脱位

患者仰卧位，骨盆固定方法如前，施术者站在患侧。拔伸方法与髋关节后脱位相反，即患腿取外展、外旋位拔伸，稍做内收、内旋，直到股骨头滑入髋臼。如经1~2分钟操作后仍未滑入髋臼内，助手可在腹股沟处将股骨头向外推送，直到复位。复位后，要求患者卧床休息，在床上略做屈伸活动，4~6 周后可扶拐下床锻炼，逐步负重。

髋关节脱位手法整复已有 1000 多年的历史，早于麻醉术发明时间。目前手法整复髋关节脱位多在麻醉下进行。在急诊室可仅给予镇痛剂及止痛剂试行手法整复，如复位失败，再进手术室在全身麻醉下整复。

对于新鲜的髋关节脱位，应立即采用手法整复，即使合并股骨头或髋臼骨折也应即刻复位。若脱位时间延长会增加股骨头坏死的概率。临床研究证实，早期闭合复位可缩短股骨头血液循环受损的时间，是预防股骨头坏死最有效的方法。不在麻醉下手法整复，由于没有禁食水的限制，不用将患者搬运到手术室，能最大限度地节省时间，减少股骨头坏死的概率。若采用麻醉，其一系列过程需要的时间为 50~200 分钟，且不包括手术室及麻醉科因各种原因不能及时配合的情况。上述多种原因导致髋关节脱位时间延长，增加了股骨头坏死的概率。坐骨神经损伤是髋关节后脱位的严重并发症之一，及时复位，有利于神经功能的恢复。故相对而言，不经麻醉手法整复髋关节脱位很有必要。复位时，患者要配合，一定要放松肌肉。施术前与患者沟通，争取患者最大限度地配合。施术者在实际操作过程中，很容易用力过猛，导致腰部肌肉拉伤，施术者腰部应在伸直位，采用挺腰屈膝，然后伸膝的方法，缩短转动力矩，减轻腰部负荷，用伸膝的力量来整复脱位，而不是靠手臂、腰部的力量。操作时动作要轻柔，稳妥，逐渐加大力量，力争一次成功。在提拉用力时如很困难，可配合大腿的内、外旋及屈髋外展动作，听到或感到弹响时多提示已复位，有时弹响感不明显，但检查髋关节活动基本正常，这可能因为关节内有碎骨块。

（三）典型医案

吴某，男性，34 岁，司机，2015 年 8 月因车祸导致右侧髋关节后脱位，至医院急诊就诊，查体见头面部有数处裂伤，神志清，右下肢屈曲内收，短缩畸形，在静脉复合麻醉下行仰卧屈髋拔伸法，"黏膝征"消失，复位成功，常规给予皮肤牵引，并指导患者进行股四头肌及踝关节锻炼，解除固定后在床上做屈髋、屈膝动作，以及髋内收、外展、内旋、外旋锻炼。2 个月后进行负重行走锻炼，并每个月复查髋关节 X 线正位片，排除股骨头坏死。术后随访 1 年，患髋关节屈伸活动正常，无疼痛，无创伤性关节炎及股骨头坏死。

【编者按】髋关节脱位是一种较为严重的骨科疾病，多由外伤引起。髋关节周围有坚韧的韧带及强大的肌肉瓣保护，因此很少发生脱位。只有在间接暴力的作用下，才会通过韧带之间的薄弱区脱位。髋关节脱位的诊断主要依靠临床表现及影像学检查，而治疗则根据脱位的类型和患者的具体情况来定，包括手法复位、切开复位、髋关节置换等。需要注意的是，髋关节脱位患者的并发症较多，如股骨头缺血性坏死、骨关节炎等，因此治疗时需减少并发症的发生。同时，髋关节脱位具有一定的复发率，患者需在日常生活中注意保护关节，避免过度用力及外伤。

七、桡骨头半脱位

桡骨头半脱位又称牵拉肘。5岁以下小儿，在被大人突然牵拉前臂或握持小儿前臂帮助穿衣时，因用力不当，可能发生本病。成年人也可能发生本病，但极为少见。

（一）病因病机

儿童时期桡骨头及环状韧带发育不全，环状韧带比较松弛薄弱，桡骨头较小且柔韧性较大，当外力过度牵引会导致桡骨头滑出环状韧带，使桡骨头与环状韧带位置改变，环状韧带嵌顿于肱桡关节间隙，当外力消失后，桡骨头不能回到正常解剖位置，造成桡骨头半脱位。

（二）主要特征

本病特征是患臂呈半屈肘位，不敢伸屈活动，不敢伸臂取物，无肿胀，无畸形，被动活动时躲闪，甚至啼哭，压痛点不确定，如果肘部肿胀，压痛明显，有跌跤史或说不清有无外伤史，应考虑桡骨头部损伤。

（三）整复手法

1.整复前准备

脱去患儿棉衣袖或绒线衣袖，以便充分屈肘。先脱健侧再脱患侧。由陪同的家属轻轻地握持上臂。医生坐在患者对面。以左侧桡骨头半脱位为例，医生的左手握持患肢的手腕部，拇指按在患肢背侧尺骨头处，其余手指按在掌侧桡动脉处。右手的拇指按在肘桡部，其余手指按在肘后。

2.复位手法

（1）旋后伸肘法：医生将患肢前臂缓慢轻柔地伸直，在伸展的同时将前臂旋后成为掌心向上的伸肘位。少数患者就在这一伸展旋后的动作中，发出轻微的复位音。如无此声响，即进行第二步。

（2）旋后屈肘法：在旋后伸肘的基础上，将患肢缓慢地屈曲，直至极屈，使手掌心紧贴在肩部外侧，此时如仍未出现复位音，随即进行第三步。

（3）旋前屈肘法：将患肢从极屈放松变为伸展势，医生将拇指按在掌侧的尺骨头部，其余手指按在桡骨背侧，缓慢地旋前，即将患肢前臂的掌心转向医生。同时再推挤患肢到极屈，使手背靠肩，这时可听到复位音。

以上手法的关键是屈肘要充分，前臂的旋前或旋后角度要充分，操作时，三步的任何一步出现"咯嗒"复位音，即复位成功。

3. 复位后的情况

大多数患者复位后能立即举臂取物。少部分患者通过上述三步复位后，患臂可能出现下列几种情况。

（1）有复位声响者：①患肢立即或几分钟内能活动、取物。②不能自主活动，但帮助屈伸后患儿不痛不哭，可能因为患儿仍有恐惧心理，怕痛不敢动，也可能伤后就诊时间过长，导致功能不能立即恢复。

（2）无复位音响者：①在就诊脱去衣袖时已自动复位，所以帮小儿被动屈伸时，虽哭但能强劲对抗。②非牵拉所致的功能障碍，若见肘部肿胀，应鉴别关节损伤与骨折。

【编者按】桡骨头半脱位是一种常见的肘部损伤，主要发生在5岁以下的儿童，在2~3岁的儿童中最常见。桡骨头半脱位通常因肘关节受到过度牵拉或压缩导致。当幼儿的前臂处于旋前位时，肘关节受到纵向牵拉，容易导致桡骨头半脱位。另外，幼儿翻身时上臂被压在躯干下也可能导致桡骨头半脱位。桡骨头半脱位的典型症状为疼痛和功能障碍。患儿通常会因为疼痛而哭闹，肘关节无法正常屈伸，前臂无法旋转，不能用患肢拿东西。桡骨头半脱位的诊断主要依赖于医生的体格检查和X线检查。治疗主要是通过手法复位，将桡骨头恢复到正常的位置。本病预后通常良好，大多数患儿在经过手法复位后可以完全康复。为了预防桡骨头半脱位，家长应注意避免过度牵拉幼儿的手臂，特别是在幼儿翻身、穿衣服或上台阶时。同时，家长也应该注意教育幼儿正确的运动姿势，避免过度用力。

第四节 脊柱疾病

一、胸腰椎骨折

胸腰椎骨折是临床常见的脊柱损伤，在脊柱骨折中约占 90%，其中 T_{11}~L_2 节段骨折占 60%~70%，多因车祸、高处坠落等外伤导致胸腰椎骨质完整性与连续性中断，侧方压缩、脊柱压缩、剪切暴力等外力作用是胸腰椎骨折的主要原因。胸腰椎骨折会降低患者日常生活能力，还会使患者感到剧烈疼痛，导致下肢神经痛和运动功能障碍。

（一）病因病机

胸腰椎骨折多因外力损伤等外在因素，但也有各种不同的内在因素和一定的发病规律，如年龄、体质和局部解剖结构等。胸腰椎骨折后可引起气血瘀滞，经络阻塞，津液亏损，或瘀血邪毒由表入里，导致脏腑不和，亦可因脏腑不和引起经络、气血、津液病变，导致筋骨病损。正如明代薛己在《正体类要》序文中述："肢体损于外，气血伤于内，营卫有所不贯，脏腑由之不和。"

（二）中医证候分类

1. 血瘀气滞证

损伤早期，瘀血停积，血瘀气滞，肿痛并见。症见局部肿胀，疼痛剧烈，胃纳不佳，大便秘结，舌淡红或暗红，苔薄白，脉弦紧。

2. 营血不调证

损伤中期，筋骨虽续但未坚，肿痛虽消但未尽。症见局部疼痛减轻，但活动仍受限，舌暗红，苔薄白，脉弦缓。

3. 肝肾不足证

损伤日久，正气必虚，筋骨不坚。症见腰部酸软，四肢无力，活动后腰部隐隐作痛，舌淡苔白，脉虚细。

（三）治疗原则

治疗胸腰椎骨折应以辨证论治为基础，重视气血调护，同时兼顾局部与整体，积极预防并发症。根据脊柱损伤的不同类型和程度，选择恰当的复位方法。总的原则是逆损伤机制并充分利用脊柱的稳定结构复位。如骨折脱位移位明显者、闭合复位失败者、骨折块突入椎管压迫脊髓者应选择手术切开复位内固定以解除脊髓压迫，重建脊柱稳定性，有利于患者早期康复训练。

（四）刘氏骨伤经验

刘氏骨伤治疗胸腰椎骨折，师古法，亦有创新，总结出胸腰椎骨折的病因是跌打损伤，病机是气滞血瘀，治疗应行气活血这一伤科实践经验。刘氏骨伤擅长局部外敷膏药和辨证内服方药，兼顾局部与整体，重视并发症的防治，善手法，认为单纯胸腰椎骨折应根据脊柱损伤的程度及损伤机制，选择恰当的复位方法，包括仰卧抬顶法、俯卧牵引法及悬吊牵引法等。

（五）治疗方案

1. 整复治疗

胸腰椎轻度压缩和附件骨折无明显后凸及神经受压者以仰卧、侧卧休息为主，适当按摩和进行腰背肌的自主功能锻炼。胸腰椎骨折压迫在 1/3 以上者，可采用以下方法。

（1）仰卧抬顶法：一助手的两手穿过患者后背，贴近后凸处将腰抬高，或用布穿过腰部成环打结，用扛棒抬起，逐步升高，其高度以患者能忍受为度。停留片刻，再增高，稍停 1~2 分钟，缓慢放平，对准后凸处垫棉枕，先垫 3cm 厚，第二天起逐步增高到 5~10cm。若开始垫枕时疼痛难忍，酌服止痛镇静药，1~2 天后疼痛会减轻。继续垫枕 3~4 周，其间可帮助患者侧卧，每天 1~2 次按摩，每次 1 小时。

（2）俯卧牵引法：帮助患者上下身同时滚轴样由仰卧位转为俯卧位，一助手抱腋下稳定上半身，另一助手拉下肢，略抬高成后伸位，左右摆动。同时医生用手掌按在骨折后凸处加压，使之平直，再将患者转身成仰卧位，骨折处用棉枕垫高。以上方法也可在"多角度牵引床"上进行。此法的缺点是患者须做两次转身，增加痛苦，而且拔伸复位后再做转身动作对不稳定骨折很不利。

（3）悬吊牵引法：本法是对古方"攀索叠砖法"的改进。患者仰卧位，因疼痛仰卧位困难者，背部暂时垫高，做一个支架在腋下固定，床板缓慢地自动竖起达 90°，赖患者自身的体重起到拔伸的作用，再酌情加强拔伸和摇摆，即可复位。然后缓慢地将床板放平，这一装置比较方便安全。可用于治疗胸腰椎骨折、脱位、腰椎间盘突出症等。

2. **药物治疗**

（1）外治法：选用消肿膏局部外敷，以活血行气、消肿止痛。根据患处（红肿处）大小，把药膏涂在棉纸上，厚度约 6mm，用丝棉纸遮盖，再用胶布固定，隔 1~2 天换 1 次药，一般用药 3~7 天见效，至肿胀消退为止。如患处有轻度表皮擦伤，需在创伤处用碘伏纱布遮盖，然后敷消肿膏。有较深和较大皮肤创伤者忌用。

（2）内治法：骨折早期可予活血消肿方（当归、三七、川牛膝、金银花、茯苓、桃仁等）内服，以活血行气，消肿止痛；骨折中后期可予正骨丹（三七、土鳖虫、当归、川芎、锻自然铜、川续断、党参、茯苓、白芍、熟地黄、甘草、白术、陈皮、制川乌、丁香、儿茶、血竭、杜仲、紫苏木、牛膝等）内服，以补肝肾，壮筋续骨，利气血，消肿止痛。

3. **并发症的治疗**

（1）腹胀、便秘：《素问·缪刺论》中曰："人有所堕坠，恶血留内，腹中满胀，不得前后。"胸腰椎骨折患者骨折早期常伴有腹胀、腹痛、便秘、纳差，痛苦程度甚于骨折本身，还可能影响原发病的治疗与康复，这是胸腰椎骨折最常见的并发症。因跌倒损伤导致体内出血，离经之血未能及时排出或消散，蓄积而为瘀血，瘀血内积，使气血运行受阻导致气血不通，气血瘀滞，腑气不通则腹胀、便秘。对于高龄患者，因年老体弱，气虚阴亏，症状以燥屎干结，腹胀为主，不宜泄下峻猛，当加甘温质润、补血活血、润肠通便之药，以解泄下之峻猛，泄下通便即止，防止伤及正气。对于青壮年患者，多以实证为主，以腹胀痛、瘀滞化热为特点。方用攻下逐瘀方。药为当归、生地黄、乳香、没药、紫苏木、川芎、赤芍、川牛膝、延胡索、桃仁、枳实、厚朴、槟榔、香附、陈皮、大黄、芒硝等。

（2）发热：急性外伤 1~3 天内，有较多的离经之血，瘀滞不化，郁而生热，体温常在 38℃以下，伴见口干、烦躁、舌色紫暗、脉洪数。方用清热逐瘀方。药用柴胡、黄芩、牡丹皮、麦冬、桃仁、当归、生地黄、川芎、赤芍、紫苏木、川牛膝、醋延胡索、桂枝、半夏、枳实、生姜、大枣、甘草等。

（六）典型医案

患者，男，57 岁，建筑工人。

【初诊时间】2020 年 6 月 29 日。

【主诉】高处坠落导致腰背部疼痛，活动受限 5 天。

【病史】患者 5 天前工作时不慎从 1 米高处坠落，臀部着地，当即感到腰背部剧痛，休息后无缓解，由家人送至医院就诊。无头晕、头痛等不适，无昏迷等意识障碍，小便正常，腹胀拒按，大便秘结，舌红，苔黄，脉弦数。

【查体】脊柱外观无畸形，胸腰段棘突及两侧压痛、叩痛，双下肢感觉及肌力正常，生理反射存在，病理反射未引出。

【辅助检查】腰椎 X 线正侧位片检查示第 1 腰椎椎体轻度楔形变。腰椎 MRI检查示第 1 腰椎椎体轻度新鲜压缩性骨折，腰椎退变（图 3-76）。

【中医诊断】骨折病（气滞血瘀证）。

【西医诊断】第 1 腰椎椎体骨折。

【治则】行气活血，消肿止痛，祛瘀通便。

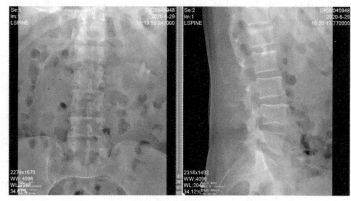

正位　　　　　　　　　　　　　　侧位

图 3-76　初诊时腰椎正、侧位 X 线片

【治法】

（1）外治疗法：绝对卧床休息，采用悬吊牵引法行骨折整复，局部外敷消肿膏。

（2）内服处方：予攻下逐瘀方加减内服。药为当归 10g，生地黄 10g，乳香6g，没药 6g，紫苏木 10g，川芎 10g，赤芍 15g，川牛膝 10g，延胡索 15g，桃仁 15g，枳实 10g，厚朴 15g，槟榔 10g，香附 15g，陈皮 10g，大黄 12g，芒硝（冲服）9g。7 剂，水煎服，每日 1 剂，早晚温服。

【二诊时间】2020 年 7 月 10 日。

【查体】患者腰背部疼痛较前明显减轻，二便正常，舌红，苔薄黄，脉弦涩。

【治法】

（1）外治疗法：继续绝对卧床休息，局部外敷消肿膏。

（2）内服处方：予正骨丹内服以补肝肾，壮筋续骨，利气血，消肿止痛。

（3）功能锻炼：腰背肌五点式功能锻炼，患者用头部、双肘及双足作为承重点，用力使腰背部呈弓形挺起，以患者能承受为度，循序渐进地增加次数及强度。

【编者按】胸腰椎骨折是指由于各种原因导致胸腰椎骨结构破坏或连续性中断。胸腰椎骨折主要分为压缩性骨折、爆裂性骨折、侧屈骨折、屈曲－分离骨折、牵张性骨折、骨质疏松性骨折、病理性骨折和多发性骨折等类型。压缩性骨折和爆裂性骨折是最常见的类型，分别占到了30%和25%。胸腰椎骨折的典型症状包括局部疼痛、肿胀、脊柱形态改变以及运动功能障碍。患者可能无法站立或行走，腰部无力或僵硬。胸腰椎骨折的治疗方法包括非手术治疗和手术治疗。非手术治疗主要包括卧床休息、药物止痛、物理治疗等。对于轻度压缩性骨折，非手术治疗通常可以取得较好的效果。但对于严重的骨折类型，如爆裂性骨折、多发性骨折等，必要时可行手术治疗，以恢复脊柱的稳定性和保护神经功能。手术治疗的方法包括椎体成形术、椎弓根螺钉内固定等。康复是胸腰椎骨折治疗的重要阶段，主要包括缓解疼痛、肌肉力量训练、关节活动度恢复等。在康复过程中，患者应遵循医生的建议，逐步进行康复训练，切勿过早活动或剧烈运动。一般来说，胸腰椎骨折预后较好，但恢复时间较长，需要耐心地进行康复训练。

二、颈椎病

颈椎病是指颈椎骨质增生、颈项韧带钙化、颈椎间盘退行性变等，刺激或压迫脊神经、脊髓、血管等组织产生一系列症状和体征的综合征。轻者颈项和手臂疼痛、麻木，项强或眩晕，严重者可出现大小便失禁、四肢瘫痪等症状。

（一）病因病机

1. 病因

中医学认为颈椎病的发病原因，不外乎内因和外因两个方面，但以内因为主。本病多见于中老年患者，肝肾不足，颈脊筋骨痿软是本病发生的内因，颈部外伤、劳损及外感风寒湿邪等是本病发生的外因。

2. 病机

（1）风寒痹阻：风为百病之长，寒性收引、凝滞，湿性重着。风寒湿三邪夹杂侵袭颈部筋肉，使颈筋气血凝滞，经络闭阻，筋脉不舒，发生颈项疼痛，此种情况多在睡眠时，颈肩外露，遭受风寒湿邪侵袭而发病。

（2）气滞血瘀：由于颈部筋肉急性损伤或慢性劳损，使颈筋撕裂损伤，血不循经，溢于脉外，瘀阻不行，气机受阻，不通则痛，发为本病。

（3）痰湿阻络：肾阳亏虚，阳虚水停，加之风邪入侵，风痰相搏，阻滞经络，或风痰上扰清空，或痰湿阻于中焦，兼见头痛、眩晕、脘闷不舒等症状。

（4）气血亏虚：年老体弱或久病劳损导致气血虚弱，不能濡养经筋，营行不利，相搏疼痛，肌肉、筋脉失于濡养则肩臂麻木不仁，血虚不能上荣，可见头晕，面色不华。

（5）肝肾亏虚：素体虚弱或年老体衰，肝肾亏虚，筋骨失健，筋弛骨痿，气血不足，循行不畅，或因疲劳过度，或复遭风寒邪气侵袭，导致经络受阻，气血运行不畅，筋肉僵凝疼痛而发病。

（二）中医证候分类

1. 风寒痹阻证

颈、肩、上肢窜痛麻木，以痛为主，头有沉重感，颈部僵硬，活动不利，恶寒畏风，舌淡红，苔薄白，脉弦紧。

2. 气滞血瘀证

头、颈、肩、背以及上肢疼痛麻木，疼痛呈刺痛样，痛有定处，夜间痛甚，面色晦暗，唇甲青紫，皮下紫斑，舌质紫暗或有瘀斑，脉弦涩。

3. 痰湿阻络证

患肢沉重无力或麻木，伴手指屈伸不利，头重如裹，纳呆，舌体胖大，苔厚腻，脉沉或弦滑。

4. 气血亏虚证

头晕目眩，面色苍白，心悸气短，四肢麻木，倦怠乏力，舌淡苔少，脉细弱。

5. 肝肾不足证

患肢及指端麻木，手部肌肉萎缩，皮肤枯燥，面色无华，指甲凹陷无光泽，头晕眼花，惊惕不安，舌红苔少，脉细弱或细涩。

（三）病理分型

1. 神经根型颈椎病

颈痛伴上肢放射痛，颈后伸时疼痛加重，受压神经根皮肤节段分布区感觉异常，腱反射异常，肌萎缩，肌力减退，颈部活动受限，臂丛神经牵拉试验阳性，压顶试验阳性。颈椎 X 线检查示椎体增生，钩椎关节增生明显，椎间隙变窄，椎间孔变小。CT 检查可见椎体后赘生物及神经根管变窄。

2. 椎动脉型颈椎病

症见头痛，眩晕，耳鸣，耳聋，视物不清，伴体位性猝倒，颈椎侧弯后伸时，症状加重。X 线检查示横突间距变小，钩椎关节增生。CT 检查可见左右横突孔大小不对称，一侧相对狭窄。

3. 脊髓型颈椎病

早期下肢发紧，步态不稳，晚期一侧下肢或四肢瘫痪，二便失禁或尿潴留。受压脊髓节段以下感觉障碍，肌张力增高，反射亢进，锥体束征阳性。颈椎 X 线片、CT 及 MRI 检查示椎间隙狭窄，椎体后缘增生物或椎间盘突出压迫脊髓。

4. 交感神经型颈椎病

症见眼睑无力，视力模糊，瞳孔扩大，眼窝胀痛，流泪，头痛，偏头痛，头晕，枕颈痛，心动过速或过缓，心前区痛，血压增高，四肢凉或手指发红发热，一侧肢体多汗或少汗等。颈椎 X 线片可见钩椎关节增生，椎间孔变狭窄，颈椎生理弧度改变或有不同程度移位。

（四）治疗原则

颈椎病的中医治疗宜遵循"实则泻之，虚则补之，瘀则通之，结则散之，寒则热之，不盛不虚以经取之"的治疗原则。其治法当根据具体辨证情况来确定。寒湿痹阻证，治以祛风散寒，通络止痛；气滞血瘀证，治以活血化瘀，行气止痛；痰湿阻络证，治以祛湿化痰，通络止痛；气血亏虚证，治以益气养血，活血通络；肝肾不足证，治以补益肝肾，通络止痛。少数非手术治疗无效者，结合临床症状、体征、影像学检查，评估是否具有手术指征，有手术指征者可采取手术治疗。

（五）刘氏骨伤经验

刘氏骨伤认为颈椎病是在颈椎退变等病理改变基础上，因外感风寒湿邪、慢性劳损、气血不足、肝肾亏虚等诱发，治疗时重视气血调和，补益肝肾。从生物力学角度分析，颈椎病是由于内平衡脊柱失调导致外平衡肌肉、韧带、筋膜等负荷加重，从而出现内外力学平衡失调、脊柱功能紊乱等相关症状。临证时需关注颈周软组织劳损情况，尤其是软组织退变情况。因此在治疗时重视颈椎牵引以整脊正骨恢复内平衡，用手法按摩解除肌肉痉挛恢复外平衡，增强代偿能力。治疗过程中标本兼治，两者不可偏废。

（六）治疗方案

刘氏骨伤在传统诊疗基础上创新总结出一套规范化综合治疗方案，包括手法整复、牵引治疗、中医辨证用药等，以理筋复位，疏经通络，强筋壮骨。

1. 颈椎牵引

采用多功能颈椎牵引椅牵引，牵引重量逐渐增加（一般 6~8kg，以患者感觉舒适为度），牵引时间每次 20 分钟。

2. 手法治疗

（1）松解类手法：一指刀（分筋、理筋、镇痛）手法，能解痉止痛，松解软组织粘连。

（2）整复类手法：颈椎在牵引状态下同步施行定点旋脊手法治疗，逐渐纠正脊柱排列紊乱，恢复脊柱力学平衡。

3. 药物治疗

（1）穴位贴敷：循经取穴，以痛为腧，伤膏散调制成药饼状在穴位处贴敷，以活血行气，祛瘀通络。

（2）中药热敷：采用温筋通络子母袋在痛区热敷，促进血管扩张，提高疼痛阈值，增加软组织的延展性，缓解肌肉痉挛。

（3）内服药物：内服加味葛根汤，方药组成为葛根、丹参、威灵仙、徐长卿、狗脊、鸡血藤、淫羊藿、补骨脂、鸡内金、白术、川芎、陈皮、甘草等，能疏筋活络，理气止痛。

（七）典型医案

患者，女，51 岁，工人。

【初诊时间】2019 年 9 月 24 日。

【主诉】颈痛 2 个月余，加重伴右前臂、手指麻痛不适 1 周。

【病史】患者 2 个月前劳累后逐渐出现颈肩部疼痛，活动欠利，以右侧明显，未予重视，但感疼痛隐隐，近 1 周来症状加剧，痛在颈项，伴见右前臂、手指发麻，纳寐欠佳，二便调。

【查体】颈项局部压痛，颈后伸试验阳性，右侧椎间孔挤压试验及臂丛神经牵拉试验均阳性，双上肢肌力正常，肱二头肌腱、肱三头肌腱及桡骨膜反射均正常，舌红，苔薄黄，脉弦涩。

【辅助检查】颈椎 MRI 检查示 C_5~C_6 椎间盘轻度突出，C_6~C_7 椎间盘右后突出，颈椎退变（图 3-77）。

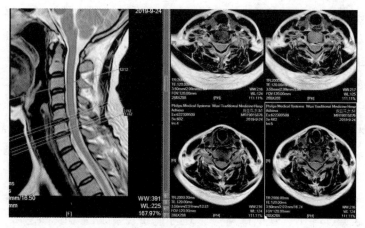

图 3-77　初诊时颈椎 MRI 检查

【中医诊断】项痹病（气滞血瘀证）。

【西医诊断】神经根型颈椎病。

【治法】

（1）外治疗法：予颈椎牵引 20 分钟，同时在牵引状态下做一指刀手法，松解并正骨，连续治疗 5 次为 1 个疗程，隔日 1 次。

（2）内服处方：予加味葛根汤加减内服，以活血化瘀、行气止痛。药为葛根 30g，蔓荆子 10g，姜黄 10g，当归 10g，生地黄 10g，川芎 10g，丹参 15g，川牛膝 15g，醋延胡索 10g，制地龙 10g，威灵仙 15g，徐长卿 15g，炒白芍 20g，鸡内金 10g，白术 10g，茯苓 15g，炙甘草 9g。10 剂，每日 1 剂，水煎分 2 次温服。

【二诊时间】2019 年 10 月 8 日。

【查体】患者颈肩部疼痛及手指麻木症状较前明显减轻，纳可，寐安，二便调，舌淡红，苔薄白，脉弦细。

【治法】

（1）外治疗法：继续颈椎牵引结合一指刀手法巩固治疗 1 个疗程。

（2）内服处方：继服加味葛根汤加减。10 剂，每日 1 剂，水煎分 2 次温服。

治疗结束后，患者自觉症状完全消失，上肢活动完全正常。随访 1 年未复发。

【编者按】颈椎病是一种常见的脊柱退行性疾病，主要影响颈椎的骨骼、肌肉和神经，导致颈部疼痛、僵硬、活动受限。神经根型颈椎病是由于颈椎间盘突出、骨质增生等原因使神经根受压，进而引发一系列症状。患者主要表现为肩部和上肢疼痛、麻木、无力等，严重时可能导致肌肉萎缩和功能障碍。治疗方法包括颈椎牵引、药物治疗、物理治疗等。手术治疗是最后的选择，应在症状严重且非手术治疗无效的情况下考虑。脊髓型颈椎病是由于颈椎病变导致脊髓受压，进而引起脊髓损伤或功能障碍。患者主要表现为四肢无力、麻木、疼痛、行走困难，甚至出现大小便失禁等症状。治疗方法主要包括手术治疗和药物治疗。手术治疗是主要的治疗方式，药物可辅助缓解症状。椎动脉型颈椎病是由于颈椎病变导致椎动脉受压，进而引起脑部供血不足，产生一系列症状。患者主要表现为头痛、眩晕、耳鸣、视觉障碍等，严重时可能引发脑梗死、脑出血等严重后果。治疗方法包括颈椎牵引、药物治疗、手术治疗等。交感神经型颈椎病是由于颈椎病变刺激交感神经，进而引起一系列症状。患者主要表现为头痛、眩晕、耳鸣、视觉障碍等，还可能出现胃肠道症状如恶心、呕吐等。治疗方法主要包括颈椎牵引、药物治疗、心理治疗等。颈型颈椎病是最常见的颈椎病类型，是由于颈部肌肉和关节长期处于不良姿势导致劳损，进而引发颈部疼痛、僵硬、活动受限等症状。治疗方法主要包括调整生活习惯，进行颈部肌肉锻炼，以及物理治疗如热敷、按摩等。药物治疗和颈椎牵引也可以缓解症状。患者在日常生活中注意避免长时间保持同一姿势，如长时间使用电脑、手机等。此外，加强颈部肌肉的锻炼有助于改善颈椎的功能和减轻症状。如果感觉症状较为严重或影响到日常生活，应及时就医寻求专业的医生帮助。总的来说，治疗颈椎病需要综合多种手段，包括药物治疗、物理治疗、颈椎牵引等。对于不同类型的颈椎病，治疗方法的选择需要根据患者的具体情况综合考虑。预防颈椎病也需要我们从日常生活中做起，保持良好的生活习惯和加强颈部肌肉的锻炼是非常重要的。

三、腰椎间盘突出症

腰椎间盘突出症是因间接暴力或慢性积累性外力作用引起腰椎间盘纤维环破裂、髓核突出或脱出，刺激或压迫脊神经根、马尾神经所致，临床以腰痛、腿痛、鞍区麻木等为特征的一种综合征，是临床的常见病和多发病。流行病学调查显示，腰椎间盘突出症好发于成年人，95%的腰椎间盘突出发生于 $L_4 \sim L_5$ 和 $L_5 \sim S_1$，其发病率为 2%~3%，而 35 岁以上的男性发病率约 4.8%，女性约 2.5%。随着社会发展和生活方式的改变，腰椎间盘突出症的发病率呈现逐渐增高的趋势。

（一）病因病机

腰椎间盘突出症属于中医学"腰痛"范畴。腰为肾之府，乃肾之精气所溉之域，也是足太阳膀胱经经过之处。此外，任、督、冲、带诸脉，亦布散其间，故内伤不外乎肾虚。外感风寒湿热诸邪，因湿性黏滞，湿邪流下，最易痹着腰部，所以外感总离不开湿邪为患。内外二因，相互影响，如《杂病源流犀烛·腰痛病源流》中指出："腰痛，精气虚而邪客病也……肾虚其本也，风寒湿热痰饮，气滞血瘀闪挫其标也，或从标，或从本，贵无失其宜而已。"因此，肾虚为病之本，风寒湿邪侵入、过劳、跌倒损伤等是主要的发病诱因。其基本病机为筋脉痹阻，腰府失养，不通则痛。

（二）中医证候分类

1. 气滞血瘀证

腰腿痛如刺，痛有定处，日轻夜重，腰部板硬，俯仰、旋转受限，痛处拒按，腰痛连腹胁，面色晦暗，唇甲青紫，舌质暗紫，或有瘀斑，舌苔薄白或薄黄，脉沉涩或脉弦。

2. 寒湿痹阻证

腰腿冷痛重着，转侧不利，静卧痛不减，受寒及阴雨天加重，肢体发凉，关节重着，屈伸乏力，溲溺清长，大便溏薄，舌质胖淡，苔白腻，脉弦紧、弦缓或沉紧。

3. 湿热痹阻证

腰部疼痛，痛处伴有热感，遇热或雨天加重，活动后痛减，肢节红肿，腿软无力，发热，口渴不欲饮，小便短赤，或大便里急后重，苔黄腻，脉濡数或滑数。

4. 肝肾亏虚证

腰腿痛缠绵日久，反复发作，乏力，不耐劳，劳则加重，卧则减轻。偏阳虚者，面色㿠白，手足不温，少气懒言，腰腿发凉，或有阳痿、早泄，妇女带下清稀，舌质淡胖，苔薄白，脉沉细无力。偏阴虚者，咽干口渴，面色潮红，倦怠乏力，心烦失眠，多梦或有遗精，妇女带下色黄味臭，舌红少苔，脉弦细数。

（三）治疗原则

腰痛分虚实论治，虚者以补肾壮腰为主，兼调养气血，实者以祛邪活络为主。针对病因，施以活血化瘀、散寒除湿、清泻湿热等法。虚实兼夹者，分清主次，标本兼顾治疗。

（四）刘氏骨伤经验

刘氏骨伤认为腰椎间盘突出症主要以风寒湿热邪气为外因，肝肾亏虚、痰瘀互结为内因，其病机多为本虚标实。治疗时注重调节寒热，重视调养气血，擅长手法治疗。其传人周时良主任根据本病的特点，结合骨伤科牵、拉、按、压、抬、旋等传统手法治疗经验，设计"电动多功能治疗床"（专利号：ZL200320110691.8），对腰椎间盘突出症患者可进行多种方法治疗，在牵引的同时，进行旋脊、点穴、按摩、抬压等推拿手法治疗，能完成单纯手法操作难以完成的某些组合性动作，再配合辨证用药等治疗。症状较重且有外力扭伤史者，以推拿为主。病程长者，需结合牵引治疗。

（五）治疗方案

1.腰椎牵引结合手法治疗

采用"电动多功能治疗床"进行腰椎牵引治疗，并在牵引状态下结合牵、拉、按、压、抬、旋等传统手法进行治疗，以恢复腰背肌肉的弹性和顺应性，达到舒筋活络、行气活血的效果。

（1）仰卧牵引法：适用于腰椎前凸弧度过大者。由于"电动多功能治疗床"下端可将臀腿抬高，使腰部后仰，然后进行对抗牵引，将椎间隙拉直、拉开，恢复脊柱力学平衡，可达到治疗要求。

（2）俯卧牵压法：适用于脊柱单个或多个椎体变直及轻度倒置者。在牵引时，由于"电动多功能治疗床"有特殊的电动按摩头，故可达到治疗所需要的适量按压力度，在多次牵引下，能迅速恢复腰椎前凸弧度的生理形态，疗效显著。

（3）俯卧角度牵压法：适用于脊柱生理弧度明显倒置者。牵引时将臀腿抬高至适当角度，使脊柱呈过伸位，同时将"电动多功能治疗床"按摩头定位按压促使脊柱分次前移，迫使椎间盘回纳，恢复生理状态。

（4）俯卧斜体牵压法：适用于脊柱后侧凸。先在"电动多功能治疗床"上根据脊柱倾斜方位旋转定位，然后做对抗斜体牵压，同时将按摩头顶住侧凸脊柱按压，利用旋体复合扭拉，拉升患侧椎间孔，改善脱出的椎间盘和混合脱出物与神经根的关系，达到松解炎症粘连的目的。

（5）牵引旋脊法：适用于下腰和腰腿痛患者。可选用仰卧或俯卧位。由于前半截"电动多功能治疗床"能有节律地在 15° 范围内左右旋转，以带动旋脊，同时按摩头按压在骶骨中央，有固定骨盆、加强骨盆稳定性的作用，因此在持续加强左右旋脊后，能徐徐分离其粘连，减轻对神经根的按压力度，使脱出的椎间盘回纳。

2. 药物治疗

（1）中药热敷：用沸水冲和搅拌 10~30g 和伤散，先用热气熏蒸患处，待水温下降到不烫手时，除去沉淀的药渣，将在药水中浸泡过的热毛巾敷于患处并进行按摩治疗，以疏通筋络、活血止痛。每次洗敷 15~30 分钟，每天 1~2 次。如果洗敷后局部有胀滞感，需暂停热敷。

（2）中药外搽：选用活血通络膏，在理筋手法治疗的同时配合推擦等手法使用，或在热敷熏药结束后循经涂搽以温通经络、行气活血。

（3）腰痛一方：方药组成为当归、桃仁、红花、鸡血藤、川芎、土鳖虫、丹参、徐长卿、香附、狗脊、茯苓、白芍、鸡内金、生甘草等，内服能活血通经，理伤镇痛，缓解急性发作期腰痛症状。

（4）腰痛二方：方药组成为独活、桑寄生、续断、牛膝、黄芪、补骨脂、淫羊藿、威灵仙、狗脊、茯苓、鸡内金、陈皮、炙甘草等，内服能补益肝肾，强壮筋骨，改善预后。

（六）典型医案

张某，女，40 岁，公务员。

【初诊时间】2021 年 4 月 8 日。

【主诉】腰痛伴左下肢疼痛麻木不适半年，加重 1 周。

【病史】患者半年前工作劳累后出现腰痛，伴见左下肢疼痛麻木不适，病情反复，间断发作。1 周前患者弯腰持物后自觉症状较前加重，翻身及行走等活动受限，卧床休息及外敷膏药等处理后无缓解。

【查体】L_4~L_5 棘突旁左侧压痛、叩痛，伴左下肢放射痛。直腿抬高试验左侧 45° 阳性，双下肢肌力正常，双侧跟、膝腱反射正常，舌暗红，苔薄黄，脉弦涩。

【辅助检查】腰椎间盘 CT 平扫提示 L_4~L_5 椎间盘左后突出（图 3-78）。

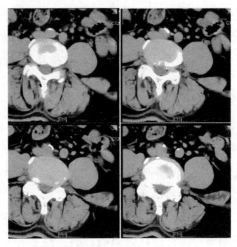

图 3-78　初诊时腰椎间盘 CT 平扫

【治则】活血通经，理伤镇痛。

【中医诊断】腰痛病（气滞血瘀证）。

【西医诊断】腰椎间盘突出症。

【治法】

（1）外治疗法：手法推拿结合牵引治疗，采用"电动多功能治疗床"进行腰椎牵引治疗，予仰卧斜体牵压等方法，同时配合旋脊、点穴、按摩、抬压等推拿手法治疗。连续治疗 5 次，隔日 1 次。

（2）内治疗法：予腰痛一方加减内服，以活血通经、理伤镇痛。方为当归 10g，生地黄 10g，桃仁 10g，红花 10g，鸡血藤 15g，川芎 10g，赤芍 15g，川牛膝 10g，徐长卿 10g，香附 10g，狗脊 10g，茯苓 15g，白芍 15g，鸡内金 10g，甘草 9g。10 剂，每日 1 剂，水煎分 2 次温服。

【二诊时间】2021 年 4 月 20 日。

【病史】患者诸症较前均明显缓解，翻身及行走尚可，舌暗红，苔薄黄，脉弦细。

【治则】理伤镇痛，补益肝肾，强壮筋骨。

【治法】

（1）外治疗法：①继续予手法推拿结合牵引治疗，连续治疗 5 次，隔日 1 次。②予和伤散局部洗敷，每次洗敷 15~30 分钟，每天 1~2 次，连续治疗 10 天。

（2）内服处方：予腰痛二方加减内服，以补益肝肾、强壮筋骨。方为独活 10g，桑寄生 15g，当归 10g，熟地黄 10g，川芎 10g，炒白芍 15g，木瓜 10g，牛膝 15g，黄芪 30g，续断 10g，补骨脂 10g，淫羊藿 10g，狗脊 10g，威灵仙

10g，茯苓 15g，鸡内金 10g，枳壳 10g，陈皮 10g，炙甘草 9g。10 剂，每日 1 剂，水煎分 2 次温服。

（3）功能锻炼：指导患者训练腰背肌核心肌群肌力，以巩固疗效。嘱患者注意休息，忌久坐弯腰及负重，避免劳累，使用腰围保护，预防复发。

【编者按】腰椎间盘突出症是一种常见的脊柱疾病，是由于腰椎间盘退变或外伤导致腰椎间盘纤维环破裂，髓核突出压迫神经根和硬膜囊引起的一系列症状。①疼痛：腰椎间盘突出症患者常常出现腰部和下肢疼痛，疼痛部位多在腰骶部、臀部和下肢，呈持续性或间歇性，有时可放射到脚底。疼痛的性质多为钝痛、刺痛或放射性疼痛。患者常常因为疼痛而活动受限，影响生活质量。缓解疼痛的方法包括药物治疗、物理治疗、按摩、牵引等。②肌肉无力：腰椎间盘突出症患者可能会出现下肢肌肉无力的症状，严重时会影响行走和日常活动。为了避免肌肉无力，患者可以加强腰背肌肉锻炼，进行易筋经、八段锦等舒缓的运动，以增强腰部肌肉的力量和稳定性。预防肌肉无力的方法包括避免长时间坐立、加强腰部肌肉锻炼、选择正确的坐姿和站姿等。③感觉异常：腰椎间盘突出症患者可能会出现下肢感觉异常症状，如腿部麻木、感觉减退、感觉过敏等。这些症状可能是由于神经根受压所致。预防感觉异常的方法包括避免长时间坐立、加强腰部肌肉锻炼、选择正确的坐姿和站姿等。对于已经出现感觉异常的患者，可以采取药物治疗、物理治疗等方法缓解症状。④反射异常：腰椎间盘突出症患者可能会出现反射异常的症状，如膝反射减弱或消失、跟腱反射减弱或消失等。这些症状可能是由于神经根受压所致。对于出现反射异常的患者，可以采取物理治疗、牵引等方法缓解症状。预防反射异常的方法包括避免长时间坐立、加强腰部肌肉锻炼、选择正确的坐姿和站姿等。⑤脊柱稳定性下降：腰椎间盘突出症患者的脊柱稳定性下降，会导致腰椎失稳。这可能会进一步加剧疼痛和其他症状。为预防脊柱稳定性下降，患者可以加强核心肌群的锻炼，如平板支撑、俯卧撑、飞燕点水等。此外，使用腰带等辅助器具也可以帮助维持脊柱的稳定性。⑥行走困难：腰椎间盘突出症患者可能会出现行走困难等症状，这可能是由于神经根受压导致下肢肌肉无力所致。对于已经出现行走困难的患者，可以采取药物治疗、物理治疗等方法缓解症状。

四、脊柱骨关节病

脊柱骨关节病又称肥大性脊柱炎或老年性脊柱炎，是由于关节突关节损伤、退变及炎症等因素导致的慢性腰痛综合征。临床以腰痛渐进性加重，或损伤后腰痛不愈，久卧疼痛加重，稍微活动可以缓解为特点。本病发病率高，且症状复杂，有年轻化趋势，会严重影响患者的生活质量。

（一）病因病机

1.病因

本病属于中医学"痹病""腰痛"范畴。《素问·六元正纪大论》中曰："风湿相薄，雨乃后。民病血溢，筋络拘强，关节不利，身重筋痿……感于寒，则病人关节禁固，腰椎痛，寒湿推于气交而为疾也。"《丹溪心法·腰痛附录》中亦云："肾气一虚，凡中寒、受湿、伤冷、蓄热、血涩、气滞、水积、堕伤，与失志作劳，种种腰痛，迭见而层出矣。"究其病因，多以肝肾亏虚为本，风、寒、湿、瘀为标，本病属本虚标实，虚瘀相夹，久则骨失濡养，发为本病。

脊柱生物力学研究认为，脊柱关节突关节和椎间盘构成一个"三关节复合体"，可承受压缩、拉伸、剪切、扭转等不同类型的载荷，可以保持脊柱的稳定性。关节突关节的退变、半脱位、骨折以及关节囊肥大等均可刺激或卡压脊神经并产生不适症状。

2.病机

（1）气滞血瘀：长期姿势不良，或过度负重劳累，或跌仆闪挫，损伤腰脊，使气血瘀滞，络脉痹阻，不通则痛。

（2）风寒湿痹：年老之人，肝肾渐亏，复因起居不慎，冒风受寒，坐卧湿冷之地，或涉水冒雨，或汗出衣着冷湿等，导致风、寒、湿邪乘虚入侵经络，痹阻筋脉，气血不通，筋骨失养。

（3）肝肾不足：中医学认为"肝主筋，肾主骨""肾藏精""精生骨髓"，筋能束骨，维持关节活动，骨能长筋生髓，为人体的支架。筋的灵活有力，骨的生长发育，均依赖于肝血肾精的滋养和推动。故肝肾充盈，则筋骨劲强，关节滑利，运动灵活。中年之后，年老体衰，精血亏虚，或久病体虚，或房事过度等均可致肝肾亏虚，精血不足，髓海虚损，筋骨失于荣养，组织变性，发为腰痛。

（二）中医证候分类

1.气滞血瘀证

腰部疼痛如锥刺，痛处固定不移，拒按，轻则俯仰不便，重则不能转侧，或伴有大便秘结不通，舌紫暗，或有瘀点瘀斑，脉沉涩。

2. 风寒湿痹证

腰背痛，以脊柱骨疼痛明显，多伴有髂骨或髋骨疼痛，疼痛时轻时重，得暖则舒，阴冷天气加重，痛处或固定不移，或为游走性疼痛，时轻时重，严重者腰部活动受限，舌苔薄白或白腻，脉象沉紧或濡缓。

3. 肝肾不足证

偏阴虚者，腰痛，膝酸软无力，伴有心烦失眠，面色潮红，五心烦热，咽干盗汗，或有梦中遗精，或有小便短少，肢体浮肿，舌红，脉细数。偏阳虚者，腰部冷痛酸重，绵绵不休，喜温喜按，或有小便频数清长，阳痿滑精，或有小便不利，肢体浮肿，手足不温，舌淡嫩，苔白，脉沉细。

（三）治疗原则

脊柱骨关节病的治疗有活血化瘀、行气止痛、舒筋活络、滋补肝肾、强壮筋骨等法，以协调平衡和防止复发为治疗原则。

（四）刘氏骨伤治疗经验

刘氏骨伤认为脊柱骨关节病属于退行性病变，多由积累性损伤及椎间紊乱所致，因高龄、肾精亏损、阴阳失衡导致机体免疫功能紊乱，治疗需重视消除病因、调和气血及养护筋骨，通过调整机体功能，纠正阴阳失衡，从而改善局部病变。刘氏骨伤擅长手法及药物治疗，以外用药物为主，内服药物为辅，针对骨错缝、筋出槽、筋劳损等脊柱骨关节疾病的治疗，总结出一套疗效满意的治疗方案，简单总结为一松（按摩松解）、二旋（定点旋脊）、三牵（牵引脊柱关节）、四药（局部穴位贴药）、五练（医疗操练功），简称"松、旋、牵、药、练"。

（五）治疗方案

1. 手法

（1）松解类手法：运用"一指定点压推手法，二指痛区旋摩手法，三指广泛按擦手法"使受累组织部位气血通调，解除肌肉紧张，使之松弛舒适，疼痛得到缓解和消除。

①一指定点压推手法：以痛为腧，选准痛点，用拇指末节指腹（偏桡侧）定点于痛点中央，由轻到重增加压力（以患者能忍受为度），在保持压力下用分离式手势压推（要领是皮不动而内部肉动），主要痛点与次要痛点分别进行压推，每个痛点压推1~2分钟，这一手法能起到松解粘连、解痉止痛的作用，是

松解的重要手法。

②二指痛区旋摩手法：在使用上述手法后，用食指、中指末节指腹接触痛区皮肉进行打圈式旋摩（方法同上），手法范围向痛点周围扩大 4~5 倍，压力较上法为轻，每个痛点处旋摩 2~3 分钟，这一手法是一指定点压推手法的继续和补充，能起到和血舒筋的作用。

③三指广泛按擦手法：用食指、中指、无名指末节指腹尖端接触皮肤（末节指间关节要求微屈成 15°~20°，呈爪形状），以痛区为中心，按离心方向广泛地进行按擦，每个痛区按擦 2 分钟，这个手法可以巩固以上两个手法的效果，有通络的作用。

（2）整复类手法：通过临床查体，确认腰椎后关节骨错缝者，在前述按摩松解手法解痉镇痛后，再施以定点旋脊复位手法使移位的后关节得到纠正，恢复脊柱力学平衡。

2. 腰椎牵引

通过有效的软组织按摩松解手法和定点旋脊复位手法，再采用自制"电动多功能治疗床"对抗性腰椎牵引，通过牵引，改善软组织炎症粘连症状，提高临床疗效。

3. 药物治疗

（1）穴位贴药：选用五虎膏，方药组成为生天南星、生草乌、生川乌、木鳖子、荜茇等，用量相同。上药共研细末，用蜂蜜调匀，做成直径约 3cm、厚约 2mm 的药饼。使用时以痛为腧，在痛点处外敷，然后用胶布封贴，以舒筋活络，解痉止痛。2~3 天换药 1 次，5 次为 1 个疗程。

（2）内服治疗：内服骨刺宁冲剂，方药组成为生葛根 15g，威灵仙 18g，徐长卿 9g，鸡血藤 22g，天仙藤 18g，淫羊藿 18g，土鳖虫 8g，补骨脂 18g，炙甘草 8g，糖粉 22g 等，上药煎汁，将药液浓缩成为颗粒，1 包为 15g，能温筋活血，解痉止痛。每日早、晚各服 1 包，10 天为 1 个疗程。

4. 康复训练

为巩固上述综合疗法的效果，必须配合练功活动，以增强肌肉、筋膜的张力，避免复发。根据颈肩、腰腿各肌群生理功能要求，练习"颈肩练功六法"和"腰腿练功六法"，巩固疗效。

（六）典型医案

患者，女，64 岁，退休职员。

【初诊时间】2019 年 5 月 5 日。

【**主诉**】腰部疼痛反复发作半年余，加重4天。

【**病史**】患者半年前无明显诱因出现腰痛，双下肢无麻木疼痛不适，卧床休息后可缓解，长时间久坐或受凉后加重。因疼痛入睡困难。期间曾自行口服非甾体抗炎药止痛。4天前患者久坐伏案工作后自觉腰痛症状加重，卧床休息后未见缓解。

【**查体**】可见脊柱外观轻度后凸畸形，L_3~S_1椎旁两侧肌肉紧张，有明显压痛点，腰椎前屈及侧弯等活动受限，"4"字试验、直腿抬高试验均阴性，双下肢肌力、感觉正常，舌暗，苔薄红，脉细涩。

【**辅助检查**】腰椎正侧位X线片示腰椎生理曲度变直，L_4椎体不稳，腰椎退变（图3-79）。

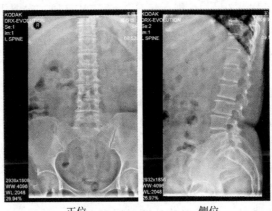

正位　　　　　　　　　侧位

图3-79　初诊时腰椎正、侧位X线片

【**中医诊断**】腰痛（气滞血瘀证）。

【**西医诊断**】脊柱骨关节病。

【**治则**】通调气血，解痉止痛。

【**治法**】

（1）手法治疗：首先运用"一指定点压推手法，二指痛区旋摩手法，三指广泛按擦手法"使受累组织局部气血通调，解除肌肉紧张，使之松弛舒适，疼痛得到缓解。再施以定点旋脊复位手法使移位的后关节得到纠正，恢复脊柱力学平衡。

（2）牵引治疗：采用自制"电动多功能治疗床"做对抗性腰椎牵引20分钟，以恢复脊柱力学平衡，改善软组织炎症粘连症状。

（3）腰部痛点局部外敷：使用五虎膏以舒筋活络，解痉止痛，巩固疗效。连续治疗5次，隔日1次。

【二诊时间】2019 年 5 月 15 日。

【病史】患者腰痛症状较前明显减轻，翻身及行走尚可，舌暗红，苔薄黄，脉沉细。

【治则】通调气血，解痉止痛，功能锻炼。

【治法】

（1）外治疗法：继续予松解按摩旋脊复位手法结合腰椎牵引治疗，连续治疗 5 次，隔日 1 次。

（2）内服处方：予骨刺宁冲剂加减内服，能舒筋通络，行气止痛，补益肝肾。方药为葛根 20g，威灵仙 15g，徐长卿 10g，鸡血藤 15g，赤芍 15g，桂枝 10g，淫羊藿 15g，补骨脂 15g，狗脊 10g，土鳖虫 10g，醋延胡索 15g，醋香附 15g，茯苓 15g，炙甘草 9g。10 剂，每日 1 剂，水煎分 2 次温服。

（3）功能锻炼：指导患者练习"颈肩练功六法"和"腰腿练功六法"等锻炼核心肌群肌力巩固疗效。嘱患者避免劳累，忌久坐弯腰及负重，预防复发。

【编者按】脊柱骨关节病，主要是由于脊柱退行性改变或以退行性改变为主，导致椎节骨与关节广泛增生性改变，并可能引发一系列临床症状和体征。①疼痛：患者在发病早期可能会感到腰部有发硬样感觉，并可能在劳累后感到腰部轻微酸痛。在遇到潮湿、寒冷、劳累等情况时，这些症状会加重。不过，休息和热敷可使这些症状好转。②活动受限：当患者清晨起床或突然站立行走时，可能会引发剧烈的腰痛。适当活动可减轻疼痛，但过度活动可能会使病情加重。另外，腰部前屈、后伸、转动可能受到限制。③神经受压：少数患者由于腰椎局部软组织或骨质增生，可能会产生无菌性炎症等不良刺激，从而引发坐骨神经痛。这种情况通常在老年患者中较为常见。可以通过以下治疗方式来减轻症状。使用非甾体抗炎药来缓解疼痛，对于更严重的疼痛，可能需要处方药如阿片类药物来缓解疼痛，另外，还可以使用肌肉松弛剂来缓解肌肉紧张引起的疼痛。物理治疗包括热疗、冷疗、电疗等也可以缓解疼痛。在一些特殊情况下，如椎管狭窄严重影响生活质量时，可能需要手术治疗。平时保持健康的生活习惯，包括保持健康的体重，避免长时间坐立不动，定期进行伸展运动等。维持良好的姿势，避免长时间维持同一姿势，如站立或坐着。适当的锻炼可以帮助增强腰部肌肉力量，提高脊柱的稳定性。避免过度使用腰部肌肉，如搬运重物时要注意技巧和姿势，避免扭伤腰部。心理健康对身体健康的影响不容忽视，要学会调整心态，保持愉悦的心情。

五、急性腰扭伤

急性腰扭伤是指腰部肌肉、肌筋膜、韧带、关节囊、滑膜等软组织急性损伤，或伴随腰椎关节突关节、腰骶关节、骶髂关节嵌顿，引起腰部疼痛及活动受限的一种病证，约占临床腰痛的 12%。本病若失治误治，易转变为慢性腰痛，进而迁延难愈，对患者的工作和生活造成严重影响。

（一）病因病机

本病属于中医"骨错缝，筋出槽"范畴，多发生于青壮年体力劳动者，长期从事弯腰工作、缺乏锻炼、肌肉力量不足者易发，多因姿势不正确、剧烈运动、负重不当、用力过度、跌仆外伤、牵拉和过度扭转等导致。《金匮翼》中云："瘀血腰痛者，闪挫及强立举重得之。"急性闪挫导致经络损伤，气滞血瘀，进而产生疼痛，且痛处固定。气血阻于腰间，不能输送下肢，出现下肢麻痛相间，日久筋失所养，导致肢软无力等症状。中医不仅着眼于局部腰痛，还认为腰痛与气血、经络、脏腑等有着十分密切的联系，认为急性腰扭伤的根本病机是气血瘀滞，运行不畅，从而导致"不通则痛"。

（二）中医证候分类

1.气滞血瘀证

腰部有外伤史，腰痛剧烈，痛有定处，刺痛，痛处拒按，腰部板硬，活动困难，舌质暗紫，或有瘀斑，舌苔薄白或薄黄，脉沉涩。

2.湿热内蕴证

伤后腰痛，痛处伴有热感，或见肢节红肿，口渴不欲饮，小便短赤，或大便里急后重，舌质红，苔黄腻，脉濡数或滑数。

（三）治疗原则

治疗急性腰扭伤应以辨证论治为基础，要严格贯彻"调理气血，筋骨并重，标本兼治，内外结合"的治疗原则。既要注意局部损伤的变化，又要重视脏腑、气血的盛衰，既要注意内服药物的治疗，又要重视外用药物的运用，还可结合理筋手法、针灸、练功等综合治疗方法来消除病因，行气活血，理筋通络，防止复发。

（四）刘氏骨伤经验

刘氏骨伤认为急性腰扭伤属于中医学"骨错缝，筋出槽"的范畴，可因腰椎小关节受到牵拉或扭转导致骨节错缝而发病，亦可因腰椎附着韧带、筋膜、肌肉的牵拉或撕裂而发病。症见腰部剧烈疼痛，局部肌肉痉挛、紧张，翻身辗转等活动受限，查体有明确的压痛点，可触及肌肉痉挛，治疗时主张分期治疗，重视药物与手法联合治疗，动静结合，以活血化瘀，行气止痛，理筋通络，恢复筋骨平衡。

（五）治疗方案

1. 治疗手法

（1）急性期：采用刘氏骨伤二指痛区旋摩手法治疗，先用食指、中指末节指腹接触痛区皮肉进行打圈式旋摩，手法范围向痛点周围扩大4~5倍，手法要求轻柔，以和血舒筋、通络止痛。

（2）缓解期

①松解类手法：运用"一指定点压推手法，二指痛区旋摩手法，三指广泛按擦手法"等理筋手法由轻至重，逐渐加强刺激，使"筋结点"局部受累组织气血通调，解除肌肉紧张，使之松弛舒适，疼痛得到缓解和消除。

②整复类手法：在使用前述按摩松解手法解痉镇痛后，再施以定点旋脊复位手法使移位的后关节得到纠正，恢复脊柱力学平衡。

2. 药物治疗

（1）外用药物：急性期可予消肿膏局部外敷以清热消炎，活血行气，消肿止痛。缓解期可在手法治疗的同时辅以活血通络膏以温经散寒，活血化瘀，通络止痛。

（2）内服药：急性期予理伤方，组成为当归、生地黄、桃仁、乳香、川芎、白芍、制川乌、紫苏木、延胡索、姜黄、桂枝、牛膝、制香附、甘草等，内服以行气活血，消肿止痛。缓解期予腰痛二方，组成为独活、桑寄生、续断、牛膝、黄芪、补骨脂、淫羊藿、威灵仙、狗脊、茯苓、鸡内金、陈皮、炙甘草等，内服以补益肝肾，强壮筋骨，改善预后。

3. 康复训练

急性期需要卧床休息，并要求卧睡的床面相对较硬，给予扭伤组织自行修复的良好环境。缓解期可结合"腰腿练功六法"等腰背肌核心肌群功能锻炼以增强肌肉筋膜的张力，巩固疗效，避免复发。

（六）典型医案

患者，男，32岁，工人。

【初诊时间】2020年12月2日。

【主诉】扭伤致腰背部疼痛，活动受限3天。

【病史】患者3天前弯腰搬重物时不慎扭伤，当即感到腰背部疼痛剧烈，翻身等活动受限，自行外擦正红花油及卧床休息后症状无明显缓解，舌淡红，苔薄黄，脉弦数。

【查体】患者强迫体位，腰部肌肉紧张，腰骶部压痛明显，腰部活动受限。

【辅助检查】X线检查腰椎正侧位片可见腰椎生理弧度变直（图3-80）。

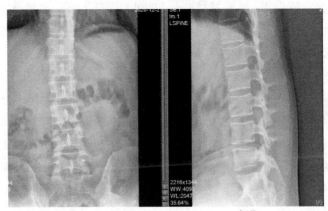

正位　　　　　　　　　　　　　　侧位

图3-80　初诊时腰椎正、侧位X线片

【中医诊断】腰痛（气滞血瘀证）。

【西医诊断】急性腰扭伤。

【治则】理筋止痛，通调气血。

【治疗】

（1）外治疗法：①运用"二指痛区旋摩手法"轻按摩使受累组织部位气血通调，缓解肌肉痉挛，理筋止痛。②用消肿膏局部外敷。

（2）内服处方：理伤方加减内服，能活血化瘀，行气止痛，理筋通络。方为当归10g，生地黄15g，桃仁15g，红花10g，乳香8g，川芎10g，白芍15g，紫芯木10g，延胡索15g，桂枝6g，川牛膝10g，制香附10g，甘草6g。5剂，水煎服，每日1剂。

（3）指导患者绝对卧床休息，避免弯腰负重及牵拉等活动。

【二诊时间】2020年12月10日。

【病史】患者自觉上述症状缓解，腰部已能活动，可弯腰接近90°，舌红，苔薄黄，脉弦细。

【治则】理筋止痛，通调气血。

【治法】

（1）外治疗法：运用"一指定点压推手法，二指痛区旋摩手法，三指广泛按擦手法"等理筋手法由轻至重，逐渐加强刺激。然后再施以定点旋脊复位手法使移位的关节得到纠正，恢复脊柱力学平衡。连续治疗3次，隔日1次。

（2）内服处方：予腰痛二方加减内服，能补益肝肾，强壮筋骨。方为独活10g，桑寄生15g，当归10g，熟地黄10g，川芎10g，炒白芍15g，木瓜10g，牛膝15g，补骨脂10g，淫羊藿10g，狗脊10g，威灵仙10g，茯苓15g，鸡内金10g，枳壳10g，陈皮10g，炙甘草9g。10剂，每日1剂，水煎分2次温服。

（3）功能锻炼：指导患者逐步练习"腰腿练功六法"等腰背肌功能锻炼以增强肌肉筋膜的张力，避免复发。

【编者按】急性腰扭伤是腰部肌肉、筋膜、韧带等软组织因外力作用突然受到过度牵拉而引起的急性撕裂伤，常发生于搬抬重物腰部肌肉强力收缩时。急性腰扭伤的病理机制主要为损伤后组织出血、水肿和吸收修复。组织多为参差不齐的撕裂伤，出血可为散在点状或产生血肿，相邻组织产生炎性渗出，导致水肿。在肌肉或腱膜损伤的同时，由于损伤的代谢产物及周围末梢神经的刺激，可使局部肌肉处于痉挛状态。此时肌纤维不停地收缩，以致代谢产物堆积，加之静脉回流受阻，瘀血增加，加剧了上述病理过程。急性腰扭伤的一般治疗为休息、避免过度活动和搬运重物，让腰部得到充分的休息和恢复。

六、腰肌劳损

腰肌劳损是指因积累性外力等导致腰部肌肉、韧带、筋膜等组织发生无菌性炎症，从而引起以腰痛为主要症状的慢性疾病。本病多见于中老年人，近年来发现青壮年患者也占有相当大的比例，本病发病常与职业或工作环境密切相关。

（一）病因病机

本病属于中医学"痹证""腰痛"等范畴，又称为"腰痹""腿股风"等。《诸病源候论·腰脚疼痛候》中记载"肾气不足，受风邪之所为也。劳伤则肾虚……风冷与正气交争，故腰脚痛""劳损于肾……血气相搏，故腰痛也"。张志聪诠释《素问·五脏生成》时曰："脾主运化水谷之精，以生养肌肉，故主肉。"《医学衷中参西录》中言："从来治腿痛臂痛者，多责之风寒湿痹，或血瘀气滞、痰涎凝滞。余临证以来，知元气素盛之人，得彼病者极少。"由此可知该病的病因病机可概括为肝脾肾亏虚，外感风寒湿邪，劳伤瘀血等，因气血生化无力或气滞血瘀，血虚精亏，脉络不通，经脉痹阻，腰府失养。病理性质虚实不同，但以虚为多，或见本虚标实。因寒湿、湿热、瘀血等痹阻腰部，经脉不利，气血运行不畅者属实；因肾之精气亏虚，腰府经脉失养者属虚。实证迁延不愈，邪留伤肾可由实转虚；虚证腰痛，常因肾虚易感外邪而加重，多见本虚标实的错杂之证。

（二）中医证候分类

1.气滞血瘀证

腰部疼痛如锥刺，痛处固定不移，拒按，轻则俯仰不便，重则不能转侧，或伴有大便色黑，秘结不通，舌紫暗，或有瘀点、瘀斑，脉沉涩。

2.湿热蕴结证

腰部疼痛，伴有发热感，头晕头重，小便短赤，两足酸软，舌苔黄腻，脉象濡数。

3.风寒湿痹证

腰脊痛，以脊柱骨疼痛明显，多伴有髂骨或髋骨疼痛，疼痛时轻时重，得暖则舒，阴冷天气加重，痛处或固定不移，或为游走性疼痛，时轻时重，严重者腰部活动受限，舌苔薄白或白腻，脉象沉紧或濡缓。

4.肝肾亏虚证

偏阴虚者，腰痛，膝酸软无力，绵绵不休，伴有心烦失眠，面色潮红，五心烦热，咽干盗汗，或有梦中遗精，或有小便短少，肢体浮肿，舌红，脉细数。偏阳虚者，腰部冷痛酸重，绵绵不休，喜温喜按，或有小便频数清长，阳痿滑精，或有小便不利，肢体浮肿，手足不温，舌淡嫩，苔白，脉沉细。

（三）治疗原则

治疗腰肌劳损当分清标本缓急。邪实者，当祛邪通络，并根据病理因素不同，予以不同治法，寒湿者宜温化，湿热者宜清利，血瘀者当活血。正虚者，治当补肾益精，或温阳益气，或滋阴养血。本虚标实，虚实夹杂者，应分清主次，兼顾用药。总之，临证应辨证论治，消除病因，活血通络，理筋止痛，祛风散寒，补益肝肾，以协调平衡和防止复发为治疗原则。

（四）刘氏骨伤经验

刘氏骨伤认为腰肌劳损多为急性外伤后治疗及休养不当，损伤修复不全转变为慢性腰痛，或体质虚弱，腰为肾府，风寒入侵，局部气血失于调达而引发。在传统诊疗基础上，创新性应用器械与手法相结合，总结出一套以牵引方法为主，以旋脊等按摩手法为辅的综合方法治疗，将辨证用药与练功方法融为一体，疗效满意。

（五）治疗方案

1. 腰椎牵引

采用牵引方法纠正脊柱畸形，运用"电动多功能治疗床"的特有功能，因病制宜选用"仰卧牵引法""俯卧牵引法""斜体牵引法""角度牵引法"等方法。

2. 治疗手法

在保持腰椎牵引状态下行穴位按摩和旋脊手法治疗，包括机械按摩、徒手按摩、机械旋脊和手法旋脊治疗。以痛为腧，先予理筋手法，再配以旋脊治疗来缓解肌肉痉挛，恢复脊柱正常序列，达到消除病因，活血通络，理筋止痛的功效。

（1）机械按摩法：运用"电动多功能治疗床"特有的按摩系统功能，以痛为腧，定穴定时进行按摩，力度以患者能忍受为度，在医务人员监护下，对每穴逐个按摩2分钟。

（2）徒手按摩法：运用一指定点压推手法、二指痛区旋摩手法、三指广泛按擦手法。

（3）机械旋脊法：仰卧、俯卧位均可以，在保持设置的牵引重量下，启动治疗床前半截床面的特有功能，有节律地在15°范围内左右旋床带动旋脊，时间2~5分钟，通过旋床带动旋脊能徐徐分离腰部软组织粘连，减轻其对神经根的卡压力度，使脱出物与神经根的关系得到改善，从而缓解症状。

（4）手法旋脊法：取坐姿，二人合作用旋脊手法。

3. 药物治疗

（1）穴位贴敷：循经取穴，以痛为腧，将伤膏散调制成药饼状在穴位处贴敷，能活血行气，祛瘀通络。

（2）中药热敷：使用温筋通络子母袋在痛区热敷，促进血管扩张，提高疼痛阈值，增加软组织的延展性，缓解肌肉痉挛，能温通经络，活血化瘀止痛，巩固疗效。

（3）中药外搽：予活血通络膏腰部痛区局部外搽，或用作手法治疗时的增效药，以活血通络、理筋止痛。

（4）中药内服：临证根据发病的缓急使用中药内服。急性期宜活血通络，理筋止痛；缓解期宜补益肝肾，强壮筋骨。

①急性期协定处方：方药组成为当归、桃仁、红花、鸡血藤、川芎、土鳖虫、丹参、徐长卿、香附、狗脊、茯苓、白芍、鸡内金、甘草等。

②缓解期协定处方：方药组成为独活、桑寄生、续断、牛膝、黄芪、补骨脂、淫羊藿、威灵仙、狗脊、茯苓、鸡内金、陈皮、炙甘草等。

4. 康复训练

平时应注意腰部保暖，避免风寒湿邪侵袭。注意腰部保持正确姿势，适当参加户外活动或体育锻炼，加强腰背肌功能锻炼。根据各组肌群生理功能特点，总结练功六法为"伸腰法、弯腰法、抬腿法、屈髋法、分腿法、挺腹法"。急性扭伤者应及时治疗，避免病情迁延发展成为慢性劳损。

（六）典型医案

患者，女性，44 岁，办公室职员。

【初诊时间】2019 年 3 月 28 日。

【主诉】腰部疼痛不适 1 周余。

【病史】患者长期伏案工作，1 周前无明显诱因出现下腰部及左侧腹股沟处有酸胀疼痛感，久站、久坐及坐站换位时疼痛明显，向前弯腰、卧床仰卧位时疼痛加重，侧卧位疼痛稍减轻，可缓慢行走，行走后腰痛可减轻，无肢体放射痛及麻木感。

【查体】T_{12}~L_1、L_4~L_5、L_5~S_1 棘突间及椎旁两侧压痛、叩击痛，左侧 L_2~L_5 横突附近压痛，双侧直腿抬高试验阴性，双侧"4"字试验阴性，膝、跟腱反射正常，舌暗红，苔薄白，脉弦涩。

【辅助检查】腰椎 MRI 可见 L_3~L_4、L_4~L_5 椎间盘轻度突出，腰椎退行性改变（图 3-81）。

【中医诊断】腰痛（气滞血瘀证）。

【西医诊断】腰肌劳损。

【治则】活血化瘀，行气止痛。

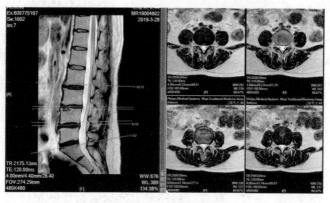

图 3-81　初诊时腰椎 MRI 检查

【治法】

（1）外治疗法：① 采用俯卧位牵引治疗，依次运用滚法、按揉法、弹拨法、推法、叩击法、拔伸法等推拿手法作用于腰背部及下肢，同时在腰阳关、三焦俞、肾俞、大肠俞等穴位旋摩点按，并弹拨骶棘肌和臀大肌部位以缓解肌肉痉挛，解痉止痛，最后以旋脊手法协调平衡，防止复发。每日 1 次，连续治疗 10 次。②用消肿膏局部外敷。

（2）内服处方：刘氏骨伤协定方（急性期协定处方）加减内服，以活血化瘀、行气止痛。方为当归 10g，桃仁 15g，红花 10g，鸡血藤 20g，川芎 10g，赤芍 15g，丹参 15g，徐长卿 10g，香附 15g，狗脊 10g，茯苓 15g，薏苡仁 20g，白芍 20g，鸡内金 10g，醋延胡索 10g，甘草 9g。10 剂，水煎服，每日 1 剂。

（3）指导患者卧床休息，避免弯腰负重及牵拉等活动。

【二诊时间】2019 年 4 月 12 日。

【病史】患者腰骶部酸痛不适症状较前明显缓解，但久坐后仍有酸胀不适，舌淡红，苔薄白，脉沉细。

【治则】活血化瘀，行气止痛，功能锻炼。

【治法】

（1）外治疗法：①继续采用俯卧位牵引治疗结合手法穴位按摩、旋脊正骨治疗，隔日 1 次，连续治疗 5 次。②予活血通络膏外搽。

（2）内服处方：予刘氏骨伤协定方（缓解期协定处方）加减内服，以补益肝肾、强壮筋骨。方用独活 15g，桑寄生 10g，威灵仙 10g，黄芪 30g，党参 15g，牛膝 20g，杜仲 15g，续断 10g，补骨脂 10g，狗脊 10g，茯苓 15g，泽泻 10g，鸡内金 10g，枳壳 10g，陈皮 10g，炙甘草 9g。10 剂，水煎服，每日 1 剂。

（3）功能锻炼：指导患者锻炼腰背肌功能，施行"伸腰法、弯腰法、抬腿法、屈髋法、分腿法、挺腹法"练功六法以增强核心肌群肌力和脊柱稳定性，预防复发。

【编者按】腰肌劳损是一种常见的腰部肌肉及其附着点筋膜或骨膜的慢性损伤性炎症，可由多种因素引起。腰肌劳损的病因大致可分为以下几类。①急性腰扭伤：急性腰扭伤是引起腰肌劳损的常见原因之一。扭伤后可能导致腰部肌肉和筋膜撕裂，使腰部肌肉失去平衡，从而引起疼痛和功能障碍。②腰部负荷过重：长期从事重体力劳动、腰部姿势不正确、缺乏锻炼等，都会导致腰部肌肉和筋膜受到过度牵拉，从而引起腰肌劳损。③腰部肌肉退行性变：随着年龄的增长，腰部肌肉和筋膜会发生退行性变，肌肉和筋膜的弹性减弱，易受到损伤。④慢性炎症刺激：长期从事坐位工作、受到寒冷刺激、过度使用腰部等，都可能引起腰部肌肉和筋膜慢性炎症，从而使其易受到损伤。腰肌劳损的主要症状包括腰部疼痛、僵硬、活动受限等。疼痛一般表现为胀痛、酸痛或刺痛，可以向臀部或下肢放射。患者还可能出现肌肉无力、肌肉萎缩、脊柱侧弯、活动受限等症状。腰肌劳损是一种常见的病证，可由多种因素引起。为了预防和治疗腰肌劳损，应该注意保持良好的生活习惯和正确的姿势，避免过度负荷和使用腰部，并适时进行康复训练。

七、梨状肌综合征

梨状肌综合征是指由于梨状肌和坐骨神经的解剖结构异常或梨状肌受损出现充血、水肿、痉挛等症状，进而压迫坐骨神经，引起腰部及臀部疼痛，严重者可导致坐骨神经疼痛并沿着大腿后侧及小腿后外侧放射，呈"刀割样""灼烧样"疼痛，甚至可能出现跛行或不能行走的临床综合征。梨状肌起自 $S_2 \sim S_4$ 前面骶前孔外侧和坐骨结节韧带，向外穿出坐骨大孔，止于股骨大转子上端，当髋部急剧外旋、内收或内旋时，梨状肌受到过度的牵拉，可能会产生猛烈的收缩，导致局部肌肉组织及毛细血管发生断裂，出现充血、水肿、痉挛，压迫坐骨神经使之血供、营养等不足，产生疼痛。本病多见于中青年人，是临床腰腿痛的常见病证之一。

（一）病因病机

梨状肌综合征多由间接外力所致，如闪挫、扭伤、跨越、反复下蹲等及慢性劳损，或因感受风寒邪气等引起。腰部跌闪扭伤时，髋关节急剧外展、外旋，梨状肌猛烈收缩，或髋关节突然内旋，使梨状肌受到牵拉，均可使梨状肌受到损伤。有坐骨神经走行变异者更易发生本病。梨状肌损伤可能为肌膜破裂或部分肌束断裂，导致局部充血、水肿，肌肉痉挛、肥大或挛缩，常可压迫刺激坐骨神经引起臀部及大腿后外侧疼痛，活动受限，下肢放射性痛和麻痹。久之可引起臀大肌、臀中肌萎缩。某些妇女由于盆腔炎、卵巢和附件炎等波及梨状肌，也可能引起梨状肌综合征。

梨状肌综合征属于中医学"筋痹""腰腿痛"范畴。如《素问》中说："病在筋，筋挛节痛，不可以行，名曰筋痹。"本病多由劳累、跌仆闪挫或感受风寒湿邪引起，风寒痹阻或瘀血凝滞，日久导致气血瘀滞，经气不通，经筋失于条达，出现足少阳经循行部位挛急疼痛。若累及足太阳经则出现足太阳经循行部位疼痛。

（二）中医证候分类

1. 风寒湿痹证

多因感受风寒邪气引起。臀部及下肢酸胀、疼痛、拘急，屈伸不利，行走不便。风气盛者，疼痛可呈游走性并伴有明显拘紧感；湿气盛者，酸困重着，麻木不仁；寒气盛者，疼痛剧烈，遇冷更甚，得温则舒，舌质淡，苔薄白，脉弦紧和浮紧。

2. 血瘀气滞证

多因外伤引起。症见臀部剧烈疼痛，固定不移，拒按，痛如针刺刀割，入夜尤甚，肌肉坚硬，肢体拘挛，活动不便，舌质暗红，或有瘀斑，苔薄白，脉弦涩。

3. 湿热阻络证

臀部及下肢痛不可近，烧灼难忍，遇热加重，得冷则缓，常伴有出汗，恶心，口干渴，烦闷躁动，舌红苔黄，脉弦数。

4. 气血亏虚证

久病未治，疼痛不愈，患处酸胀隐隐，屈伸不利，行走困难，肌肉瘦削，皮肤感觉迟钝和麻木不仁，身倦乏力，声低懒言，舌质淡，苔薄白，脉细弱无力。

5. 肝肾亏虚证

臀部酸痛，腿膝乏力，遇劳更甚，卧则减轻。偏阴虚者面色潮红，手足心热，舌质红，脉细数。偏阳虚者面色无华，手足不温，舌质淡，脉沉细。

（三）治疗原则

梨状肌综合征因气血损伤偏重、寒热性质、患者年龄体质不同而表现不同，应辨证论治，分清标本缓急，重视调护气血，宜分期论治。急性期筋膜扭伤，气滞血瘀，治宜化瘀生新，活络止痛。慢性期病久体亏，经络不通，治宜补养气血，舒筋止痛。兼有风寒湿痹者，当温通经络，健脾祛湿。总之，中医临床多以活血化瘀、消肿止痛、疏通经络、温经散寒、强筋壮骨为主要治疗原则。

（四）刘氏骨伤经验

刘氏骨伤认为本病多因风寒湿三气客于足少阳胆经及足太阳膀胱经，或筋脉外伤，使局部气血运行不畅，气滞血瘀，不通则痛，发为本病。中医治疗梨状肌综合征优势明显，治疗时可选择手法治疗，并配合刘氏骨伤特色药物治疗，重视调护气血。急性期多活血化瘀，舒筋止痛。慢性期强调消除病因，益气活血，补益肝肾，扶正固本，防止复发。

（五）治疗方案

1. 治疗手法

（1）一指定点压推手法：以痛为腧（多以环跳、八髎穴为主），选准痛点，用拇指末节指腹（偏桡侧）定点于痛点中央由轻到重增加压力（以患者能忍受为度），在保持压力下用分离式手势压推，主要痛点与次要痛点分别进行压推，每个痛点压推 3~5 分钟。

（2）二指痛区旋摩手法：在使用上述手法后，再用食指、中指末节指腹接触痛区皮肉进行打圈式旋摩，当触及钝厚变硬的梨状肌时，用力深压并来回弹拨梨状肌，弹拨 10~20 次后再做痛点压推。

（3）三指广泛按擦手法：用食指、中指、无名指末节指腹尖端接触皮肤，以舒筋活络膏为介质，以痛区为中心，由外侧向内侧顺梨状肌肌纤维走行方向进行按擦、推按捋顺，每个痛区按擦 2 分钟。

2. 药物治疗

（1）中药外搽：予活血通络膏在腰部痛区局部外搽，或用作手法治疗时的增效药，以活血通络、理筋止痛。

（2）中药外敷：急性期可用消肿膏局部外敷，以活血行气、消肿止痛。

（3）中药热敷：采用温筋通络的子母袋在痛区热敷以促进血管扩张，提高疼痛阈值，增加软组织的延展性，缓解肌肉痉挛，温通经络，活血化瘀止痛，巩固疗效。

（4）中药内服：临证根据发病的缓急，分期使用中药内服。急性期予理筋方或刘氏骨伤协定方（急性期协定处方）内服以活血化瘀、舒筋止痛；缓解期予刘氏骨伤协定方（缓解期协定处方）内服以补益肝肾、强壮筋骨。

3. 康复训练

急性期疼痛严重者应卧床休息，并将患肢保持在外旋、外展位，避免髋关节旋转，使梨状肌处于松弛状态。疼痛缓解后应加强髋关节及腰部活动和功能锻炼，防止肌肉萎缩。

（六）典型医案

患者，女性，35 岁，职员。

【初诊时间】2021 年 8 月 24 日。

【主诉】右侧臀部牵扯痛不适 3 天。

【病史】患者 3 天前因操持家务，劳累后逐渐感到右侧臀部牵扯痛，并间断向小腹部、大腿后侧及小腿外侧放射，尚能坚持上班，但自觉症状逐渐加重，近 1 天来症状较前明显加重，夜不能寐，行走不利，转侧、俯仰均极艰难，舌红，苔薄黄，脉弦涩。

【查体】右侧直腿抬高小于 60° 时疼痛明显，大于 60° 时疼痛减轻，直腿抬高加强试验阴性。梨状肌紧张试验阳性。

【中医诊断】痹证（气滞血瘀证）。

【西医诊断】梨状肌综合征。

【治则】活血通络，化瘀止痛。

【治疗】

（1）外治疗法：①运用"一指定点压推手法，二指痛区旋摩手法，三指广泛按擦手法"等理筋手法由轻至重，逐渐加强刺激，并借助舒筋活络膏增强疗效。连续治疗 5 次，隔日 1 次。②用消肿膏局部外敷。

（2）内服处方：理伤方加减内服，以活血化瘀、行气止痛。处方为当归10g，生地黄 10g，桃仁 15g，乳香 6g，没药 6g，川芎 15g，丹参 15g，徐长卿10g，香附 15g，白芍 20g，川牛膝 15g，桂枝 12g，茯苓 15g，薏苡仁 20g，醋延胡索 10g，甘草 9g。7 剂，水煎服，每日 1 剂。

（3）针灸治疗：取阿是穴、环跳、殷门、承扶、阳陵泉、足三里等穴，用泻法，针刺时以有酸麻感向远端放射为宜。针感不明显者，可加强捻转。急性期患者每天针刺 1 次，好转后隔日 1 次。

【**二诊时间**】2021 年 9 月 10 日。

【**病史**】患者右侧臀部牵扯痛，不适症状较前明显缓解，翻身等活动尚可，纳寐一般，二便正常，舌质淡，苔薄白，脉沉细。

【**治则**】活血通络，化瘀止痛，功能锻炼。

【**治疗**】

（1）外治疗法：①用舒筋活络膏局部外搽，并继续运用"一指定点压推手法，二指痛区旋摩手法，三指广泛按擦手法"等理筋手法治疗，连续治疗 5 次，隔日 1 次。②采用温筋通络子母袋在痛区热敷，以促进血管扩张，提高疼痛阈值，增加软组织的延展性，缓解肌肉痉挛，活血化瘀止痛，巩固疗效。

（2）内服处方：予刘氏骨伤协定方（缓解期协定处方）加减内服，以补益肝肾、强壮筋骨。方药为独活 15g，桑寄生 20g，威灵仙 10g，黄芪 30g，党参 15g，醋香附 15g，牛膝 20g，杜仲 15g，川续断 10g，补骨脂 10g，狗脊 10g，茯苓 15g，泽泻 10g，鸡内金 10g，制地龙 10g，炙甘草 9g。10 剂，水煎服，每日 1 剂。

（3）功能锻炼：指导患者加强下肢股四头肌及腰背肌核心肌群肌力训练，注意保暖，避免劳累，预防复发。

【**编者按**】梨状肌综合征是一种引起急慢性坐骨神经痛的常见疾病。它通常是由于梨状肌损伤，发生充血、水肿、痉挛、粘连和挛缩，导致该肌间隙以及该肌上、下孔变狭窄，挤压其间穿出的神经、血管，从而产生一系列临床症状和体征。这些症状包括臀部和腿部的疼痛、麻木，在坐着或者跑步时症状加重等。梨状肌综合征的发生与多种因素有关，此外，梨状肌受到压力、重复性动作、创伤、不良姿势等也可能导致梨状肌损伤。对于梨状肌综合征的治疗，可采取多种方式，包括休息、冷敷、热敷、药物治疗、物理治疗和康复训练等。具体治疗方案应根据患者的具体情况制定。

附录

刘氏骨伤

传承与发展

刘氏骨伤历经数代人的传承，同时不断创新，历久弥新，不断焕发出勃勃生机。近年来，研究团队立足于刘氏骨伤学术思想的传承，不断挖掘和总结刘氏骨伤的学术内涵，改进并创新刘氏骨伤特色疗法的临床应用，相继发表国内外学术论文 270 篇，申报课题 66 项，获发明（实用）专利 46 项，出版专著 3 部，相关创新论文及科研成果先后获江苏省及无锡市科技进步奖 17 项。下面简述"百年刘氏骨伤大事记"如下。

1883 年

清光绪九年三月初三，刘济川在无锡锡山脚下高巷出生，排行第四。父亲刘庆富是无锡玉祁刘庄人，入赘高家。未成年前，刘济川姓高，小名"阿多"。幼年在私塾学习 3 个月后辍学。

1897 年

清光绪二十三年，刘济川到苏州山塘街通贵桥西"张祥丰"（分号）蜜饯行当学徒。

1899 年

刘济川开始向"楚氏伤科"传人楚秀峰学习伤科技术。

1910 年

阴历二月初八，刘济川长子刘炳泉出生于苏州，后随父习医。

1916 年

阴历十二月廿一，刘济川次子刘秉夫出生于无锡刘庄，后随父习医。

1922 年

民国十一年，刘济川先生回到无锡，租用无锡西直街高家房产，以"高济春"药号内大厅为诊所，挂牌"刘氏伤科"悬壶济世。

1929 年

刘济川先生用"刘氏伤科"三指按摩法治疗下乡巡视时坠马伤腰、卧床不起的无锡新任县长孙祖基，不满十天，得到痊愈效果。孙祖基定制宽二尺、高八尺的黑漆金字匾牌送到刘氏诊所。"刘氏伤科"声名大振。

1937 年

刘济川先生长子刘炳泉，年仅 27 岁病故。刘济川先生催促刘秉夫回家继承衣钵。

1939 年

刘秉夫先生从云南辗转香港、上海回到无锡，重操旧业，协助父亲接诊患者。

1943 年

六十岁的刘济川先生把高济春药号内的"刘氏伤科"诊所交给刘秉夫先生，回到刘庄老家养老。

1946 年

刘秉夫先生首次收徒周时良。后又相继收徒苏中和（妹夫）、刘如生（姨甥）。刘秉夫先生租用"全昌酱造坊"的房产，拓展"刘氏伤科"诊所。

1947 年

年末。刘济川先生因卒中离世。享年 64 岁。

1954 年

年初，刘秉夫与赵柏生、丁福华、黄冕群、邓寅清、许伯安、杜晓山等无锡中医名流，在当时无锡市卫生局长冯如的指导下，开始筹建"无锡市第一联合中医医院"。

10 月，无锡市第一联合中医医院开诊，刘秉夫先生任医院总务主任、伤科主任，弟子周时良、苏中和等人任伤科医生。

1956 年

3 月，"无锡市第一联合中医医院"更名为"无锡市中医医院"。

4 月，"无锡市中医医院"更名为"无锡市第四人民医院"。

1958 年

6 月，无锡市第四人民医院迁址至后竹场巷 39、50 号，"刘氏伤科"开设病房。

1959~1961 年

刘秉夫先生先后执教于第一、第二期"无锡市中医学徒班"，并收第二期学生邹文浩为徒。

1962 年

11 月，"无锡市第四人民医院"复更名为"无锡市中医医院"。

1970 年

插队在盐城市响水县刘秉夫先生的次子刘光人被调到父母身边，开始学习"刘氏伤科"技术。

1975 年

刘秉夫先生回到无锡市中医医院，担任恢复独立运营的"刘氏伤科"主任。

11 月，无锡市中医医院再次迁址后西溪 33 号。刘秉夫先生为"无锡市中医医院"题写院牌。

1976 年

7 月，河北省唐山市丰南区大地震，刘氏伤科青年医生吴小庆参加医疗队，赴灾区抢救伤员。

8 月，"刘氏伤科"在门诊三楼设立 60 张床位，特制 5 张骨牵引床，收治唐山地震伤患者 80 余人，包括后期由他院转入的 8 名截瘫患者。

8 月，吴小庆被评为"唐山丰南地震抗震救灾模范人物"，9 月 1 日赴京参加表彰大会，受到国家领导人接见。

1979 年

"刘氏伤科"改名为"刘氏骨伤"，刘秉夫先生续任主任，其子"刘氏骨伤"第三代传人刘光人进入骨伤科工作。

10 月，刘秉夫与邹文浩再次确立师徒关系。周时良与朱德康、苏中和与陆宪法、管云祥与冷林盛结成师徒关系。

1985 年

9 月，"光明中医函授大学骨伤科学院"在无锡市中医医院建立"无锡分院"，周时良任分院院长。

1989 年

3 月，骨伤科首例"股骨头置换术"获得成功，患者为 77 岁的高龄女性华某。

7 月，骨伤科与红旗造船厂卫生所合作建立"中医院骨伤科分部"，设床位 20 张。

1995 年

8 月，骨伤科成为首批无锡市中医重点专科。

2002 年

9 月，骨伤科被确认为江苏省中医重点专科。

2007 年

6 月，刘秉夫先生撰写的《伤科指要》，由上海中医药大学出版社出版。

9 月，"刘氏骨伤"第二代传承人刘秉夫先生逝世，享年 92 岁。

11 月，骨伤科被列为省中医示范专科建设项目。

2012 年

4 月，骨伤科被确认为"江苏省中医示范专科"。

5 月，骨伤科通过国家中医药管理局"十一五"重点专科评审验收。

2013 年

1 月，"刘氏骨伤疗法"入选无锡市第三批市级非物质文化遗产名录。

7月，无锡市中医医院骨伤科（中医骨伤学）被确定为江苏省"十二五"中医药重点学科建设单位。

9月，刘光人、邹文浩、蔡建平、王建伟入选"第三批无锡市非物质文化遗产代表性传承人"。

2016年

1月，"刘氏骨伤疗法"入选省级非物质文化遗产传统医药类代表性拓展项目名录。

2018年

1月，骨伤科（中医骨伤科学）被确认为省中医药重点学科。

11月，"刘氏骨伤疗法"传承人刘光人获评江苏省文化和旅游厅"第五批江苏省非物质文化遗产代表性传承人"。

2020年

5月，蔡建平、王建伟被确定为"江苏省名中医"。

12月，蔡建平、王建伟"第一批无锡市名中医工作室"建设项目启动。

2021年

12月，蔡建平省名老中医药专家传承工作室被确定为江苏省第四批名老中医专家传承工作室建设项目。